孕产健康

[英]彼得·亚伯拉罕斯　著

杨祖菁　叶伟萍　熊瑛　译

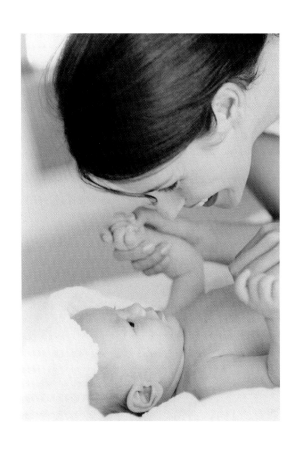

世界图书出版公司

上海·西安·北京·广州

U0321474

图书在版编目（CIP）数据

孕产健康 / (英) 亚伯拉罕斯著；杨祖菁，叶伟萍，熊瑛译.—上海：上海世界图书出版公司，2012.6
ISBN 978-7-5100-4431-1

Ⅰ.①孕…　Ⅱ.①亚…②杨…③叶…④熊…　Ⅲ.①孕妇－妇幼保健－基本知识②产妇－妇幼保健－基本知识　Ⅳ.① R715.3

中国版本图书馆CIP数据核字(2012)第068545号

孕产健康

[英] 彼得·亚伯拉罕斯　著

杨祖菁　叶伟萍　熊瑛　译

上海世界图书出版公司出版发行

上海市广中路88号

邮政编码 200083

上海新艺印刷有限公司印刷

如发现印刷质量问题，请与印刷厂联系

质检科电话：021-56683130

各地新华书店经销

开本：889 × 1194　1/16　印张：11.75　字数：300 000
2012年6月第1版　2012年6月第1次印刷
印数：1-5000
ISBN 978-7-5100-4431-1/R · 288
图字：09-2009-736 号
定价：58.00 元

http://www.wpcsh.com.cn
http://www.wpcsh.com

翻译人员

（按姓氏笔画排序）

王　蓓　　上海交通大学医学院附属新华医院产科

王　磊　　上海交通大学医学院附属新华医院产科

叶伟萍　　上海交通大学医学院附属新华医院产科

张　逸　　上海交通大学医学院附属新华医院产科

张　琳　　上海交通大学医学院附属新华医院产科

杨祖菁　　上海交通大学医学院附属新华医院产科

花晓琳　　上海交通大学医学院附属新华医院产科

虞荷莲　　上海交通大学医学院附属新华医院产科

熊　瑛　　上海交通大学医学院附属新华医院产科

目 录

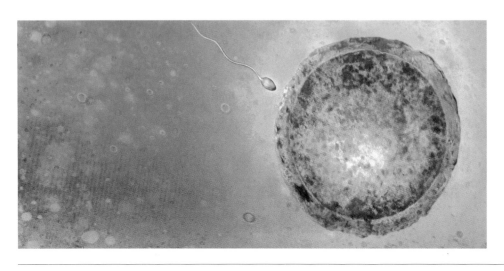

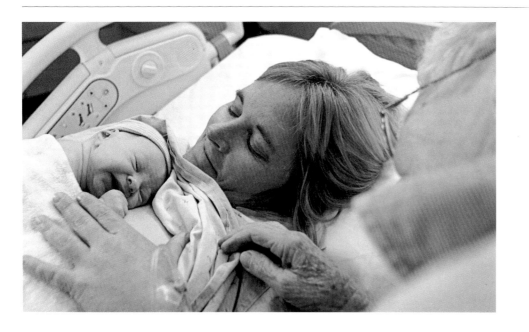

引 言

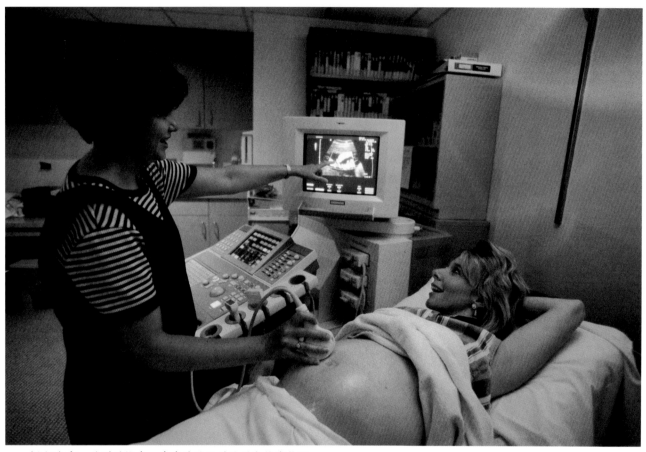

孕妇会有一系列的检查，来查看胎儿的位置和健康状况。

受孕妊娠和孩子出生是一系列非凡的过程，孕育着一个新的生命诞生。这一过程充满着高度情感，但是这也是正常的生理过程，由人类繁衍后代的自然本性所控制。虽然这一过程有时会出现偏差，但是从计划受孕、孕期监护到分娩技术已经有了很大发展，因此，现在生育一个孩子比以前要安全得多。即将为人父母的夫妻会接受大量的建议和信息，而无所适从。本书的目的就是为妇女以及她们的伴侣提供有关生育孩子的直接而又准确的医学信息。

怀上你的孩子

数十年来，对于生育的态度，以及在生育领域都发生了巨大的变化。有效的避孕使夫妇双方能延迟怀孕直到有充分的准备才怀孕。计划受孕能使夫妇双方在受孕前采取健康的生活方式，这样有利于母胎都健康。话虽如此，但是受孕并不是都能在你准备怀孕的时候即刻发生的，有时需要经过几周，几个月甚至几年才怀孕，而有的夫妻却始终不能怀孕。有些夫妇在决定要孩子以前努力专注事业，当双方年龄到了三四十岁，年龄大时，决定要孩子了，在大龄阶段，要受孕就比较困难了。那些渴望怀孕的夫妇多年不孕开始决定放弃，而随着技术进步，一个简单的方法就能达到怀孕的目的。

一旦怀孕，最担心的问题之一是孩子不正常，对于年龄较大的妇女来说这种可能性较大。在发达国家，由于有先进的监测技术与测试手段，以及专业的医护人员，大多数的孕妇顺利分娩。但是在妊娠和分娩期间的干预手段会使那些准父母产生忧虑不安，在这种情况下向准父母们讲清楚检查过程以及这些是否会影响母胎，是非常必要的。

胎儿的生长

要描绘一个"正常"的妊娠过程是很难的，因为每个孕妇都会有不同的情况。有些孕妇在怀孕期间无任何不适，而一些孕妇有晨起恶心、踝关节肿胀和背痛。当然每个孕妇都有一些相似的生理变化，胎儿在子宫内生长发育需要9个多月，子宫的大小是未孕时的20倍。孕妇还有其他生理变化，例如乳房增大到1～1.5千克（2.2～3.326磅）以做好母乳喂养之需；由于激素水平的变化，皮肤也有变化。

大约37周，胎儿成熟，孕妇等待分娩，这时孕妇常常是很烦躁，几周以后，孕妇到了孕期的最后阶段，进入分娩期。在这个阶段，大多数夫妇要关注的有两件事：第一，孩子健康；第二，分娩顺利。解除疼痛是至关重要的，但是每个孕妇对疼痛的感受是有很大差异的，有的孕妇分娩时不需要用镇痛剂，而有的选择吸入气体镇痛或者硬膜外麻醉镇痛。无论疼痛的程度有多大，在分娩时精神支持，尤其是来自于伴侣的支持，是最重要的。

分娩后

当孩子出生后，感情可能升华，疲惫，如释重负和兴奋等各种感觉融于一体。成为父母，特别是初为父母，会感到将来的生活会比较艰巨。最初的几周里和小孩在一起会使责任感倍增，会感到困难重重，但同时对未来又充满希望。

本书

《孕产健康》展示给你，从决定怀孕到孩子出生后几周的整个过程。对整个正常的过程提供清楚而直接的建议，也对可能遇到的困难和不可预计的结果进行解释。

某些章节描写相关解剖和生理的内容，有助于清楚理解妊娠期和产后孕产妇身体变化过程。

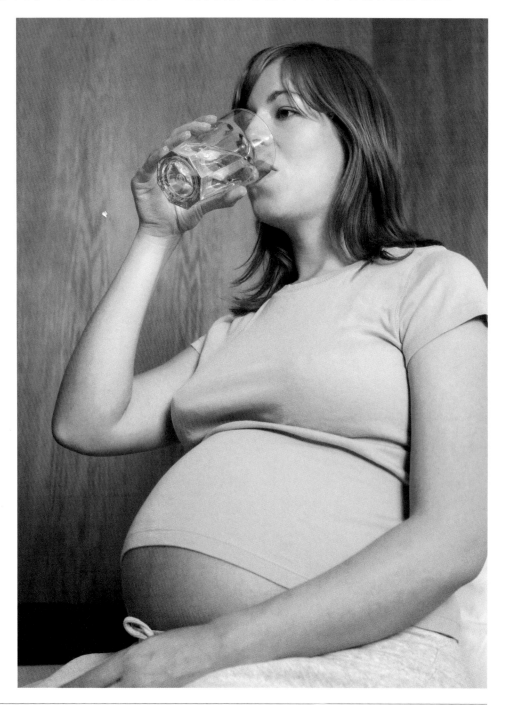

在怀孕期间，孕妇健康的饮食是至关重要的。

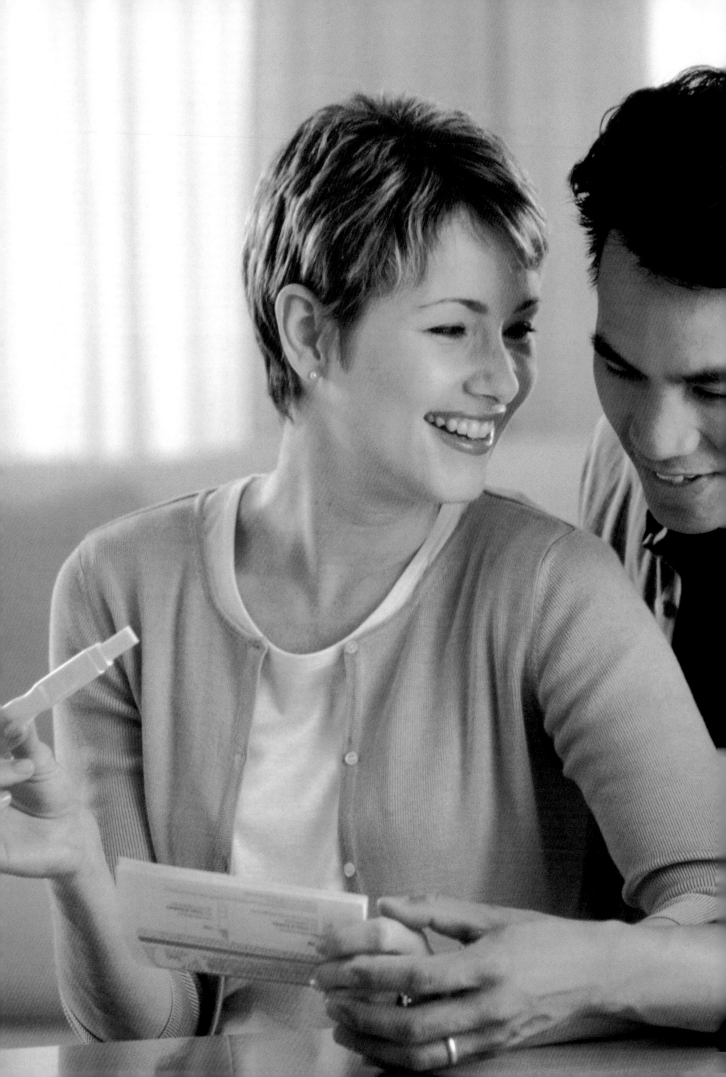

第一篇

受 孕

受孕是指精子和卵子受精后,受精卵在子宫内种植的过程，但是受孕过程远不是那么容易。

虽然有些夫妇很容易就受孕了,甚至有的时候事先还没有计划,但是有的夫妇几个月甚至几年都不能成功受孕。不过统计数字还是乐观的，每10对夫妇中有6对在同居后6个月怀孕，2对在1年后怀孕，2年后其中9对夫妇都能怀孕。所以如果你想要孩子而没有立即怀上，请不要担心，这很重要。

图左:发现怀孕了，对于夫妇来说是最快乐的经历之一。

乐观面对受孕变化

如今，多种易行的避孕方式使夫妇能够计划怀孕的时间，对孩子出生后新的家庭问题有充分的时间考虑。对许多人来说，有了孩子就要改变生活方式，如戒烟、戒毒、戒酒、健康饮食。性传播疾病的高危人群可能需要性健康检查，有遗传性疾病家族史的人需要遗传咨询。其他措施还包括在怀孕以前停用口服激素类避孕药。所有方面都需要考虑，确保怀孕及分娩时母胎健康。

生育能力

大多数妇女从青春期，早至10岁就有生育功能，直到45～50岁绝经。但是，30岁以后，由于卵泡的"质量"下降，生育功能随之下降。卵泡自出生后就储存在卵巢中。女人出生时可以有高达200万卵泡，但是到了青春期只剩下40 000～400 000个。

月经周期28天左右，有20个卵泡开始发育，但仅有一个卵泡（在双卵双胎中有2个）排卵。排卵时，激素水平、体温和阴道分泌物都会有变化，可用这些简单方法来预测排卵。

男子到青春期才产生精子，但是他们没有像妇女那样有绝经期，因而他们的生育能力时间比妇女更长些。著名的查理·卓别林在他73岁时有了他最小的孩子。

受精卵

男子一次射精有2亿～4亿个精子，但只有几千个精子2小时后到达输卵管口，几百个精子能进入输卵管。卵子停留在输卵管中，进入的几百个精子开始穿破卵子的外膜。第一个成功穿透的精子能激发一种代谢反应，阻止其他精子进入。精子头部携带遗传物质与卵子里的遗传物质结合，开始一个复杂过程，在受孕后40周左右，一个足月胎儿诞生了。

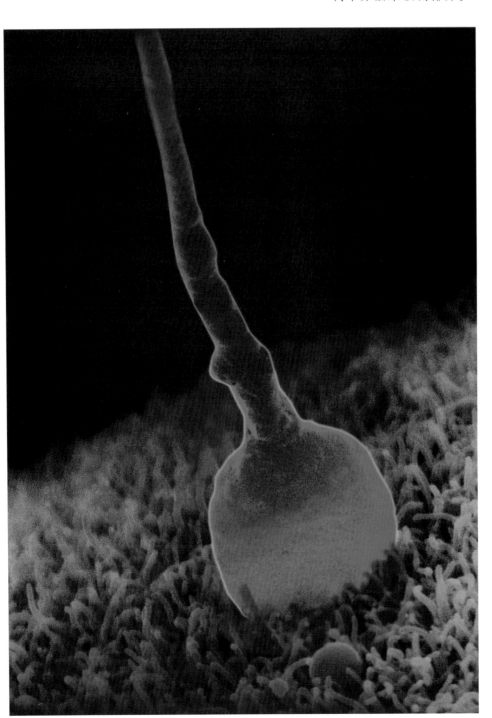

计算机增强的照片显示一个人类精子穿过女性的卵子壁。

受孕失败

对于有些夫妇，孕育一个孩子不是一个简单过程。受孕失败并不意味着夫妇一方或另一方没有生育功能，但是接受专家咨询是否需要检查是很有必要的。

受孕失败是有许多原因造成的，而某些原因很容易消除。有些只要简单改变生活方式就有可能提高生殖能力（下述），压力被公认为是降低夫妇双方生殖能力的因素，所以不焦虑，特别是不要过分关注自己是否怀孕是很重要的。特别要告之那些在进行不孕检查或治疗的人们，因为不孕诊断也是一种精神打击。不孕症的治疗本身就是压力之一。

男性不育常由于精子量的减少和活力的下降，完全没有精子是无精症。感染和炎症等因素影响精子的产生，而这些原因是很容易治疗的。女性不孕症常见，任何原因影响或妨碍了卵泡产生、排卵、受精和着床的正常周期都会导致不孕。如果一对夫妇存在不可逆的不孕问题，那么可以利用试管婴儿（IVF），或者精子、卵子和胚胎捐赠技术，这些技术使以前不能怀孕的夫妇有生孩子的可能。

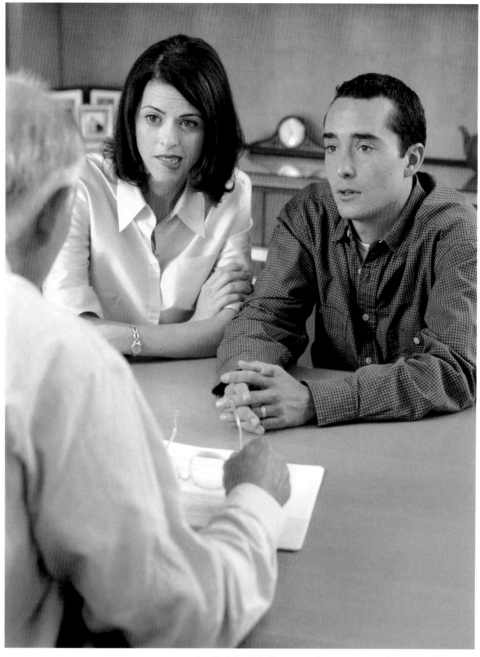

如果6个月后受孕困难,大多数夫妇会去看医生咨询。

增加受孕的概率

◆ 达到健康的体重

◆ 戒烟

◆ 避免不必要的药物（咨询专科医生关于处方药的使用）

◆ 减少酒精摄入

◆ 按时适量锻炼

◆ 健康饮食

◆ 治疗性传播疾病

男性生殖系统

男性生殖系统包括阴茎、阴囊和两侧睾丸（在阴囊内），内生殖系统位于盆腔内。

男性生殖道产生精子和精液，并将精液运输至体外。和其他器官不同的是，到了青春期后才开始发育并有功能。

组成部分

男性生殖系统由一系列相关组织和器官组成。

◆ 睾丸——有一对，悬于阴囊内。精子从睾丸通过一系列管道运至体外，起始部分是附睾。

◆ 附睾——射精后精子从附睾排出到输精管。

◆ 输精管——精子沿着输精管这条肌性的管道到达前列腺。

◆ 精囊——从输精管来的精液与精囊腺分泌的液体在联合的射精管里混合。

◆ 前列腺——射精管在前列腺中通入尿道。

◆ 阴茎——离开前列腺后，尿道变成了阴茎的中心部分。

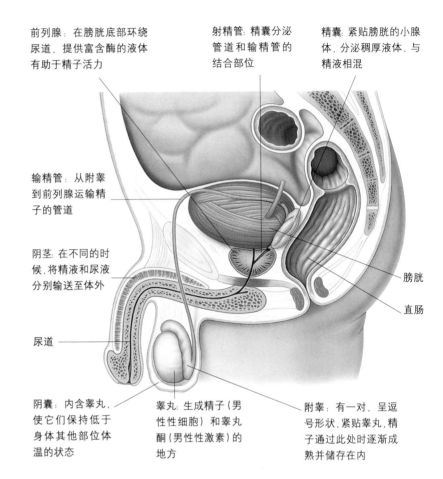

前列腺：在膀胱底部环绕尿道，提供富含酶的液体有助于精子活力

射精管：精囊分泌管道和输精管的结合部位

精囊：紧贴膀胱的小腺体，分泌稠厚液体，与精液相混

输精管：从附睾到前列腺运输精子的管道

阴茎：在不同的时候，将精液和尿液分别输送至体外

尿道

膀胱

直肠

阴囊：内含睾丸，使它们保持低于身体其他部位体温的状态

睾丸：生成精子（男性生殖细胞）和睾丸酮（男性性激素）的地方

附睾：有一对，呈逗号形状，紧贴睾丸，精子通过此处时逐渐成熟并储存在内

外生殖器

外生殖器是生殖道在会阴部可见的部分，而其他部分仍然隐藏在盆腔内。

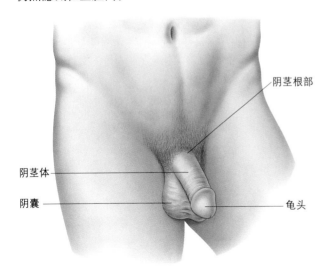

阴茎根部

阴茎体

阴囊

龟头

男性外生殖器由阴囊和阴茎组成，位于耻骨区域。成年人，阴毛围绕在阴茎根部

男性外生殖器组成：
◆ 阴囊
◆ 阴茎
成年人，周围有粗糙的阴毛。

阴囊

是一个疏松的袋状样皮肤和结缔组织，内含睾丸并悬吊在其中，中间有一隔膜，分隔两个睾丸各自位于左右。

把睾丸置于一个这么脆弱的位置，放在体外，不受体腔的保护，这看上去有点不寻常，但是这样却是必需的，在产生精子的过程中要保持低的温度。

阴茎

阴茎大部分是由可勃起组织构成，当有性欲时，勃起组织充血，阴茎勃起。尿道通过阴茎，尿液和精液均通过尿道排出。

前列腺

是男性生殖系统的重要部分，产生富含酶的液体，占精液量的 1/3。

前列腺大约有 3 厘米（1.2 英寸）长，位于膀胱下面，围绕尿道的起始部分，其基部紧邻膀胱底部，其成圆形的前表面位于耻骨后面。

囊

前列腺被坚韧的囊包裹，囊是由致密纤维结缔组织构成，在这个真性囊组织之外还有一层纤维结缔组织，被称为前列腺鞘。

内部结构

尿道是尿液从膀胱流出的通道，尿道垂直穿过前列腺中心，这部分称尿道前列腺部。射精管开口于前列腺尿道的突脊为精阜。

前列腺可划分成几个叶，虽然这些小叶不像在其他器官里那么清晰：

◆ 前叶——尿道前方，主要是纤维肌肉组织。

◆ 后叶——尿道后方，射精管下方。

◆ 侧叶——两叶，分别位于尿道两侧，是腺体的主要部分。

◆ 中叶——在尿道和射精管之间。

前列腺位于膀胱的底部，围绕着尿道，是一个坚硬而光滑的器官，如核桃大小。

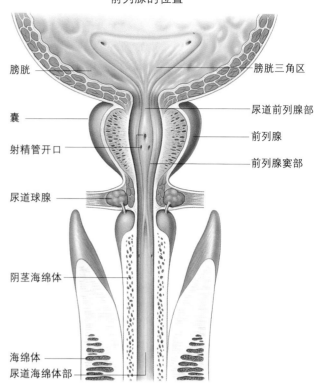

前列腺的位置

膀胱
膀胱三角区
囊
尿道前列腺部
射精管开口
前列腺
前列腺窦部
尿道球腺
阴茎海绵体
海绵体
尿道海绵体部

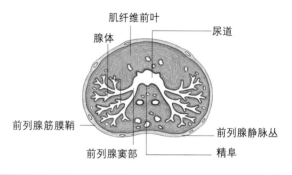

前列腺横切面

肌纤维前叶
腺体
尿道
前列腺筋膜鞘
前列腺静脉丛
前列腺窦部
精阜

精 囊

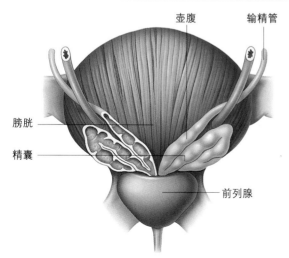

壶腹
输精管
膀胱
精囊
前列腺

精囊位于膀胱背面，分泌物通过输精管，进入到尿道前列腺部。

一对精囊是男性生殖道的附属腺，分泌稠厚、富含糖分的碱性液体，是精液的主要部分。

结构和形态

每个精囊如一小指大小的细长结构，在膀胱后面直肠前面，两个精囊排列成 "V" 形。

前列腺容积

前列腺如一袋状物，能容 10～15 毫升液体，内部为卷曲的分泌管，管壁为肌性。分泌物从腺体到达精囊管，精囊管和输精管在前列腺一起形成射精管。

女性生殖系统

女性生殖系统有两方面的作用：卵巢产生卵子等待受精；子宫在9个月的妊娠期内有营养和保护胎儿的作用。

女性生殖道由内生殖器卵巢，子宫，输卵管，阴道和外生殖器外阴组成。

内生殖器

卵巢呈杏仁状，分别位于子宫两旁，由韧带悬吊起来。在卵巢上方是一对输卵管，它是卵子受精的场所，并将受精卵输送入子宫。

子宫位于盆腔内，怀孕后子宫上升进入下腹腔。阴道连接子宫颈和外阴，可以扩张到很大程度，就像在分娩时，阴道可以扩张成为胎儿娩出的通道。

外生殖器

女性外生殖器又称为外阴，是生殖器的外露部分。阴道开口位于尿道开口的后方，此区域称前庭，每侧由两层皮肤覆盖，分别是大小阴唇，在阴唇的前方有突起的阴蒂。

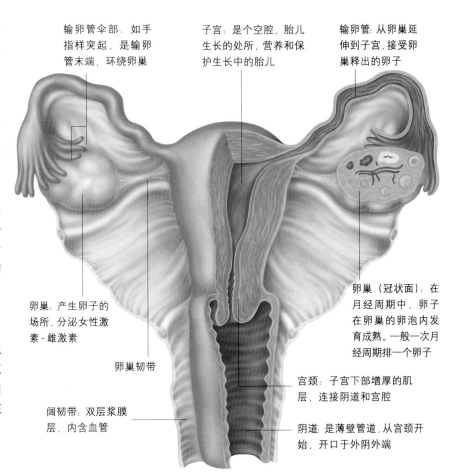

输卵管伞部：如手指样突起，是输卵管末端，环绕卵巢

子宫：是个空腔，胎儿生长的处所，营养和保护生长中的胎儿

输卵管：从卵巢延伸到子宫，接受卵巢释出的卵子

卵巢：产生卵子的场所，分泌女性激素 - 雌激素

卵巢韧带

阔韧带：双层浆膜层，内含血管

卵巢（冠状面）：在月经周期中，卵子在卵巢的卵泡内发育成熟。一般一次月经周期排一个卵子

宫颈：子宫下部增厚的肌层，连接阴道和宫腔

阴道：是薄壁管道，从宫颈开始，开口于外阴外端

女性生殖系统，由内外生殖器组成，内生殖器呈"T"字型位于盆腔内。

女性生殖系统位置

输尿管

卵巢

输卵管

膀胱

骨性骨盆

子宫

阴道

成年女性的内生殖器（除了卵巢基本上都是管腔结构）位于盆腔内深部，受到环形的骨盆保护。这与儿童相反，儿童的盆腔较浅，因此儿童的子宫和它前面的膀胱一样，都位于下腹部内。

阔韧带

子宫和卵巢的上表面位于帐篷般的腹膜下，薄薄的一层衬托在腹腔和盆腔中，腹膜皱壁形成阔韧带保持子宫位置。

成年妇女内生殖器位于盆腔内深部，所以它们受到骨性骨盆的保护。

内生殖器血供

女性生殖道经动脉网状系统接受丰富的血供。静脉血通过静脉网状系统排出。

女性生殖器有4条主要动脉：

◆ 卵巢动脉——自腹主动脉分出到卵巢。

卵巢动脉分支经卵巢系膜，即卵巢所在的腹膜皱壁，供应卵巢和输卵管血供。卵巢动脉在卵巢系膜组织中与子宫动脉相连。

◆ 子宫动脉——骨盆内大的为髂内动脉分支，其到达子宫的地方正好是宫颈上起固定作用的宫颈韧带的地方。子宫动脉向上和卵巢动脉相连，有一分支与下方的动脉相连供应宫颈和阴道血供。

◆ 阴道动脉——也是髂内动脉分支，和来自子宫动脉的血液一起，供应阴道壁血供。

◆ 阴部内动脉——供应阴道下1/3部分和肛门血供。

静脉

小静脉的静脉丛位于子宫壁和阴道壁内，这些静脉收集的血液经子宫静脉汇入髂内静脉。

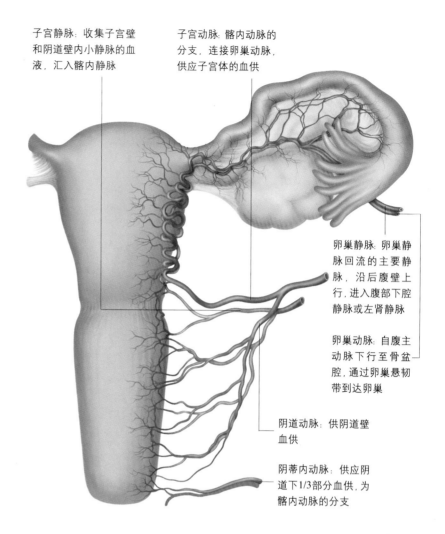

子宫静脉：收集子宫壁和阴道壁内小静脉的血液，汇入髂内静脉

子宫动脉：髂内动脉的分支，连接卵巢动脉，供应子宫体的血供

卵巢静脉：卵巢静脉回流的主要静脉，沿后腹壁上行，进入腹部下腔静脉或左肾静脉

卵巢动脉：自腹主动脉下行至骨盆腔，通过卵巢悬韧带到达卵巢

阴道动脉：供阴道壁血供

阴蒂内动脉：供应阴道下1/3部分血供，为髂内动脉的分支

这张图中，位于表层的女性骨盆内器官已被去除，显示了女性盆腔器官下方的静脉系统。

女性生殖道造影

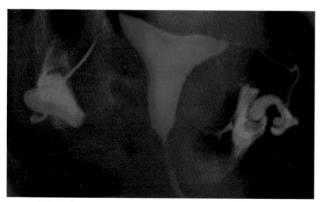

子宫输卵管造影显示子宫腔（中央）内充满了造影剂。造影剂也同时通过输卵管并进入腹腔中。

女性生殖道的管腔或中空部分，可以通过子宫输卵管造影显像。

在这过程中从宫颈把一种特殊的不透X线染剂注入宫腔，然后X线摄片，造影剂充满宫腔进入输卵管，最终排入腹腔。

评估输卵管

子宫输卵管造影可判断输卵管通畅还是受阻来检查不孕，如果输卵管受阻，很多是感染导致的，造影剂在输卵管中就不能显示输卵管全长。

月经周期

月经周期是有规律的，每个周期有一个卵子从卵巢内排出为受孕做准备，女性从第一次月经来潮直到绝经，每次大约 4 周为一个周期。

月经周期是以周期性的卵母细胞在卵巢内成熟(卵母细胞发育为成熟卵子)，和子宫发生相应的生理变化为标志。青春期通常在 11～15 岁，此时激素水平骤增，生殖系统成熟。

周期开始

月经第一次来潮称月经初潮，多在 12 岁左右。此后一个生殖周期开始了，平均为 28 天。周期的长短因人而异。妊娠期间无周期，但是，神经性厌食患者或者高强度锻炼的运动员可能会不来月经。

月经

如果没有受孕，每月雌、孕激素水平下降，子宫富含血液的内膜脱落而月经出血，28 天左右为一个周期，可能在 19～36 天波动。

月经持续 5 天左右，大约有 50 毫升血（一蛋壳杯子）子宫组织和黏液会排出，但是月经量因人而异，有人只流

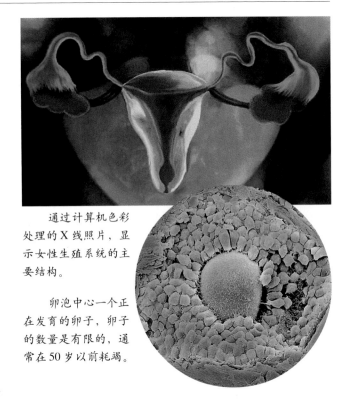

通过计算机色彩处理的 X 线照片，显示女性生殖系统的主要结构。

卵泡中心一个正在发育的卵子，卵子的数量是有限的，通常在 50 岁以前耗竭。

失 10 毫升血液，而有的人会达到 110 毫升，月经量过多称为月经过多。暂时月经不来，例如在妊娠期，称闭经。通常在 45～55 岁，月经周期完全停止，称绝经。

每月生理变化

图表显示一个周期内发生的各种变化，从月经第一天到第五天，子宫内膜出血，同时另外一个卵泡发育，第 14 天左右子宫内膜增厚，卵泡释放卵子，称为排卵。

促性腺激素：由垂体释放的激素，促使卵泡排卵和性腺（卵巢）释放性激素

卵巢活动：每月一个卵泡发育成熟，排卵时释放卵子。卵巢中剩余部分形成黄体，是一个暂时性分泌激素的腺体

卵巢激素：由卵巢分泌，促使子宫内膜增厚。排卵后黄体分泌黄体酮，为子宫受孕作准备

子宫内膜：子宫内膜逐渐增厚，准备受精，如果没有受精卵着床，在周期的前 5 天子宫内膜脱落（月经）

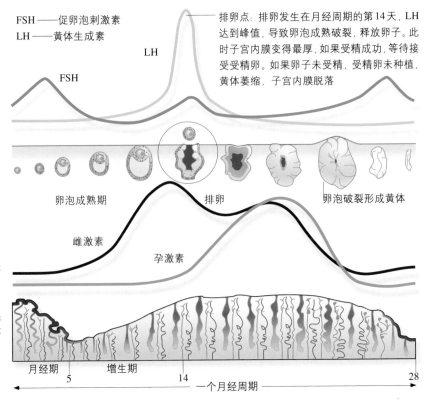

FSH ——促卵泡刺激素
LH ——黄体生成素

排卵点：排卵发生在月经周期的第 14 天，LH 达到峰值，导致卵泡成熟破裂，释放卵子。此时子宫内膜变得最厚，如果受精成功，等待接受受精卵。如果卵子未受精，受精卵未种植，黄体萎缩，子宫内膜脱落

LH
FSH
卵泡成熟期　排卵　卵泡破裂形成黄体
雌激素
孕激素
月经期　增生期
5　14　28
一个月经周期

卵子发育

发育一个卵子到排卵，整个过程需要 6 个月，贯穿妇女一生，直至卵母细胞耗竭。

出生时两侧卵巢有 200 万个卵厚细胞，在月经初潮时只剩下 40 万个，每个月经周期有 20 多个潜在卵泡，只有一个卵泡发育并排卵。在绝经期，卵巢内卵泡闭锁（细胞退化），无卵泡留存。

卵是在具有分泌功能的腔隙结构滤泡中发育的。卵厚细胞被单层颗粒细胞包围，称为始基（初级）卵泡，这是卵泡发育的第一阶段。在这一阶段，遗传物质在初级卵泡里是不变的，但是十分容易受到影响，该遗传物质从初级卵泡形成起可以保持达 45 年，直到那个卵泡被排卵。这有助于解释为什么越晚受孕的妇女，其卵子和后代的染色体异常的可能性会增高。

初级卵泡通过减数分裂发展成次级卵泡，然后进入第三阶段形成窦腔卵泡。有 20 个初级卵泡开始发育，但有

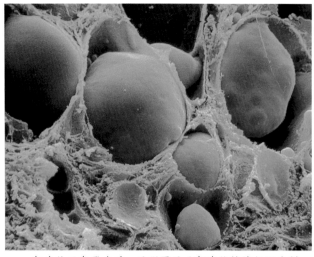

卵泡位于卵巢皮质，显微图显示卵泡被结缔组织分割。

19 个会退化。如果有不止一个卵泡发育成熟，那就怀上双胎或三胎。

排 卵

卵泡发育的最后 14 天在月经周期的前半期，依赖于卵巢－垂体－下丘脑分泌激素之间的相互作用。月经周期开始时，垂体分泌 FSH 升高，这促发了选择一个健康卵泡

开始发育。这正是对前一个月经周期中黄体期（后 14 天）的反应，如果没有受孕，在黄体期中会出现雌激素与孕激素水平的下降。

卵泡的选择

当 FSH 发出信号时，两侧卵巢中大约有 20 个直径 2～5 毫米（0.1～0.2 英寸）次级卵泡。只有一个卵泡能发育，其余卵泡闭锁。一旦一个卵泡选中发育，其余卵泡发育受阻止。一个典型的直径为 5 毫米的次级卵泡在 FSH 持续刺激下经 10～12 天后发育成直径 20 毫米（0.8 英寸）大小卵泡，然后破裂，释放卵子到输卵管中。随着卵泡的增大，雌激素稳定上升，激发垂体产生中期黄体生成素升高，促使卵子的释放和成熟。LH 峰值与排卵之间的间隔相对恒定（大约 36 小时）。排卵后残留的破裂的卵泡（称为黄体）变成一个重要的内分泌腺，分泌雌、孕激素。

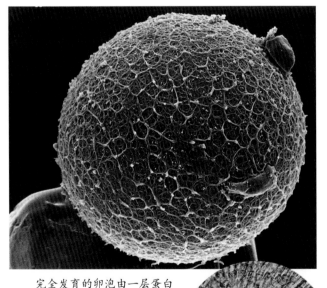

完全发育的卵泡由一层蛋白包围称为透明带，它能结合一个精子进行受精。

光学显微镜下一个次级卵母细胞（成熟的卵子）被支持其发育的发射冠细胞围绕。

激素调节

排卵 7 天后孕酮水平达到峰值。如果受精，在妊娠 3 月内，黄体一直存在提供激素，支持胚胎直到胎盘形成。如果卵子未受精，黄体功能仅有 14 天，雌、孕激素水平下降，开始新的周期。

月经周期的前半周期，随着卵泡的发育，卵泡分泌雌激素，使子宫内膜增生增厚，一旦卵子受精，准备给受精卵提供营养。一旦黄体形成，孕酮使子宫内膜变得更加紧密，为受精卵着床作好准备。

排卵如何发生

妇女一生中的排卵总数在其出生前已注定。在青春期以前，未成熟的卵子储存在卵巢中，青春期后每月释放一个卵子。

卵子是女性配子，女性生殖细胞，和精子结合形成新的个体。卵子在卵巢内生成并储存在卵巢内。两个卵巢如核桃大小，通过输卵管和子宫相联。

卵巢

每个卵巢表面覆盖一层腹膜作为保护，腹膜下为一层致密纤维被膜，为卵巢白膜，卵巢本身由皮质外层和髓质内层构成，皮质比髓质更致密。

配体产生

女性的卵子数目在出生时已决定了。从出生到青春期大多数卵子形成细胞都退化，只有从青春期到绝经这段有限的岁月里才能排出成熟卵子。卵子形成的过程就是一个卵子的胎儿期生殖细胞产生许多卵原细胞，这些细胞分裂成初级卵母细胞，被成群的滤泡细胞（支持细胞）所包围。

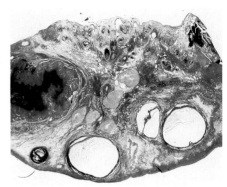

显微图显示卵巢中有几个大卵泡（白色），排卵过程中，20多个卵泡开始发育，但只有一个卵泡成熟并排卵。

基因分裂

初级卵母细胞开始减数分裂（一种特殊的细胞核分裂），但是这个过程在第一阶段就中止了，直到青春期后才完成整个分裂过程。妇女一生的初级卵母细胞的总数，有70万～200万不等，在出生时这些初级卵母细胞就形成了。这些特殊细胞静静地待在未成熟的卵巢皮质中，逐渐退化。到青春期只残留4万多个。

卵子发育

在青春期以前，初级卵母细胞被颗粒细胞围绕形成初级卵泡。

卵子发育过程

出生前	原始卵泡
儿童期	
透明带	卵泡发育暂停
青春期	
	初级卵泡
颗粒细胞	发育为次级卵泡
卵丘	囊状卵泡

尽管每次月经周期有几个初级卵泡发育，但只有一个形成囊状卵泡，其余卵泡都退化萎缩

卵泡破裂

卵泡的发育在胎儿期开始，在儿童期停止，到了青春期后，每月在卵巢周期开始的时候受到激发，继续发育。

卵子释放

青春期

青春期开始以后，每月有一些初级卵泡在激素刺激下继续发育成次级卵泡。

◆ 透明带——一层清晰的黏液，沉淀在卵母细胞表面。
◆ 颗粒细胞不断增生，形成多层包裹着卵母细胞。
◆ 卵泡中心变成一个空室，称为卵窦，充满着颗粒细胞分泌的液体。
◆ 卵母细胞被推到卵泡的一侧，在许多滤泡细胞中间，这些滤泡细胞称为卵丘。

一个成熟的次级卵泡称为囊状卵泡。

减数分裂

第一次减数分裂产生2个大小不等的细胞，分别是次级卵母细胞和第一极体。次级卵母细胞胞质几乎包含所有初级卵母细胞胞质的内容。两者开始第二次减数分裂，但这个过程被暂停，直到卵母细胞受精后才完成第二次减数分裂。

减数分裂是发生在卵巢里的一种特殊的细胞核分裂，经过减数分裂形成一个女性生殖细胞和三个极体。

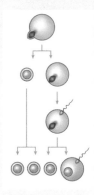

卵子释放

当卵泡破裂，释放一个成熟卵母细胞到输卵管中，称为排卵。只有在月经周期的排卵期才能受精。

随着囊状卵泡的继续膨胀，在卵巢表面形成水疱样凸起。

激素变化

随着激素变化，卵母细胞周围的滤泡细胞加速分泌一层较稀的液体，卵泡迅速膨胀起来。结果导致卵泡壁接近卵巢表面的部分变薄，卵泡破裂。

排卵

少量血和卵泡液从卵泡中排出，被卵丘和透明带包裹的次级卵母细胞从卵泡中排入腹腔，次级卵母细胞周围有卵丘和透明带围绕，这就是排卵的过程。

大多数女性排卵时没有感觉，有部分人会感到小腹部有刺痛，这是由于卵巢壁强烈伸长引起。

生殖期

排卵大约发生在月经周期的第14天，这时最易受精，精子在子宫内能存活5天，因此受精能发生的时间大概为1周。

精子穿透次级卵母细胞，开始怀孕，此时减数分裂被激发完成其最后的阶段。如果卵子没受精，减数分裂的第

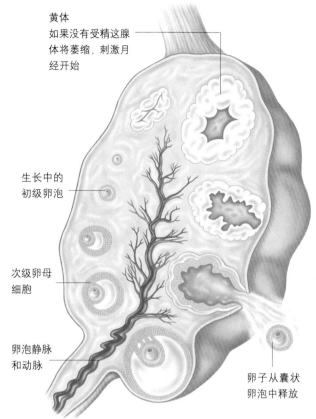

卵巢的皮质中分散着许多卵泡，每个中含有一个卵母细胞，处在不同的发育阶段。

二期不能完成，次级卵母细胞退化。卵泡破裂形成黄体分泌孕酮，孕酮为子宫内膜接受胎儿做好准备。

月经周期

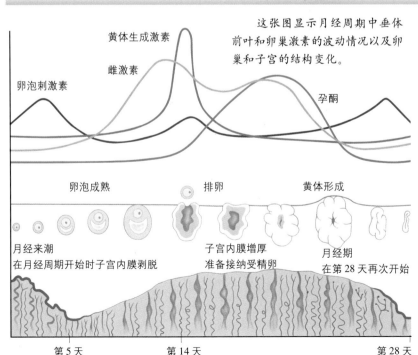

这张图显示月经周期中垂体前叶和卵巢激素的波动情况以及卵巢和子宫的结构变化。

月经周期，指在卵子生成的过程中，女性生殖系统产生的同期性的变化。

这些变化受垂体腺、卵巢分泌的激素控制，这些激素包括：雌激素、孕酮和黄体生成激素、卵泡刺激素。

子宫变化

月经来潮之后，在雌激素和FSH作用下，子宫内膜增厚，血供丰富。

月经周期的前14天，一个囊状卵泡成熟。第14天左右，发生排卵，次级卵母细胞排出，进入输卵管。

卵泡破裂形成黄体，黄体有分泌激素的功能，能分泌孕酮，使子宫内膜更厚，有助于受精卵着床。

如果不受精，孕酮和雌激素水平下降，子宫内膜破裂脱落形成月经血。

男性生殖期

男性性成熟开始于青春期，之后情感不断成熟，在成年之后有几个不同的阶段。

10～15岁男性通常进入了青春期，体格发生变化，使男性既具有生育功能，又非常吸引异性。值得一提的是，睾酮水平骤升，它是男子最主要的性激素，是促使男性第二性征发育的最主要激素。

青春期

在青春期早期，对性的感觉和想法越来越明显，男孩往往从与女孩的友谊开始，慢慢走向性成熟。到了中、晚期，男孩喜欢和异性有身体上的接触，和异性牵手、接吻或者爱抚都能引起对性行为的渴望。

第一次性行为

决定什么时候有第一次性行为是男孩在青春期所做的最重要的决定之一。研究显示男孩通常会感到来自同龄男孩的压力，期望自己具有男性的性感。

情爱关系

这通常在青少年的晚期，男孩一般都有了第一次性行为的经历。这时，男性达到性欲高潮，有时常常有多个性伴侣。对多数男性来说，在这个年龄段，性行为只是为性行为，对性伴侣的感情往往不重要。

在这之后，多数男性经历了生活磨难与艰辛，越来越感到需要有感情支持，开始有长期的情爱关系，也有少数男性追求一生没有束缚，享受性生活上的自由。

中年男性

30岁以后，随着体内睾酮水平下降，男性对性刺激反应慢慢下降。在这个时期，由于工作和家庭的压力，男性性欲减少是很常见的。

大多数男性在30岁左右有稳定情爱关系，很多人开始组成家庭，生儿育女。

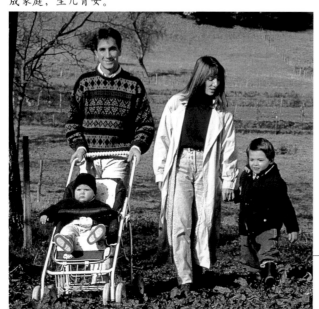

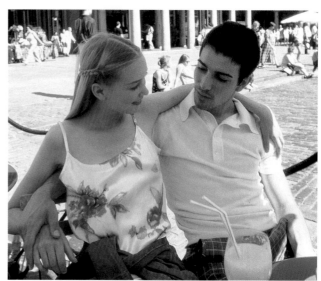

第一次性生活，男性往往注重两者生理上感受，而女性则更注重双方感情的纽带。

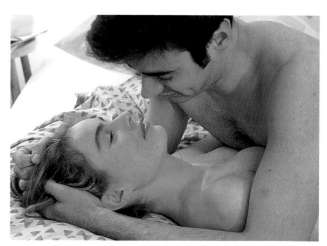

随着男性逐渐成熟，爱情和性之间的关系变得很重要，他们经常开始享受做爱时双方情感的亲密无间。

男性在40～50岁时会发现他们对性刺激反应有一些变化，但不影响做爱。然而，在50岁要一天有多次的性生活比在20岁要困难得多。

情感满足

随着男性的逐渐成熟，注重对情感满足取代对身体的满足。据报道，大多数男性在中年才真正感到性快乐，因为他们更亲密地了解了自己以及对方对性刺激的反应。

大多数男性注意到性爱与情爱紧密联系的重要性，在做爱时享受到情感的亲密无间。

随着男性的逐渐成熟，他们的性爱与情爱更不可分，在做爱同时更享受亲密。

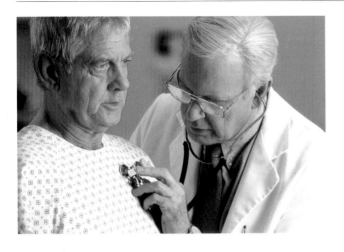

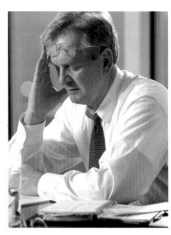

随着年龄增长，性欲由于健康问题会减弱，但这并不意味着没有性功能。

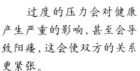

过度的压力会对健康产生严重的影响，甚至会导致阳痿，这会使双方的关系更紧张。

男性更年期

人到中年是一个艰难而又令人感到不安全的阶段。男人往往觉得作为养家的人，丈夫和父亲的角色在慢慢淡化。

这个年龄段的男性感到与年轻人相比不再有性魅力。工作中感到来自年轻同事的挑战，在家里妻子或性伴侣正经历更年期，不仅影响性生活，而且影响双方之间的关系。

随着孩子们的长大、离家，父亲的角色越来越淡化。除此之外，健康问题让他想到自己的死亡。压力和自悲往往导致阳痿，这又使双方的关系更加紧张。

中年外遇

中年人压力过大有时会寻求婚外恋。男性常常想找回年轻时的感觉而和比自己年轻得多的女子有染。外遇能重新让男人觉得自己像男子汉，充满活力，富有性吸引力。这些或许在和妻子或性伴侣的长期生活中，早就消失了。

性行为

有三个因素影响年长者的性行为：一是雄激素水平下降引起性欲下降和泌尿生殖道衰老，其次是肌肉力量的下降以及体力不支，还有是出现健康问题概率越来越大。男

中年后稳定的情感关系使他们了解他们自己以及对方对性刺激的反应，因此做爱是一种令人愉悦和满足的体验。

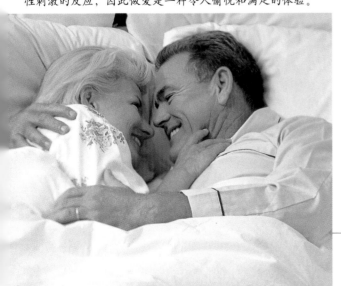

性睾酮激素水平的下降会引起性欲减退，生殖器敏感度降低。这时，很多男性发现需要更长的时间才能唤起性欲，而且性能力也减弱。

60岁以后的性生活

一项有关男性性行为的研究报道57%的61～75岁的男性自觉随着年龄增长性欲有增无减。当问及年龄对性享受的影响，只有11%的男性认为快感下降。

感觉体验

要预测60岁以后的男性性生活是看他们在青年时的性欲，夫妇一般做爱前较长时间接触，所以对双方都有很好的肉体体验。

男人在年轻的时候性欲强烈，性活力高，可以预测其60岁以后还能保持活跃的性生活。夫妇到了晚年，对于性刺激的反应比较迟钝，这样能够花更多时间在前戏上，以更注重肉体上享受的快感。

人到中年，有的男性由于工作中承受高度压力，给其性生活带来了不好的影响。而有的人却能对这个年龄所带来的挑战应对自如。

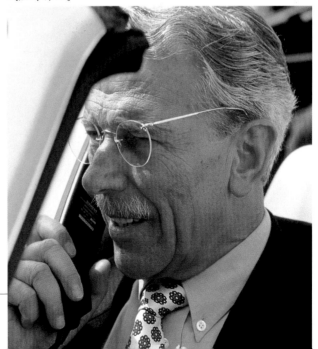

女性生殖期

女性生殖期从青春期到绝经期，在不同时期有不同的性行为和情爱关系。

大多数女孩在9~15岁进入青春期，最初的表现是乳房隆起，一般在11岁左右，一年以后第一次月经来潮。当月经来潮变得有规律，能够预测下一次的时间，青春期开始。

青春期女孩可能会对她们体形感到焦虑。除此之外，她们还迷恋一些无法获得的男人，例如娱乐明星，她们认为那些明星比她们周围认识的男性更具有安全感。

社会压力

毫无疑问，社会文化给女性的压力比男性大，那就是女性要保持贞节。相对儿子来说，家长们更担心他们的女儿很小就有性行为，因为女孩会怀孕，媒体以及来自同龄伙伴性行为的压力是造成青少年怀孕的原因。

约会

常常是男孩约会女孩，且在同伴中众所周知。约会的男女可能会有接吻、爱抚等性行为。

父母们通常允许孩子在家里约会，但是他们担心艾滋病（HIV）或其他性传播疾病的传染，所以要确信他们孩子使用避孕套。

性体验

现在，女性在找到能终生依托的伴侣前，会有多个性伴侣，各种现代的避孕方法使女性在性行为中不怀孕。随着年龄增长，许多女性认识到在一个固定持久的关系中，在性与爱中能够体会到特殊的情感上的安全。

青春期女孩与男孩外出时常常会接吻，这会引起父母与女孩之间的紧张关系。

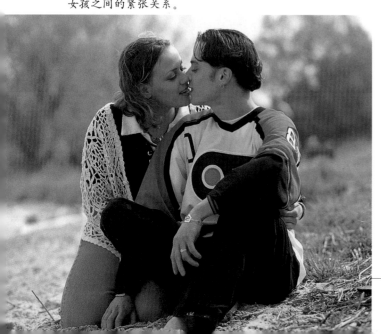

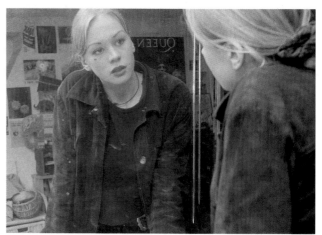

青春期的女孩经常对她们的体形感到焦虑，担心体重或乳房大小，对性方面感到压力。

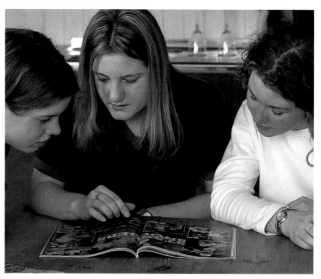

女孩对异性感兴趣，经常对流行歌手和电影男明星等一些无法获得的男人产生幻想。

单身一族中，已经不是18~25岁这一年龄段占主导地位了，而是年龄更大一点的成年人。在这一群体中的女性对自己的生活状况很清楚，会有焦虑，担心没有时间去找到另一半，没有时间去生育孩子。

生育孩子

女性有工作以后，越来越多的夫妇到30~40岁才想要孩子。但是往往有很多女性很难怀孕。

估计有20%的夫妇很难怀孕。遇到不能怀孕的情况，夫妇之间常常相互抱怨，不和有孩子的朋友交往。为了怀孕把性生活安排在排卵期会产生压力导致的性障碍。

怀孕后女性的性生活有变化，怀孕的女性对性生活不感兴趣，有些怀孕后偶有性生活。

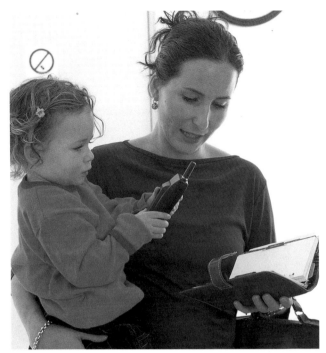

母亲常常既要工作，又要带小孩，很少有时间陪伴伴侣。生完孩子最初几个月性欲下降，生育孩子以后立即同房会给女性带来身体上的疼痛。

成为母亲

生孩子后，女性会有阴道撕裂需要时间修复，母乳喂养的母亲觉得阴道干涩使得性生活疼痛。这时夫妇们常常尝试其他方式的性生活，直到性交再次变得很愉悦。除此之外，为母之后，女性常常感到身心疲惫，专注于母亲新的角色，变得对性生活不感兴趣。年轻夫妇们，女性既有工作又需承担家务，觉得没有时间或力不从心，而不想有性生活。许多夫妇在孩子稍微大一些才恢复性生活次数。满意的性生活使得夫妇生活感到快乐，增强自尊感，减少压力和焦虑。

在长期的关系中，夫妻双方会发现他们的性生活比开始时减少。这会为双方的关系引起其他的麻烦。

对许多老年夫妇来说，身体亲密接触是保持关系的重要一方面。和家人、朋友联系也是幸福的源泉。

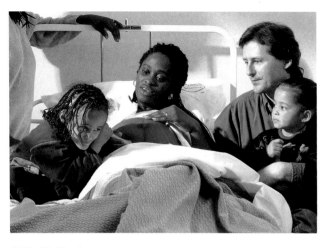

长期的关系

常有报道在同居或结婚一到两年内的20~30岁的夫妻，他们性生活频繁每周2~3次，此后逐渐减少，次数虽然减少但质量提高。女性性生活的高峰阶段晚于男性，一般在20~40多岁，能够经历最多次数的性高潮。这可能是由于女性需要了解如何能够达到性高潮，并且需要时间对她们的性生活与关系产生安全感。对女性来说，性快感不是依赖于生育。人类生殖道的解剖结构不仅是为了生育，也是为了性生活的快乐。比如，阴蒂只是具有产生性快感的功能。即使有长时间的关系，女性也不轻易主动要求性生活，即使有性要求，也会是十分含蓄的，例如她们可能会穿特别内衣来吸引对方。

绝经

女性在40~50岁时，月经周期变得不规则。绝经期症状表现在阴道炎（阴道干涩，可能伴有出血），阴道黏膜变薄使得同房时备感不适。通常，这些症状可用激素替代诊疗（HRT）而缓解。

70岁以上还有性生活的女性，称她们对性生活的满意和年轻时一样。

但是如果男性伴侣患有身体疾病，就会对性生活产生问题。例如心血管疾病导致阳痿，阴茎就不能勃起。

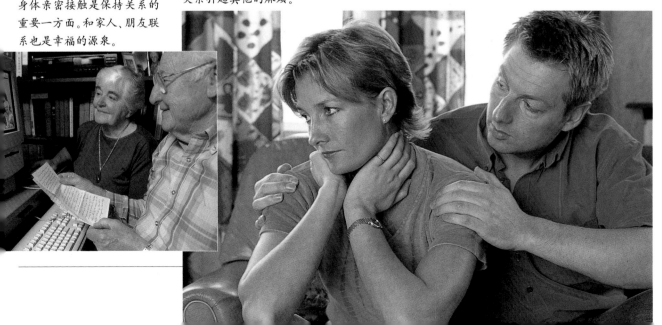

计划生孩子

决定生育孩子是一对夫妇一起做出的最重要的决定之一。当人们开始建立家庭，会受到许多不同因素的影响，包括他们想要多少孩子。

夫妻对于为人父母的渴望是双方关系非常重要的阶段。无论是下意识或有意识地，许多男人和女人都把生儿育女看作为人生的终极目标。

由于现在避孕方式是如此有效，夫妇现在比以前更有机会来计划他们的家庭。他们可以选择何时让他们的孩子出生，生多少个孩子，包括间隔多少时间再生一个孩子。他们甚至可以选择不要孩子。但是，孩子的来临往往是没有计划的。

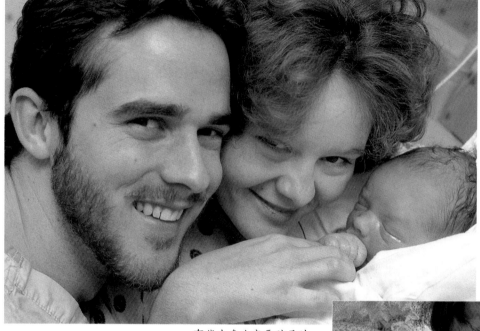

决定何时要孩子

尽管个人之间有差异，生孩子是人的自然本性。一对伴侣结识后希望计划一个家庭，第一个要做的决定是，何时开始建立自己的家庭。他们可以决定要孩子的时间：年轻时健康，但没有经济保障；等到年长，经济状况较好的时候，但那时体能就差了。

决定要多少孩子

一旦有一个孩子，夫妻需要决定他们是否想要更多。如果答案是肯定的，他们可能会决定是间隔较短的时间，还是长的时间，再要下一个孩子。选择较长的间隔时间是让每次分娩之间有适当的恢复期。

在计划何时要下一个孩子时，同龄竞争往往是考虑因素之一。年龄越相近，之间的敌意就越深。

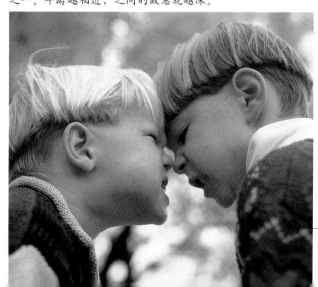

有些夫妻决定要孩子时，他们都比较年轻。虽然没有年长的父母的经济保障，他们通常有更多的体能。

哥哥姐姐可以为弟弟妹妹树立正面榜样。家长可能会觉得，作为一个大家庭的一部分，是美好生活的准备。

有些夫妇只生一个孩子。他们可能觉得他们可以腾出更多时间给孩子，或者可能有医疗原因不能再有其他的孩子，如产后抑郁症或身体没有能力要更多的孩子，所以没有其他选择。

大家庭

其他夫妇感到，只有一个孩子往往都被宠坏了，而且作为一个大家族的成员能更好地应对生活。哥哥姐姐的存在可以有助于孩子的情绪和社会发展。然而，一些研究表明，来自大家庭的孩子在学校表现并不好。

第二个孩子的性别往往是一对夫妇决定孩子数量的重要因素。有些人希望男女平衡，如果他们继续生育了同性别的孩子，则坚持不懈直到有一个异性孩子出生。

家庭规模也受到文化因素和社会经济地位的影响。对于高龄产妇，增加费用人工受孕，这也是影响孩子数目的因素之一。

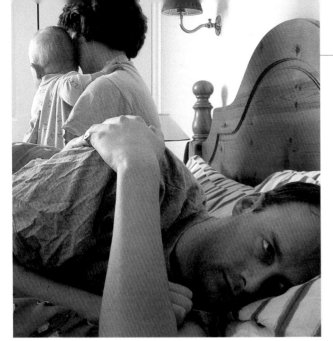

一个婴儿的到来会使夫妇生活有很大的变化。孩子的需求可能使父亲感到失去了妻子的关爱。

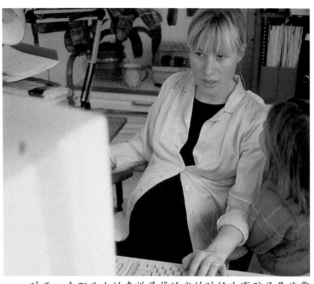

对于一个职业女性来说寻找适当的时候生育孩子是非常困难。母亲经常要勉为其难地在抚养子女和工作之间找到平衡。

兄弟冲突

心理学家在关注兄弟姐妹之间冲突特定的模式。孩子年龄越接近冲突就越激烈。一位受人尊敬的兄长可以作为一个榜样。但是，当兄弟姐妹之间存有敌意，年长的可以成为一种反抗的对象而不是模仿的对象。

为人父母

孩子改变了夫妇优先考虑的事情，并带来了新的责任。家长发现他们必须先处理孩子的需求，然后才是自己：打算出去之前，必须得先安排保姆。他们可能因看管小孩感到精疲力竭，为财务状况感到压力，感到疲倦。

在夫妻关系的早期，许多夫妻认为成为父母后是缩小而不是扩大自己的前景。许多年轻夫妇更希望有时间去探索彼此之间的关系，享受彼此相处的状态。

不过，有孩子往往是一个时间问题。在某一时期，有孩子好像是被判终身监禁，而在另一个人生节点，可能就变得没有那么可怕了。

妊娠

妊娠是一种生物界的自然状态，但它也有自然限制，从月经初潮（月经来临）到更年期。避免孩子在这两种极端的时候出生，可以减少母亲和胎儿的风险。妇女往往知道到35岁，自己的生理时钟就滴答作响，预示着能生育的时间已经不多了。

在妇女的职业生涯期间，决定生一个孩子的时间可能会特别困难。许多人发现，没有"正确的时间"开始一个家庭。有人发现，在职业的关键阶段，停止工作去生孩子，会影响其职业生涯更上一个台阶的机会。

不过，这可能与伴侣导致冲突，孩子的父亲终生都有生育孩子的能力，不能理解女人要生孩子的紧迫感。其结果可能是一个妥协方案。

决定不生孩子

决定不生孩子的原因可能是害怕对子女承担义务，儿童期的不愉快的经历，或是害怕不能成为一个好家长。有些人可能更愿意花同样的力气致力于自己的事业而不是孕育后代。

为宝宝做好准备：

要生一个健康的宝宝应该在怀孕前数月开始计划。妇女一般应注意：

◆ 停止吸烟，并停止服用任何软性毒品。

◆ 减少酒精的摄入。

◆ 开始服用叶酸补充剂来预防神经系统缺陷，如脊柱裂。

◆ 检查是否接种风疹疫苗，避免感染麻疹。

◆ 在计划受孕前几个月停止服用避孕药。

准备怀孕

为了最大利用受孕的机会，建议夫妇在每一月经周期中最易受孕的时间，隔日进行一次性生活。最易受孕的时间约开始于预计排卵发生的前8天，并持续到排卵发生后的第二天。

为人父母意味着责任和做事要有计划。例如，如果晚上要外出，幼儿必须先要得到妥善的安排。

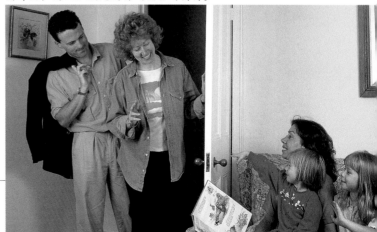

产前遗传咨询

1%～2% 的婴儿有重大先天畸形。遗传咨询是给有高风险的夫妇一个咨询的机会。

遗传咨询在怀孕前，或在妊娠期前几周，或进行异常筛选试验后进行。

高危夫妇

如果一对夫妇生育畸型孩子的风险比较高，他们最好是在怀孕前进行咨询，因为在这个阶段，他们可以对所有的选择进行讨论。

生育畸型孩子风险高的夫妇包括：

◆ 准父母双方都是疾病基因的携带者，如囊性纤维化，镰状细胞贫血，所以双方都能把不正常的基因传给孩子，孩子会有异常（常染色体隐性遗传疾病）

◆ 准父母其中的一个，如有多发性神经纤维瘤和强直性肌营养不良症遗传疾病，可直接从上一代遗传到下一代（常染色体显性遗传病）

◆ 母亲一方是X-连锁隐性遗传病基因携带者，或可能携带的风险很高。（一种疾病发于男性，但是基因由女性携带，如血友病）

◆ 家族成员患染色体改变（染色体易位）

不明确诊断

一个家族内，有遗传性疾病，但是可能是不知道的。这特别常见，尤其是家族成员没有特别的表现。

在这种情况下，一对夫妇再要生一个小孩，患相似的遗传疾病的风险只能是根据经验评估。这个数字是依据受

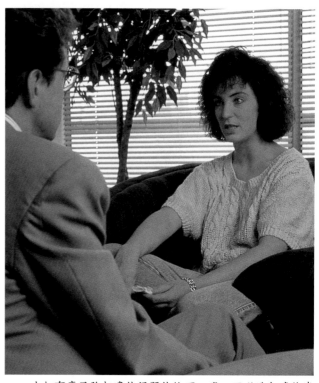

夫妇有高风险把遗传问题传给下一代，可以进行遗传咨询。这可能是在异常筛选测试后。

影响的孩子与有问题夫妇的血缘相关度为基础。和侄女或侄子有异常相比，如果以前生的孩子有异常，那么再生一个异常孩子风险要高很多。

高风险夫妇的选项

胎儿畸形的高风险夫妇可以有多种选择防止残疾孩子的出生：

◆ 不再生孩子。

◆ 进行产前诊断，胎儿异常则中止妊娠。

◆ 捐助者（援助）的人工授精。在夫妻中的一方有胎儿患常染色体隐性遗传疾病的风险，则可以使用捐助者

的卵子或精子。在X-连锁隐性遗传疾病，需要使用捐赠卵子，而常染色体显性遗传疾病，要使用捐赠配子替代携带这种疾病风险高的卵子或精子。

◆ 着床前诊断：着床前诊断过程需要进行体外授精。此选项仅适用于一组特定的疾病，出于医学原因进行性别筛选。

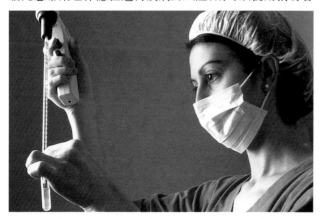

一个捐赠者的精液样本在人工受精前，进行移液然后分析。人工受精可以避免某些遗传疾病的发生。

羊膜穿刺试验可在怀孕16周进行。胎儿周围的羊水通过针被抽出。

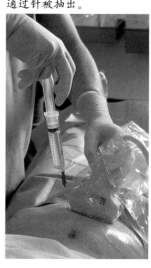

产前诊断

产前诊断可以确认遗传性疾病发生的可能性。诊断操作可以在受孕前或在怀孕期间进行，帮助夫妻双方做出明智的决定。

孕前遗传咨询会先诊断确认临床疾病，随后通过酶、分子或染色体测试来验证诊断测试。

诊断也可以在妊娠期确诊，但确诊往往耗时长，因此，更好的选择是在怀孕前明确诊断。

受孕前治疗

可以探讨再生一个有缺陷的孩子的风险。有时孕前治疗可以减少这种风险，例如叶酸治疗可以降低再次产生脊柱裂的风险。

接受癫痫药物治疗的女性，可能需要在怀孕前改变用药，因为有一些抗癫痫药物造成胎儿异常的风险较高。

产前治疗可治疗各种非常罕见的疾病，如先天性肾上腺增生症，在这种情况下，在妊娠的早期就应该开始治疗。因此，这也是建议夫妇进行孕前咨询的原因之一。

流产的危险

必须了解夫妇对产前诊断的态度，因为夫妇都很担心任何干预措施会影响婴儿健康。所有侵入性的产前诊断方法均有流产的风险，所以流产的风险和产生异常婴儿风险，二者要平衡。

如果处理选择只有终止怀孕，许多夫妻不会考虑产前诊断，要么是因为他们觉得问题并不严重，或因为他们的个人伦理道德不允许流产。

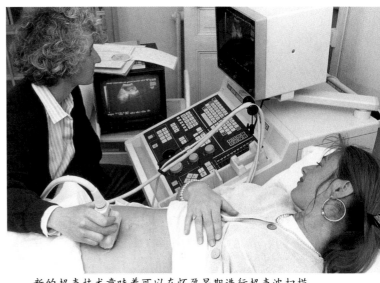

新的超声技术意味着可以在怀孕早期进行超声波扫描。这些检查可以发现胎儿畸形。

有些夫妇即使不考虑流产也会选择产前诊断，因为产前诊断在极少数情况下可能导致流产（1%），所以必须非常谨慎考虑。

时机的重要性

产前诊断的时机是至关重要的。绒毛膜绒毛取样（CVS）可在孕11周后时进行。羊膜穿刺术可以在孕11周不久后进行，但一般在16周进行。超声诊断往往比绒毛膜绒毛取样诊断进行得晚，但现代超声技术进展很快，操作者的技术提高，许多疾病现在可以很早被得到诊断。

如果在孕13周前有产前诊断结果，堕胎可以安全地在全身麻醉下进行。但是，如果已过了14周这节点，就要进行引产。

遗传咨询师的角色

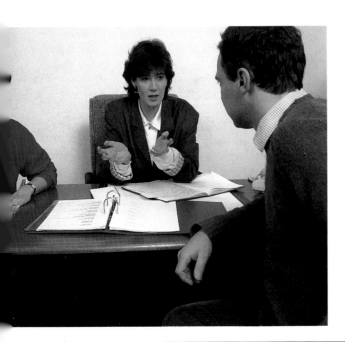

遗传咨询师作用是帮助夫妇尽快决策。咨询师不是替夫妇作出任何决定，而是帮助他们去为自己和家人做出最好的决定。

咨询师的个人意见不应被刻意考虑。夫妇应该自主决定，而不是盲目听那些咨询师的。

给予支持

产前诊断已经确认，夫妇已经做出了决定，这时应该给予支持帮助。如果妊娠已被终止，可能需要进一步的咨询。这可能需要优秀的群体提供支持，这样成功性比较大。无论夫妇是否需要，应该把这些团体的详细联系方式给他们。

干预的策略因人而异，对夫妻双方可能用不同的方式。可以在不同的时间利用不同形式的帮助。

遗传咨询师应鼓励夫妇来做出自己的决定。咨询不是命令性的，咨询师个人的意见是无关的。

受孕如何发生

数百万的精子在女性生殖道上游行寻找卵母细胞（卵子）。数百精子突破卵母细胞外层，但是只有一个精子成功实施受精。

受精时发生在性交后，一个雄性配子（精子细胞）和雌配子（卵子或卵母细胞）相结合。两个细胞融合发生，孕育了新生命。

精子

性交之后，在男子的精液中的精子通过子宫向上游行。一路上，它接受宫颈管的碱性黏液的营养，离开子宫腔继续进入输卵管。虽然距离只有大约20厘米（8英寸），但是时程可长达2小时，因为精子的大小和整个行程长度相比，差异是巨大的。

获能

虽然平均射精的精子细胞数量大约3亿，其中只有一小部分（约10 000）到达卵母细胞所在的输卵管。最终到达卵母细胞的更少。这是因为许多精子会被恶劣的阴道环境所破坏，或在生殖道的某些区域丢失了。

精子在女性的体内逗留一些时间后才有能力与卵母细胞结合。生殖道中的液体激活精子，使它们的尾巴鞭梢运动变得更加强大。子宫收缩也帮助精子游行，这迫使它们向上进入人体。伴随着女性性高潮的产生，精液中的前列腺素也加剧着子宫收缩。

卵母细胞

一旦卵母细胞从卵泡（排卵期）弹出后，在输卵管内壁细胞的波浪状运动推动下，卵母细胞被推向子宫。卵母细胞通常在性交2小时后在输卵管远端与精子结合。

受精的路线

精子和卵子结合：受精一般发生在输卵管的外端部分

丢失的精子：许多精子游向错误的方向

排卵：每月在排卵期，一个卵泡破裂，释放出一个卵子

宫腔

宫颈

虽然许多精子是冲着卵母细胞而开始旅途的，只有一小部分能到达输卵管。大部分被破坏或在路上丢失。

不利的环境：许多精子被阴道的酸性环境破坏死亡。

性交之后，数百万计的精子细胞向上游动，搜寻卵母细胞。

到达卵母细胞

在游向卵母细胞的旅途上，女性生殖道上分泌物耗尽精子细胞的胆固醇，从而削弱顶体膜。这个过程被称为获能，没有这个过程受精不可能发生。

一旦到达卵母细胞的附近，精子被化学反应吸引到卵母细胞。精子细胞与卵母细胞结合，精子的顶体膜被完全剥离，顶体（精子酶的贮藏室）的内容物释放。

穿透

精子细胞释放的酶会导致卵丘细胞和透明带分裂，透明带是卵母细胞的保护外层。为了打开一个通道，至少要100个顶体破坏和消化这些层，而让一个精子进入。

以这样的方法，先到达卵母细胞的精子细胞牺牲自己，让其他的精子穿透卵母细胞细胞质。

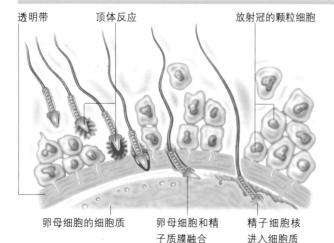

透明带　　顶体反应　　　　放射冠的颗粒细胞

卵母细胞的细胞质　　卵母细胞和精子质膜融合　　精子细胞核进入细胞质

当精子到达卵母细胞时释放酶，破坏卵母细胞外层的保护膜，让一个精子进入。

受精

当一个精子进入卵细胞，每个细胞的遗传物质融合在了一起。受精卵形成，并分裂形成一个胚胎。

一旦一个精子穿透卵子，卵母细胞内发生化学反应，使其他精子无法再进入。

第二次减数分裂

精子细胞核进入卵母细胞触发在排卵开始后的核分裂（第二次减数分裂）完成。单倍体的卵母细胞和第二极体（即退化）形成。

几乎立刻，对精子和卵子细胞核融合产生二倍体合子，含有来自母亲和父亲的遗传物质。

性别确定

在受精的时候，性别就确定了。精子（因此是爸爸），决定了后代的性别。

性别是由两个性染色体决定，X 和 Y。女性提供一个 X 染色体，而男性可能会提供一个 X 或一个 Y 染色体。卵母细胞（X染色体）可以和含有 X 染色体的精子结合产生一个女性（XX），或和含有 Y 染色体的精子结合产生一个男性（XY）。

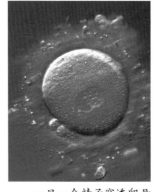

一旦一个精子穿透卵母细胞，两种细胞的细胞核就融合。二倍体受精卵形成，同时包含了母亲和父亲的基因。

细胞分裂

受精后几个小时，受精卵经过一系列的有丝分裂产生细胞群，称为桑葚胚。桑葚胚细胞每12～15小时分裂一次，产生囊胚，约由100个细胞组成。

囊胚分泌的激素是人绒毛膜促性腺激素，可以防止黄体被分解，从而保持黄体分泌孕酮。

植入与发育

大约在受精后3天内，囊胚将开始从输卵管到子宫的旅程。

一般情况下，囊胚将无法通过输卵管括约肌。然而，孕激素水平增加可引起肌肉放松，让囊胚继续行进到达子宫。

受精卵沿着输卵管向下运动，受精卵分裂，囊胚形成，最终植入在子宫内膜。

排卵：在排卵期，卵母细胞从卵泡中释放出来

受精：卵子和一个精子融合形成一个合子

桑椹：受精卵继续分化形成了细胞群，称为桑葚胚

子宫内膜：血供丰富的子宫内膜，胚胎植入的地方

早期卵裂：当受精卵沿输卵管向下移动时，开始分裂

当受精卵到达子宫，它将植入在子宫内膜里，子宫内膜将以丰富的血液供应营养，它开始发育。

囊胚：继续分裂产生囊胚，是一个充满液体的中空球体

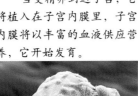

输卵管损坏或阻塞可能阻止囊胚通过到达子宫，产生了异位妊娠，胚胎在输卵管内发育。

多胎妊娠

在大多数情况下，女人会每个月轮流从一个卵巢释放一个卵子。

然而有时，女人可能从两个卵巢同时各产生一个卵母细胞，两者由不同的精子受精，成为异卵双胞胎。在这种情况下，每个胎儿会由它自己的胎盘得到滋养。

很偶然一个受精的卵母细胞可能自发地一分为二产生两个胚胎。这将导致同卵双胞胎两者有完全相同的基因，甚至使用同一个胎盘。

一个卵母细胞受精几个小时后不完全的分裂，可能导致连体双胞胎的发生。

植入

一旦囊胚达到了子宫，会植入在子宫壁增厚的内膜里。从囊胚释放激素使它不被识别为外来物而被排出。一旦胚囊安全植入，妊娠就开始了。

缺陷

大约1/3的受精卵未植入子宫而丢失。

对那些已经植入的胚胎，有许多胚胎的遗传物质中含有缺陷，如有多余的染色体存在。这些缺陷会导致许多人在植入后不久丢失胚胎。这甚至可能发生在月经第一次消失以前，女性甚至不知道她曾怀孕了。

受精

受精是生命形成的第一时间，这个过程，使男性精子的遗传物质和雌性的卵子相融合，创造新的生命。在正常情况下，这大概在性交后 12 小时发生。

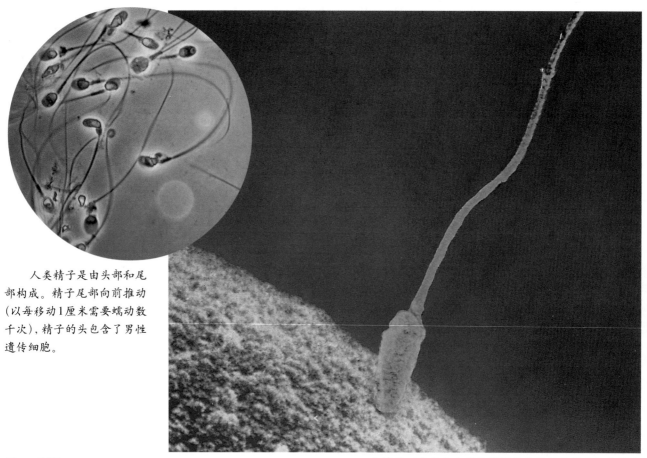

人类精子是由头部和尾部构成。精子尾部向前推动（以每移动1厘米需要蠕动数千次），精子的头包含了男性遗传细胞。

第一阶段

性交时，男性射精通常会含有2亿~4亿精子。几乎数百万个精子立即漏出阴道，还有更多的被阴道的酸性环境破坏。只有几十万能通过阴道到达子宫。

在子宫中，子宫收缩的力量驱使精子们通过子宫腔（子宫），其中数千精子被正常存在的特殊类型的白血细胞破坏。最终，只有几千，而且可能只剩几百个精子到达输卵管，和游向子宫的卵子接触。

获能

为了完成这长途旅行，精子都有强有力的尾巴，能使它们向卵子游动，这个过程大概有 10 个小时。在这段时间内，精子必须经历一个过程称为获能，使它们能够令卵子受精。

人类还没能很好地认识获能过程，它似乎由子宫组织产生特殊的化学物质去除精子表面的化学物质。

这个过程能削弱精子头部的外部保护层和保护膜。覆盖在每个精子头部的保护膜必须变弱变脆，从而使被称为顶体的内层显现出来。保护外层必须被破除，不然精子无

一个精子（在彩色电子显微图像中显示为蓝色）即将穿透卵细胞（在彩色电子显微图像中显示为粉红色）。要达到这个阶段，精子已经完成了漫长的旅程，领先数百万计的其他精子到达了卵子。

法令卵子受精。获能过程还使得精子变得更加活跃，使它们能够更快、更高效地到达卵子。

在卵子内

一旦精子接触到卵子，它们必须非常紧密地接触进行下一阶段。在这个阶段，卵子是被放射冠、卵丘细胞和卵巢的凝胶状物质包围。精子必须穿透这些物质到达卵子。

精子通过产生一种酶溶解和分散放射冠，在进入卵子之前必须突破这些卵子的外层。

受精在什么时间发生？

精子在射精后的 12~48 小时有受精能力。卵巢排卵后 12~24 小时可以受精。为了让受精成功发生，性交必须在排卵前不超过 72 小时，排卵后不超过 24 小时进行，排卵后 24 小时的时候卵子大概在输卵管外的 1/3 处。

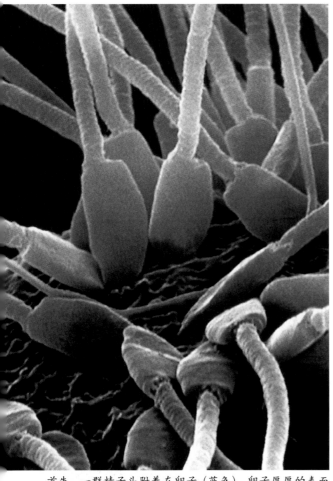

首先，一群精子头附着在卵子（蓝色）。卵子厚厚的表面吸引了精子，并使它们能够附着在表层之上。但是众多精子中只有一个能从这里穿透卵子与卵子核相融合。

卵子的接触

第一个精子透过卵子透明带直接接触卵子（卵母细胞）。当发生这种情况，卵子外膜与唯一精子融合。为了确保卵子受精成功，没有其他精子能进入。

为了防止其他精子进入卵子，透明带会产生反应。精子成功与卵母细胞接触，在这个时候，卵子内释放一种化学物质到透明带底部，使透明带增厚。这会导致所有仍然在竞争进入的精子从接触状态变成脱落和消失，从而阻止它们和卵子融合。

某些动物有时会出现几个精子同时进入到一个卵子的情况，但通常不会在人类身上发生。对于人类繁殖，只会有一个精子允许渗透到卵子成功受精。如果出现两个精子同时受精，那么将会有太多的遗传物质存在，那不幸的情况是胚胎很可能会在早期发展阶段死亡。

进入卵子

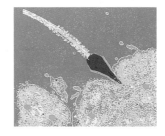

1.这个人类的精子是在受精的早期阶段。它开始渗透到放射冠，这是一个女性的性细胞（卵母细胞）的细胞保护层。许多其他竞争的精子细胞也将攻击这个卵子的外部保护层，有数个可以穿透保护层。

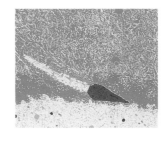

2.在精子进入卵子后下一阶段，大多数的精子处在放射冠和上透明带之间的空间。精子攻击透明带的厚膜，并试图掘通这一层障碍到达卵子的外膜。它们中只有一个将成功通过。

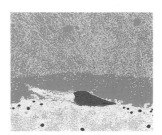

3.一旦一个精子通过透明带穿透了卵母细胞。就会快速触发卵子的化学反应，导致卵母细胞周围的膜增厚，防止其他竞争的精子进入。其他仍然附着在透明带上的精子脱落死亡。

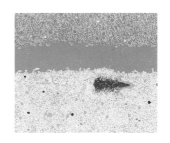

4.精子成功穿透卵母细胞后，精子的尾巴消失，箭头状头部包含23对男性染色体，它被卵子核吸引，最终与卵子核中的女性遗传物质结合。这个过程开始，意味着一个新的生命开始了。

受精的时刻

卵子的内膜被穿透不久，精子的尾巴脱落，身体变小，而其头部扩大并向卵子核心移动。精子和卵子的细胞核含有各自的遗传物质（染色体），两个细胞核子在卵子中心附近相遇并且融合。当父母双方遗传物质结合成一个合子，这里包含着一个新生命的所有遗传材料，这一时刻就是一般认为的受精。从精子到达卵子直至核融合，整个过程大约需要30分钟。

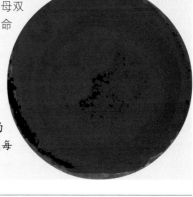

这是一个刚受精的卵子。在受精卵内部，男性精子的遗传物质和女性卵子的遗传物质结合。男性的23条染色体和女性的23条染色体相配对，从而形成每个人类细胞中都存在的46条染色体。

植入

受精仅仅是胎儿发育过程的起始。融合的卵子和精子，从此被称为受精卵，必须重新沿着先前精子走过的路线从输卵管回到子宫。

受精卵一旦到达子宫后，需要寻找一处子宫壁内膜来种植，并通过子宫内膜来吸收母亲血液中所提供的养分。然而在达到子宫之前，受精卵必须在输卵管内完成艰难的旅程。

复杂的细胞

受精后受精卵的直径约为 0.15 毫米（0.005 英寸）。此阶段的受精卵不能被肉眼看见，但它仍是人类体内最大的细胞，也可能是最复杂的细胞。

这个微小的细胞团包含了所有的遗传信息：它决定胎儿的外观和体格发育，例如头发和眼睛的颜色。同时它也包含了决定孩子早期性格，精神和情绪特征的遗传信息。

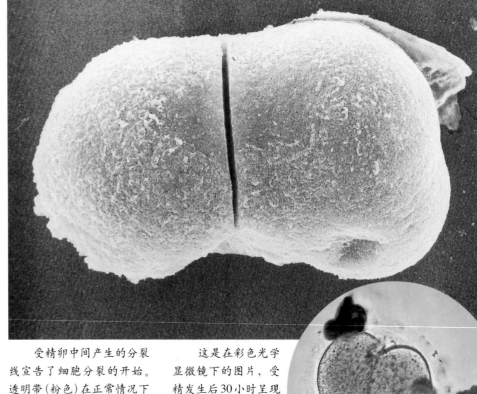

受精卵中间产生的分裂线宣告了细胞分裂的开始。透明带（粉色）在正常情况下仍将会围绕在受精卵周围。

这是在彩色光学显微镜下的图片，受精发生后30小时呈现的2细胞阶段。红色区域是一团曾经围绕在未受精的卵子周围的放射冠细胞。

细胞分裂

当受精卵经沿输卵管通过时，细胞分裂开始发生，也称为卵裂。在显微镜下，受精卵细胞分裂开始时细胞中间出现一条裂沟。裂沟最终导致细胞分裂成2个子细胞，相同数量的来自母亲和父亲的染色体进入每一个子细胞（或分裂球）。起初这些分裂后的细胞比普通的人体细胞大很多，经过不断分裂后这些细胞缩小到正常大小。

在电子显微镜下的2细胞阶段。清楚地显示了2个卵裂球。此阶段后，分裂速度加快，每半天一次。

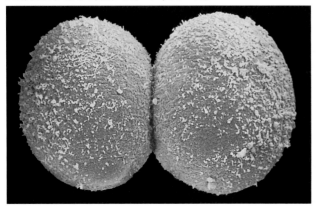

每个细胞中央为细胞核，周围包围着被称为细胞质的液体。当原始细胞首先分裂时，它产生2个包含相同染色体的细胞核，但是不会产生新的细胞质。

母细胞中的细胞质进入每一个新的子细胞，所以每次分裂时细胞体积在缩小。这种分裂不断发生，由于每一次得到的细胞使用相同的细胞质，所以细胞体积越来越小。

一旦细胞分裂成正常人体细胞大小，就会自动促发新的机制，细胞质也会像细胞核一样复制分裂。

胚泡

细胞分裂大约每12小时发生一次。受精后4天左右，受精卵体积增加到16~20个细胞，形成一个实心的圆球，称为桑椹胚。

分裂不断发生，液体逐渐积聚到桑椹胚里面。此时，桑椹胚变成一个内含充满液体大腔的中空细胞团称为囊胚。

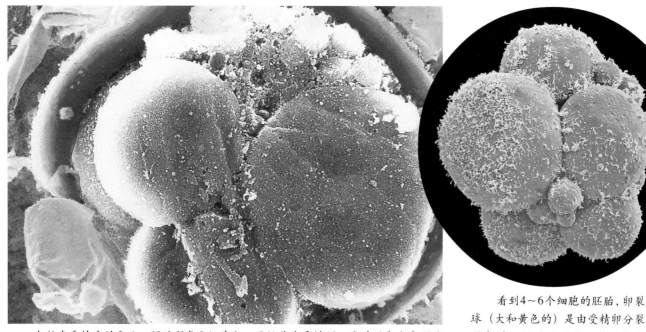

看到4～6个细胞的胚胎，卵裂球（大和黄色的）是由受精卵分裂形成的，胚胎周围是一层膜状外壳，为透明带（粉红色）。

大约在受精后的3天，胚胎形成8细胞期，开始称为桑椹胚。这时还未发生胚胎植入。细胞团中较小的球形结构称为极体，它们将会凋亡。其他细胞继续分裂，通过微绒毛吸收养分继续生长。

到达子宫

受精后5～7天，细胞团通过输卵管内游走达到子宫。一旦囊胚进入子宫，定位在子宫腔内继续生长和发育。

至此，所有细胞分裂都发生在受精卵的外层——由透明带包裹。随着胚胎的发育，透明带逐渐消失，子宫内膜产生的分泌物有助于分解透明带。

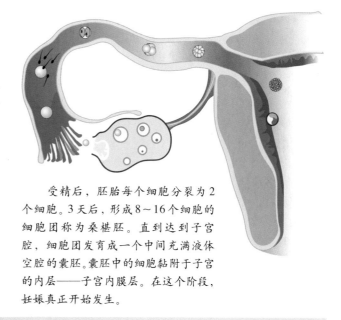

植入

植入发生在囊胚到达子宫后的2～4天，通常种植入于子宫后壁，通过一些特殊的酶消化周围的子宫内膜细胞，囊胚就钻入子宫内膜（子宫的内层）。

子宫内膜释放的氧气、液体和营养物质被胚胎吸收和利用。如果一切顺利，囊胚将会被安全地植入子宫，然后不断分泌激素向母体发出信号提示妊娠已发生。

这点很重要，否则母体每个月还会排卵。如果月经周期继续，新种植的胚泡随着子宫内膜的剥离作为月经的一部分被一起排出，这就是医学上所称的自然流产。

随着胚泡的发育，胚泡产生两种不同的细胞群。中央一团圆形的细胞由于液体的阻隔区别于外周的扁平细胞。中心的这团细胞形成以后的胚胎；外周细胞团形成胎盘，其为胚胎的生长输送营养物质。

受精后，胚胎每个细胞分裂为2个细胞。3天后，形成8～16个细胞的细胞团称为桑椹胚。直到达到子宫腔，细胞团发育成一个中间充满液体空腔的囊胚。囊胚中的细胞黏附于子宫的内层——子宫内膜层。在这个阶段，妊娠真正开始发生。

植入相关问题

有时囊胚会植入在错误的部位。比如，植入在子宫靠近宫口部分，后者连接宫颈内口，这种植入可能导致一种疾病，称为前置胎盘。随着胎盘的不断发育和生长，胎盘将覆盖在宫颈口上。有时这种情况不会导致异常发生，但有时可能导致妊娠晚期胎盘自子宫分离时出现严重出血。

异位妊娠：即胚胎植入于子宫腔以外的地方而导致的妊娠。通常发生于输卵管内，偶有也见于卵巢、宫颈或腹腔内。

异位妊娠是一种危险的疾病。随着胚胎发育，其周围的组织会损坏或破裂，导致严重出血和疼痛。

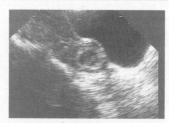

此超声图显示右侧输卵管内异位妊娠。在这种妊娠中，胎儿会破坏输卵管而出现疼痛。

男性不育的诊断

男性不育，指一对正常、健康的夫妻没有采取避孕措施未获成功受孕一年以上，而女方经检查生殖功能无异常。

不孕症定义

不孕症被描述为一种存在于两人之间的状态，此定义必须经仔细评估后明确夫妻双方的生育功能方能确定。

男性不育不能单由精子数量决定，除非精子数量和质量非常低，或者无精子（即精子数量为零），此时可以确定为不育。

无精症

指精子计数为零时可以确定为男性不育症。完全缺乏精子称为无精症，这需要进一步检查以明确其原因。

精子数量的减少（又称为少精症）被认为是一个影响生育的问题，但这需要进一步检查来明确，如下所述。

男性生殖器官

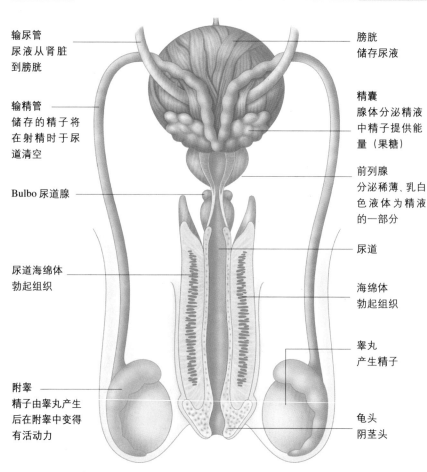

输尿管
尿液从肾脏到膀胱

输精管
储存的精子将在射精时于尿道清空

Bulbo 尿道腺

尿道海绵体
勃起组织

附睾
精子由睾丸产生后在附睾中变得有活动力

膀胱
储存尿液

精囊
腺体分泌精液中精子提供能量（果糖）

前列腺
分泌稀薄、乳白色液体为精液的一部分

尿道

海绵体
勃起组织

睾丸
产生精子

龟头
阴茎头

精液分析

大多数夫妻向专家咨询男方不育问题时，女方一般已经进行过各项检查。通常，男方会被查出精子计数低，这是指精液样本中精子数量（密度）比一般正常值低；或者精子质量，即精子活力（直线活动能力）和形态（形状）在某种程度上有缺陷。

精液样本的收集

男性必须在不同的时期采集3份样本，在样本采集之

显微镜用于精液分析。引起男性不育的主要原因是不能产生有效数量的健康精子。

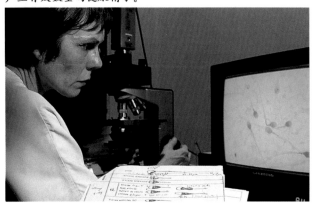

前必须禁欲，即避免任何形式的射精，通常需禁欲3天。这样可以得到一些均一的精子样本。因为当禁欲时间超过24小时，精子密度会增加。但是禁欲超过72小时，精子的质量就会下降。

当3份连续的精子样本被检查后都发现有缺陷，或者是精子密度，或者是形态，或者是活动力有问题，那么不育的问题就指向了男方。

医生会告知患者精子的数量、活动率、正常形态精子率和活力可分为1~4级。需要明确的是这里的精子数量并非绝对数量，只是给其他进一步开始检查作参考。

这些基础数据仅仅预测了如果不经治疗，将来妊娠的可能性。当一对已诊断男方不育的夫妻来到生殖中心，他们会认为生殖中心提供的受孕机会一定会大于他们自然怀孕的概率，但是通常这种观念是错误的。

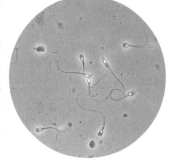

光镜下平均精子计数十分清晰，精子形态和运动能力需要检查3份精液样本而得出。

精子计数的解释

高精子计数不等同于高受孕力。其他一些因素如精子质量的检查也同样重要。

平均而言，精液中精子计数 $< 20 \times 10^6$/ml 被认为可能引起不育。然而，精子计数变异较大。例如一名男性精子计数可能 $\geq 120 \times 10^6$/ml，而精子质量却很差，如形态异常或活力低。

正常精液

在一份正常的精液标本中，正常精子形态应该 $\geq 40\%$，$\geq 30\%$ 的精子呈直线前向运动称为I级精子活力。每周或每月检查均会有变化，正常精液的细小变化是自然的。一对夫妻在听到精子计数由 5×10^6/ml 增加到 10×10^6/ml 后会感到很高兴，但实际上两者的受孕率相差无几。

低精子计数分为四级：$<5 \times 10^6$/ml，$(5\sim10) \times 10^6$/ml，$(10\sim15) \times 10^6$/ml，$(15\sim20) \times 10^6$/ml。一旦精子计数 $>20 \times 10^6$/ml，有足够好的精子形态和活力，就可以认为是一份有受孕能力的精液。

除了精子的数量，精液样本还可以根据活动力和形态分级。在不孕的阶段根据精液综合分析，可以预测妊娠的结果。检查是治疗的起点，而所有治疗效果的确定是根据不孕症的持续时间和当时精子密度来预测的。

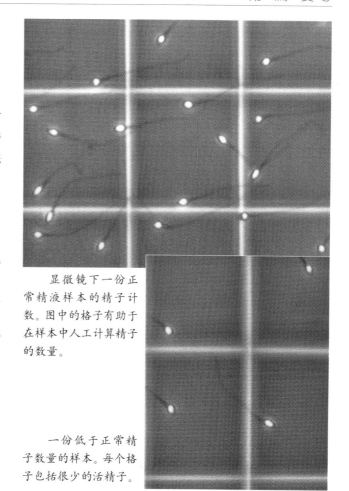

显微镜下一份正常精液样本的精子计数。图中的格子有助于在样本中人工计算精子的数量。

一份低于正常精子数量的样本。每个格子包括很少的活精子。

睾丸功能异常的标准

当精子计数下降，医生通常会检查血液中的激素水平。由脑垂体合成和分泌的促性腺激素，它促进睾丸中精子形成。

如果精子计数非常低，低于 5×10^6/ml，体内促性腺激素水平就升高，其结果提示睾丸功能开始衰退。在这种情况下，精子计数的降低是原发于睾丸功能的异常。

如果精子计数为零，而促性腺激素水平异常升高（大于正常值的4倍），则提示睾丸生成精子功能已经终止。

对一个精子计数非常低的男性进行促性腺激素水平测定，可以帮助生殖专家确定精子数量是否会进一步下降。这类患者应尽快进行治疗，也可以贮存精子为将来一旦生成精子功能完全衰竭时使用。

下图显示的是另一个不正常的精子。两条尾巴的精子会影响精子游向卵子的能力。

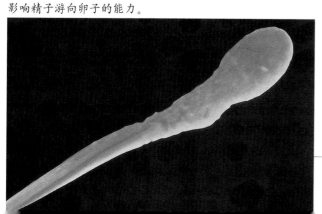

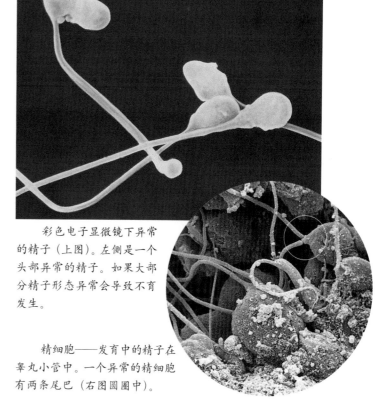

彩色电子显微镜下异常的精子（上图）。左侧是一个头部异常的精子。如果大部分精子形态异常会导致不育发生。

精细胞——发育中的精子在睾丸小管中。一个异常的精细胞有两条尾巴（右图圆圈中）。

男性不孕的治疗

精液分析仅仅是治疗男性不育的第一步。医生在建议适当的治疗措施之前会开出一系列检查以明确不孕的原因。

患者向医生咨询不孕问题时，通常会被问及是否患过泌尿生殖器官疾病。任何涉及睾丸、附睾、尿道或前列腺和精囊腺的感染都可能导致精子功能异常。这可能是感染的直接作用导致（并非一定是性生活引起），或者是感染后白细胞和机体炎症反应共同抵抗感染作用后的结果。当生殖道发生这些反应时就能影响精子功能。

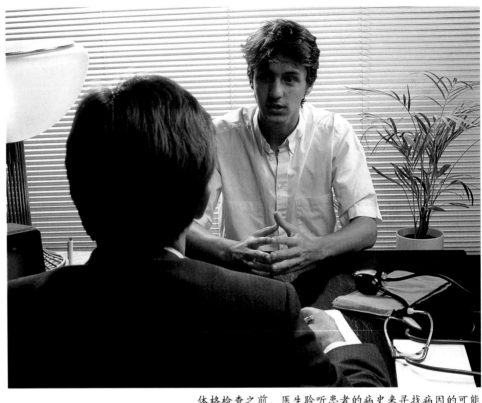

体格检查之前，医生聆听患者的病史来寻找病因的可能线索。

抗精子抗体

医生需要通过实验检查测定抗精子抗体的情况。这些抗体可以对抗位于精子表面的某些蛋白。抗精子抗体可能是先前感染的结果或者一些生殖道阻塞后的产物，这种情况很少见。

抗体也可能是以前手术或外伤反应的结果。通常认为一些有毒有害刺激可以导致精子的外漏，精子的蛋白质表面被机体免疫系统识别，抗体就自然生成了。随着时间的推移，可导致精子功能的异常从而引起不育。

体格检查

医生也会对患者进行体格检查，主要针对生殖器和前列腺。医生需要确定阴茎发育、尿道口位置和睾丸形态大小是否正常，以及附睾的位置是否在睾丸的后上方。附睾发出的输精管和输送精子到前列腺的射精管也要触摸检查。有一些男性缺乏输精管和射精管，导致睾丸产生的精子不能被射出体外。

医生还会仔细检查阴囊，确认睾丸周围是否存在静脉曲张。

阴囊中的静脉异常

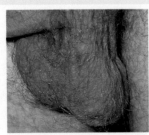

患者左侧睾丸周围的精索静脉曲张，表现为阴囊内的精索静脉的异常扭曲和扩张。

精索静脉曲张时，由于扩张的静脉包围在睾丸周围（多见于左侧）使阴囊内的温度提高了3~4℃而影响精子的产生。在男性中有15%患有精索静脉曲张，但不是所有的精索静脉曲张都会导致不育。在已明确存在异常低精子计数的不育男性中，精索静脉曲张是一个重要的病因。

精索静脉曲张治疗方法有外科手术结扎或在放射线下栓塞曲张的静脉，防止温度较高的血流围绕在睾丸周围。在这些患者中，结扎曲张的静脉可以提高精子质量，使其正常配偶的妊娠率达到30%。

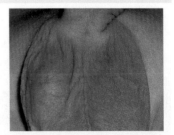

精索静脉曲张可以发生在任何年龄，图中所示的是一个4岁男孩。适当的治疗可以保证将来的生育功能不受影响。

精子质量的改善

如果不育的原因是由于精子数量或质量的低下引起，一些适当的治疗方法可以增加受孕的机会。

通过实验室和体格检查，医生可以对一个男性不育症患者进行分类。极低的精子计数和促性腺激素的升高，提示可能存在内在的睾丸功能衰竭。这时医生会建议患者进行精子冷冻或者尽早的治疗，以防止精子数量的进一步下降。这些患者精子计数通常在 5×10^6 /ml 以下。

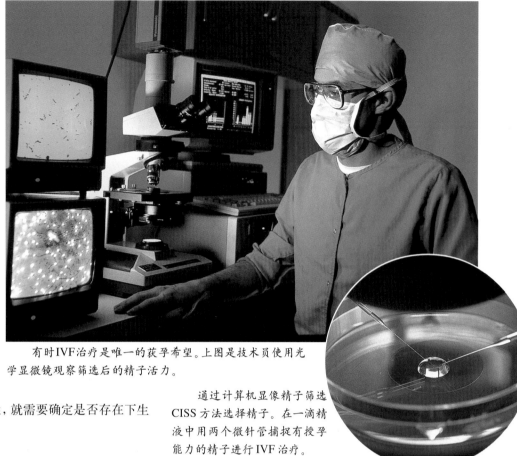

有时IVF治疗是唯一的获孕希望。上图是技术员使用光学显微镜观察筛选后的精子活力。

通过计算机显像精子筛选CISS方法选择精子。在一滴精液中用两个微针管捕捉有授孕能力的精子进行IVF治疗。

精子质量

当精子计数在 $(5 \sim 15) \times 10^6$ /ml 之间，专科医师会更关注于精液的质量，根据其他检查结果来判断精子的质量能否提高。

为了提高精子质量，首先要检测和治疗可能存在的抗精子抗体；如果为阳性，就需要确定是否存在下生殖道的感染或炎症。

炎症的治疗

治疗下生殖道的感染可以抑制白细胞产生的毒素，有利于改善精子质量。这些患者可能曾经罹患过前列腺炎、尿道炎或附睾炎。

无精症时如果促性腺激素（刺激性腺的激素）水平不高，医师就会怀疑生殖道存在堵塞。体检时可以发现进一步病因。医生会怀疑双侧输精管的缺陷，在体检时也可能发现一侧或双侧附睾的肿大。

在这种情况下，医生会建议患者进行手术探查，一方面可以明确诊断；另一方面可以通过显微外科重建术疏通阻塞部位。然而更常见的情况是精子计数低下 $(10 \sim 15) \times 10^6$ /ml，合并精子质量的下降。如果血液检查发现促性腺激素或是其他激素在正常范围，抗精子抗体阴性，没有精索静脉曲张，体格检查均正常，医生会建议患者进行辅助生育技术。

辅助生育技术

使用ICSI方法，将一个精子通过极细的针管注入卵细胞内。在这种情况下，受孕很可能获得成功。

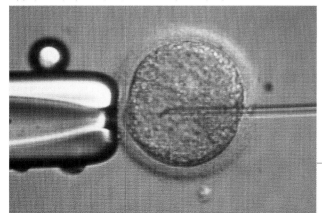

当精子计数极低时，通常建议患者在整个检查结束的时候立即进行精液冷冻贮藏。通过这种方法，当将来精子数量进一步下降时，仍能取得精子进行不育症治疗。

专科医师通常会仔细研究患者的既往病史，以决定辅助生育技术较未经治疗情况下能否为患者提供更大的受孕机会。

最常见的治疗方法是一系列的IVF技术，如卵细胞质内单精子注射ICSI：通过向卵子内直接注射单个质量好的精子来使受精的机会最大化。

男性绝育术和复通术

男性避孕最有效的方法是男性输精管结扎术，这是一种阻断精子射出的方法。一个成功的输精管结扎术可以保持终身避孕，但情况改变时可能需要进行复通术。

男性输精管结扎绝育术是一种通过手术方法，切开连接睾丸和尿道的两根输精管。这两根输精管是射精的主要通路。切断和缝扎输精管是一种简单的手术，避孕效果可达100%。对于无生育需求的夫妇来说这是一种可行的选择。

输精管结扎术

这种简单的手术通常在局麻下进行，在两侧阴囊上做一个小切口。输精管通过这个小切口被暴露在外，切取2~3厘米长的输精管。两个断端被分别结扎，通常其中一个需要结扎两道，以避免两个断端的相遇。最后，切口被可吸收线缝合于皮下组织中。

当情况改变，如一些育龄期男性希望恢复其生育功能时，可以进行输精管复通术。复通术是一项简单的手术，其效果取决于男性的年龄以及绝育术实施的时间。

手术条件

输精管复通术最好能在绝育术实行的5年内进行。通过这项简单的技术连接先前手术切断的两个输精管断端，约有60%的男性通过这种手术可以恢复生育功能。

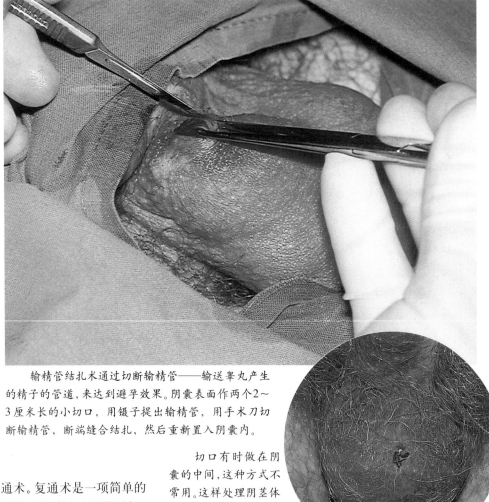

输精管结扎术通过切断输精管——输送睾丸产生的精子的管道，来达到避孕效果。阴囊表面作两个2~3厘米长的小切口，用镊子提出输精管，用手术刀切断输精管，断端缝合结扎，然后重新置入阴囊内。

切口有时做在阴囊的中间，这种方式不常用。这样处理阴茎体部可能有暂时的水肿和淤血，但是这种不适仅持续数天即可消失。

输精管复通术后不育的原因

输精管结扎后复通术失败的原因：

◆ 吻合术或称为结合术失败，可能是由于纤维组织的影响，导致输精管管腔堵塞。

◆ 另一个关键问题是患者配偶的年龄，女性配偶年龄小于30岁，输精管结扎术时间小于5年以及成功的手术会提升受孕成功率。

◆ 输精管结扎的患者经常存在抗精子抗体，抗体附着于精子的头部。手术成功，输精管复通，精子重新射出，仍不能受孕。

复通术成功率的提高取决于手术技术的应用。输精管的直径很小，手术需要在显微镜的帮助下，将两个断端精细地吻合在一起。

复通术距结扎术时间越久，成功率越低。超过10年，复通成功的概率就下降至20%以下。同样年纪越大的男性复通的成功率越低。这是因为睾丸被阻断时间太长，即使精液仍然能够产生，但睾丸的生精细胞已经萎缩，导致生精功能下降。

可选择的其他技术

患者会被告知有一些其他技术在复通术时或者复通术后进行，可以增加他们的获孕成功率。复通术前抽取睾丸周围附睾贮精管内的精子进行冷冻，这是一种"保险"的做法。如果有可以被冷冻贮存的活精子，这对夫妇可以在复通术失败后，使用这些精子进行IVF治疗。

复通术通常使用全身麻醉，在阴囊上做切口。睾丸下降入阴囊后，结扎时分离的输精管间隙被暴露出来，两个输精管断端重新连接起来。

手术是在显微镜下进行，大概需要2小时或者更长时间，当需要做精子冷冻时所需时间更长。患者清醒的快慢取决于全身麻醉的持续时间，一般需要在医院内观察一晚。

恢复

患者术后恢复时并不很痛苦，除非输精管断端距离间隔很远。在这种情况下，睾丸将重置于一个更高的新位置，这可能引起患者在术后2～3周内感到不适。医生会建议患者在家休息7～10天，以后的1个月内避免进行运动和紧张的工作。

手术后护理

射精的恢复取决于手术的成功与否，和结扎－复通术间隔的时间长短。一般在手术12周后在射精时才能出现精子，也可能在6个月甚至9个月时还不能恢复射精。一般来说，结扎－复通术间隔时间越长，年龄越大的患者，在术后一年中射精时精子的数量十分有限。如果一年后仍

输精管结扎和复通术的过程

虽然输精管结扎和复通手术很简单，但它们的手术过程不相同。结扎术相对简单，只需要在局部麻醉下进行，且几天内就可以恢复。复通术相对复杂一些，需要全身麻醉，手术后恢复的时间更长。

> 输精管结扎术

手术者通过触摸输精管的位置，来发现最接近皮肤的部分作为切口。每侧睾丸做一个大约3厘米的小切口，将输精管提出皮肤。钳夹输精管并切断，两个断端结扎，缝合关闭切口。

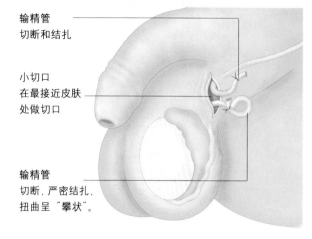

输精管切断和结扎

小切口
在最接近皮肤处做切口

输精管切断，严密结扎，扭曲呈"攀状"。

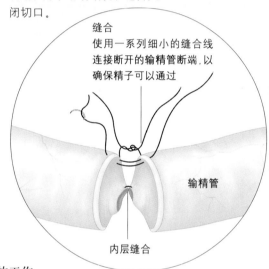

缝合
使用一系列细小的缝合线连接断开的输精管断端，以确保精子可以通过

输精管

内层缝合

< 输精管复通术

在全麻下，精囊上做切口使睾丸下降至阴囊。输精管两断端被提出，进行缝合，手术称为输精管吻合术。暂时钳位两个断端，在输精管内壁缝上一针，这有利于在输精管外层进行一系列缝合时保持两个断端连接在一起。由于睾丸被重置，患者应该在术后3周内避免射精。

然如此，医生会建议患者使用贮存的精子进行不育症治疗。

一些IVF生殖中心的妇科医生认为，从附睾或者睾丸穿刺抽吸精子比输精管复通术更简单方便。这适合于那些希望尽早解决问题，或者不愿进行手术的患者。然而，抽吸术并非总能成功，它的成功取决于实际上能获得的精子数量。

知情同意

除非不适合进行全身麻醉或者不能耐受手术的其他过程，任何已结扎的患者都可以进行复通术。不适合复通术的这些因素可能已经使得患者不能生育。

根据英国国家健康服务条例，这类手术的开展越来越困难。大多数健康领域的权威人士建议实施一个外科手术的"优先评分"计划，无论男性还是女性复通术都被认为拥有较低优先权甚至于完全没有必要进行。

虽然复通术后阴囊有些淤紫，几天后就能恢复正常。然后观察自然受孕能否成功。

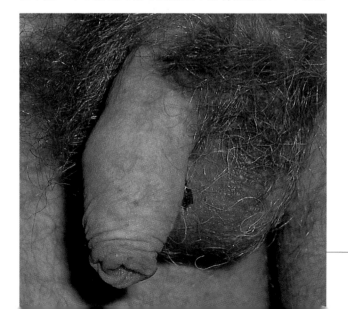

女性不孕原因

不孕症很常见，在6对夫妇中可能有1对夫妇发生这种情况。作为分析的一部分，有多种检查方法能来探求女性为何不孕的原因。

虽然妇女通常在尝试怀孕一年不成功后寻求医生的帮助，但是超过35岁的妇女应该考虑更早地寻找不孕原因。由于随着年龄的增大，卵子质量逐步下降；受孕的成功率特别是IVF的成功率，越接近40岁越低。

第一次妇女到全科医生处看不孕症时，医生会给妇女做一个简单的激素检查，而丈夫则被要求进行精液检查。妇女随后会到妇科进行进一步的检查和治疗。

卵巢功能衰竭

每个月一个健康的卵子会从卵巢中排出，这个过程称为排卵。第一阶段的一系列不孕症检查之一就是在月经来潮前7天，测定妇女排卵后卵巢内黄体产生的孕激素在血中的含量。

排卵障碍是不孕症最常见的原因之一，也是比较容易治疗的原因，其主要症状是患病妇女一个月月经周期和下个月月经周期变化超过5天以上。

多囊卵巢

许多不排卵的妇女存在多囊卵巢（PCO），这可以在盆腔超声扫描时被发现。虽然一些多囊卵巢的妇女也有规律地月经周期和排卵，但大多数的患者月经周期不规则，甚至有闭经发生。本症其他的症状包括身体和面部毛发浓密或者脱毛，体重增加。激素检查显示体内黄体生成素（LH）和雄激素睾酮的升高。

而压力、体重过重或过轻都可能导致月经失调和不排卵。

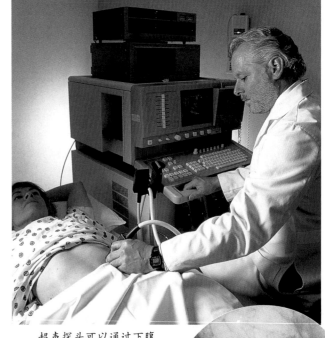

超声探头可以通过下腹部或经阴道进行检查。两种方法都可以观察到生殖器官，从而用于诊断不孕的原因。

多囊卵巢综合征（PCOS-）是一种体内激素异常，可以导致没有排卵，没有排卵不会受孕。

激素原因引起的不孕

当妇女年龄增大，她的卵巢中卵子质量和数量开始下降，这表现为FSH（卵泡刺激素）水平升高。最好在月经刚开始的几天内测定FSH的含量，这是由于月经早期FSH水平可以反映妇女的自然"生物钟"。

甚至在排卵发生时，体内高水平的FSH值表示卵巢中卵子数量和质量的下降，受孕机会降低。

卵巢早衰指女性月经在40岁之前停止，提示卵巢中储备卵子的耗竭。这些妇女只能通过IVF技术由其他妇女提供卵子来获孕。

其他导致月经稀发和不排卵的原因之一为泌乳素的异常升高，这通常是由于垂体良性肿瘤引起。泌乳素的分泌增加可以影响FSH的合成，FSH是卵巢每月制造卵子的激素信号。甲状腺功能亢进或者减退也可能影响月经周期导致不孕发生。以上两种情况都比较容易治疗，因此当妇女的月经周期变得不规则，甲状腺激素和泌乳素水平在不孕症妇女的检查中作为常规项目。

不孕症患者在进行抽血。引起不孕的激素不平衡和激素相关疾病都可能导致受孕困难，可以通过血液检查被发现。

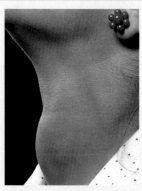

此肿块是由于甲状腺异常亢进引起，这种情况可能导致排卵功能异常。

女性不孕症的检测

有几个检查可以检测女性的不孕原因。其中一些是侵入性的手术，其他方法需要使用放射线或者超声技术。

腹腔镜手术

通过腹腔镜手术可以发现输卵管功能是否正常。这是一种很小的手术，可以在1天内完成。

手术前医生使用局部、区域或者全身麻醉的方法对患者进行麻醉，手术医生在脐孔周围做一个小切口。通过向腹膜腔（腹壁的内层）注入二氧化碳气体，内脏和腹膜之间的腔隙被"分离"，各种内脏器官被充分暴露。

一种被称为腹腔镜的内窥镜器械可以通过腹壁上的小切口进入腹腔内，医生通过腹腔镜就能直视子宫、输卵管

腹腔镜可以直接看见内生殖器官。腹腔镜需要通过腹壁的切口进入腹腔。

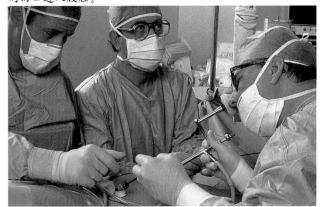

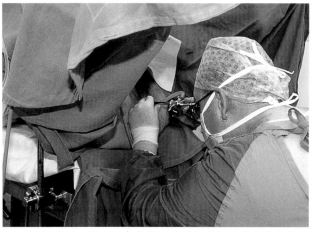

宫腔镜——另一种内窥镜，通过阴道进入子宫腔。通过这种方法可以得到准确的不孕症诊断。

和卵巢。用子宫套管从宫颈向宫腔内注射染色剂到输卵管，检查这些器官是否通畅。

手术者通过腹腔镜可以检查出生殖器官的发育异常或者其他问题，有的时候可以立即进行治疗，也可以通过活检（组织检查）进一步了解问题所在。通过这种检查方法，可以决定下一步应该进行手术还是使用其他的治疗方法。

宫腔镜

宫腔镜是一种类似于腹腔镜的检查方法，但是无需手术切口，可以在门诊进行，但仍需使用麻醉。这种技术正越来越多的应用于不孕症患者。宫腔镜也是内窥镜的一种，它通过宫颈进入子宫腔内，了解子宫腔的形态结构是否存在异常。这种方法在诊断宫腔粘连（如瘢痕组织造成的粘连）时较其他检查手段更准确。

其他检查不孕的方法

子宫输卵管造影术

除了腹腔镜检查外还有另一种选择：子宫输卵管造影术（HSG）。通过这种方法可以获得子宫和输卵管的影像学图像。这是一种放射影像学技术，通过造影剂注入宫腔来显示生殖器官。仔细检查后可以发现已经存在的输卵管阻塞，这是引起女性不孕的潜在原因之一。

由于X射线可能影响胚胎的发育，检查必须在女性月经周期的前期进行（通常月经周期的前10天内），这时怀孕的可能性最小。当造影剂通过输卵管，阻塞的部位就能被发现，大约75%的输卵管阻塞可以被检查出来。

造影剂在女性生殖器中通过时可以"冲刷"子宫和输卵管，有时能帮助疏通输卵管而受孕。这种方法的缺点有盆腔疼痛不适、造影剂过敏和放射线照射造成的损害。

超声下子宫输卵管造影

另一种相关的不孕症检查方法是超声下子宫输卵管造影术（HyCoSy）。这是一种将造影剂注入宫颈后使内生殖器显像的方法。使用经阴道超声（TVS）探头在阴道内进行超声检查时，超声造影显示内生殖器官的详细情况，患者几乎没有不适感并且不良反应很小。

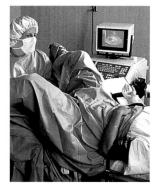

经阴道超声比腹部超声频率要高。这使得它能更清晰地显示盆腔解剖结构。

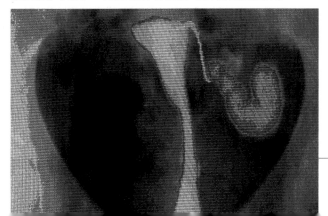

伪彩色图像子宫输卵管显像，蓝色的造影剂不能进入右侧（图片的左侧）输卵管，提示存在阻塞。

体外受精技术

在所有可以帮助不孕夫妇受孕的治疗方法中，IVF技术最出名。在短短20年中，这种人工助孕技术改变了许多人的生活。

体外受精（缩写IVF，照字面上的意思为"试管内"受精），这是由妇科学家Patrick Steptoe和科学家Robert Edwards用灵感想出的好主意，并用精湛技术发明的。Patrick Steptoe是腹部手术使用腹腔镜直视盆腔内脏器手术的开创者。这种技术使得医生能通过微小创伤手术直视卵巢来收集卵子。

Robert Edwards是著名的生殖生理学家，在人体试验前他使用小鼠进行了多年的体外受精研究。

1978年他们在兰开复郡的欧汉姆第一次应用IVF技术成功地使得Louise Brown获得生命。这预告了现代医学最伟大的成果之一：试管婴儿的可能性。

经典的IVF操作照片：一名技术员手拿一根试管。然而事实上IVF技术很复杂，它包含先进的生物学、医学和科学技术。

输卵管堵塞

最初IVF应用于输卵管堵塞导致精子和卵子不能相遇的不孕症妇女。IVF技术绕过阻塞问题，在体内取得卵子体外受精后，再将受精的胚胎放入子宫内。此后不久IVF技术被推广应用于任何原因的不孕症患者，然而直到最近，在治疗严重男性不育的患者中IVF技术仍未获成功。

虽然距第一次体外受精成功已有20多年，但目前能明显提高IVF成功率的方法并没有很大进步。这些年来，临床工作中有许多细微技术改进使得治疗更简化而有效。仅需在门诊就能进行治疗而无需住院；使用无创的超声技术而不是需要全身麻醉的有创技术，这些技术的改进使得今天的不孕症夫妇更愿意接受IVF治疗。

男性和女性原核（图中央两个圆形的核）在IVF技术下相遇。在培养基中发生受精，产生的胚胎将被植入子宫内。

X线造影显示妇女的子宫（呈三角型）和输卵管。这名妇女左侧输卵管（图像的右侧）被堵塞，显示由亮蓝色变为暗蓝色。

治疗结局

为了确定是否怀孕，女性在胚胎移入子宫2周后可以进行尿液检查。再过3周医生通过超声检查可以看到胚胎心脏搏动。一旦妊娠成功，机体的变化和自然妊娠过程一样，发生异常胎儿的概率也一样。

胚胎成功植入的概率取决于许多因素，例如妇女的年龄（大于37岁成功率直线下降）和以往是否有足月的IVF妊娠史。如果有，该妇女第二次成功的机会将增加1倍。在英国，一个IVF周期妊娠成功率约为15%。

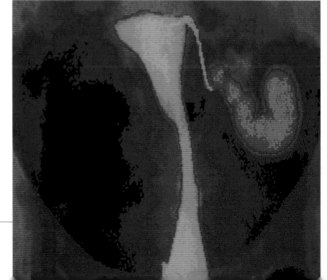

IVF 中的突破性发现

自从1978年第一个试管婴儿Louise Brown出世以来，医学科学上在体外受精的过程中出现了许多突破性的发明。

冷冻贮存

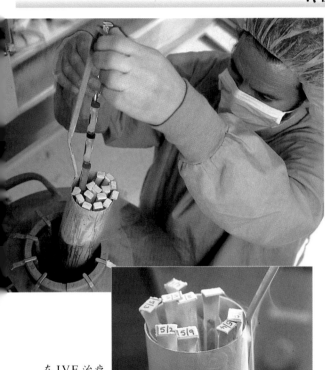

在IVF治疗的不同阶段，胚胎都可以被冰冻贮存，收集到的精子也可以被快速冰冻和贮藏直到它们被再次使用，胚胎也是这样。

通常培植出的多个胚胎中最多移植其中3个到子宫腔内。如果多余的胚胎质量良好，可以将它们冷冻贮存起来（在液氮内冷冻），用于以后的治疗周期。这样卵巢刺激，取卵，IVF治疗的一个周期的成功率有了提高，因为夫妇获得了多次植入的机会。

一些IVF中心报道使用冷冻胚胎的成功率和新鲜胚胎一样，但是另一些研究发现使用冷冻胚胎妊娠成功率会下降大约一半。

贮存胚胎的毛细试管被放入液氮罐中。这种冷冻贮存使得一个周期内多余的"质量好的"胚胎可以被用于以后的周期。不需要收集更多新的卵子和精子使它们受精。

经阴道超声

当卵巢收到刺激时可产生成熟的卵子，这些卵子需要经过仔细检查。目前多使用经阴道探头而不是腹部探头的超声来监测卵巢对药物刺激的反应，还可以更简单精确地收集卵子。经阴道超声（超声的一种）不需要膀胱的充盈，因此患者不会有太多的不适感，在临床工作中更有效率。

LHRH 类似药物

另一个重要进步是黄体生成素释放激素(LHRH)类似剂的发明，这些药物能人工的抑制垂体功能，通过控制黄体生成素(LH)来促发妇女的排卵出现。

在LHRH类似剂的发明之前，IVF治疗只能根据妇女的自然周期进行，不能够预测LH峰的准确时间。妇女必须每天进行血液激素测定，甚至每4个小时检测一次LH峰是否到来，这使得她们必须住院。由于意外排卵发生，20%的周期必须被放弃。

使用LHRH类似剂有利于患者和医生提前制定治疗方案，到医院就诊的次数更为合理。由于越来越少的治疗周期被放弃，IVF的成功率目前有所提高。

卵细胞质内单精子注射(ICSI)

目前最先进的IVF技术是卵细胞质内单精子注射ICSI。通过这种技术可以在卵细胞质内注射单个精子使其受精发生，这种技术从1992年开始成功开展。

在ICSI技术出现以前，如果男性产生的精子不能受精，即使把这些精子在体外放到卵子的边上，也不能受精。还有一些男性患有无精症(没有精子射出)，无法体外受精。这些患者被告知他们没有能力产生孩子，这使他们不得不接受没有孩子的事实，或者使用供精者的精子成为父亲。

现在无论是通过射精、附睾或细精管穿刺术，只要能够获得一个精子，通过ICSI技术都可能受精成功。注射后受精率，移植胚胎后妊娠率和普通的IVF技术一样。

内含一个精子的细针头穿入卵子。通过这种方法，受精的成功率会得到极大提高。

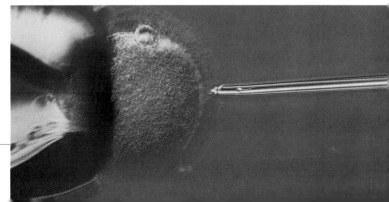

IVF 治疗

IVF治疗周期需要很多的努力，不仅有夫妻双方的，还有参与不孕症诊疗的医务人员。辅助生育的过程很复杂，而且不能保证一定成功。

虽然每一个IVF临床中心在治疗细节上有所不同，大体的技术原则是一致的。对所有患者夫妇的治疗都可以分为相同的几个阶段。

唯一例外的是治疗的男性不育由精子质量和数量异常导致，使用卵细胞质内单精子穿刺（ICSI）技术。在ICSI治疗中，体外治疗过程不同，但这不影响患者的自我安排。

促排卵

刺激卵巢的目的在于从卵巢上收集足够数量的卵子，最大可能地制造胚胎，从中选择1～3个植入子宫，另一些则进行冷冻贮存。

目前IVF治疗中使用一种药物类似剂（和天然激素结构类似的药物），这种类似于黄体生成素释放激素（LHRH）的药物能使卵巢处于一种原始状态，这就称为"降调节"或者垂体抑制。随后使用卵泡刺激素（FSH）刺激卵巢产生卵子。药物的剂量必须按照各项标准仔细计算，比如妇女的年龄，FSH基础数值（患者自身的FSH水平）等。

年纪大的妇女和本身FSH水平较高的妇女需要接受较高剂量的FSH，这是由于她们可能有较低的卵子贮备。然而太大剂量的FSH可能导致卵巢过度刺激，引起严重的并发症——卵巢过度刺激综合征（OHSS，见下述）。

监测

卵子的发育需要在阴道超声下进行监测。通常妇女在FSH刺激下8～10天后可以看到卵泡的数量和大小，卵泡的大小可以被测量出来。

如果这时OHSS发生而且情况严重或者预计到可能会发生严重的OHSS，这个治疗周期将被迫放弃，不能继续注射FSH。绝大多数的患者能继续接受治疗，但需要进一步密切监测。在不同的IVF中心，监测的次数与频率有所

体外受精的四个阶段

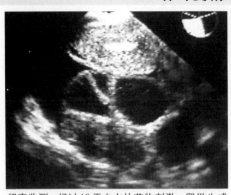

超声监测：经过10天左右的药物刺激，卵巢生成的卵泡可以在超声下显示，反映患者机体对药物的反应。卵泡可以在显示器上显示出来，每个卵泡包含一个卵细胞。

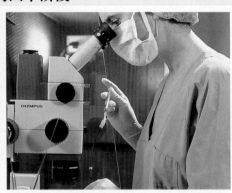

吸取胚胎：IVF治疗后，技术人员在显微镜下用注射器将多个胚胎吸出。1～3个胚胎会被妇科医生植入子宫内。

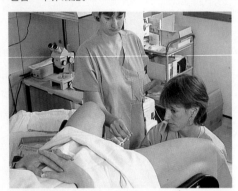

胚胎移植：一旦胚胎成功培育出来，最多3个胚胎将被植入子宫以增加着床的可能性。为了胚胎移植，妇科医生使用扩阴器打开阴道。

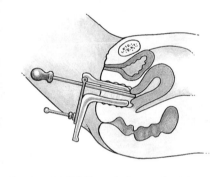

植入技术：受精后的胚胎通过一个针管被放入子宫腔内。胚胎随后进入子宫内膜，和自然受孕过程一样植入子宫内膜。

不同。

当卵泡发育到适当的大小，理想大小是直径在17毫米左右（0.65英寸），不同的医院数据不同，就可以进行取卵。有一些IVF中心会使用更多的检查如监测血液中雌二醇水平等，这可以预测OHSS的风险（虽然未被证实），以及发育中卵子的质量。

一旦取卵的时间被确定，就需要停止注射FSH，而在取卵手术前34～36小时注射绒毛膜促性腺激素（HCG）。这种最后注射激素可以促发排卵，它可以模拟正常月经周期中排卵前黄体生成素（LH）分泌顶峰。

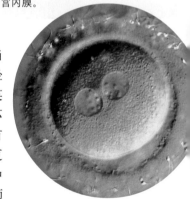

一旦一份准备好的精液样本加入卵子中，受精过程就发生了。当出现2个原核时说明受精成功。

卵子收集

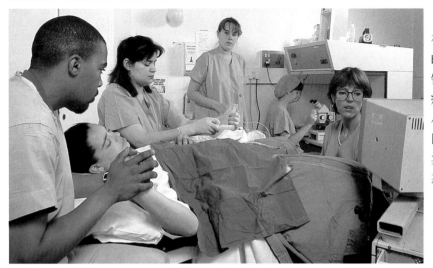

在卵子收集时，用一个中空的针头在超声引导下从卵巢里抽吸包含了卵子的卵泡液。虽然收集卵子的过程可以在镇静和局部麻醉下进行，但在一些IVF治疗中心中使用全身麻醉。虽然这些卵子小到肉眼看不见(直径0.1毫米)，细胞周围组织可以相对容易看见。这些卵子收集完被立即送入实验室，放在含有培养基的培养皿中，准备受精。

在经阴道超声监护下，手术者从妇女的卵巢中收集卵子。在超声的监护下(右侧)医生使用一个中空的针头经阴道穿入卵巢内。

受 精

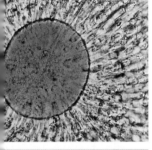

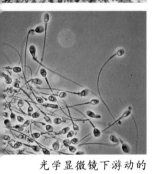

光学显微镜下游动的精子。精子包含一个头部和一个尾部。尾部使得精子可以游到卵子，而头部包含了男性的遗传物质。

彩色光学显微镜下，一个成熟的卵子(粉色)。在卵细胞的周围是一圈保护带——透明带。在透明带的外周是由细胞组成的营养卵细胞的放射冠（黄色）。

受精的步骤其实很简单，通过在已放置卵子的培养皿中放入一份少量精液，精液通常已经经过洗涤去掉精浆和异常精子残骸，并浓缩有活力的精子制备而成。

受精成功与否大约在18个小时后能检测出来，细胞质内出现两个原核提示受精成功。在这个细胞原核阶段，所有的受精卵都很相似。正常的精子大约可以使60%的卵子受孕，尽管所有卵子被放置在相同激素环境下，剩余的卵子也不能正常受精发育。

受精卵的发育

在自然受孕的情况下，受精发生在性生活48小时内的输卵管内。受精卵会自己游向子宫去着床，在这个过程中受精卵不断发育。从受精开始到2细胞阶段需要30个小时左右。

在IVF治疗时，受精卵在培养基中孵化，由于这些培养基复制了输卵管内的环境，使其与自然环境下发育过程相同。第一次分裂形成了两个细胞或者称为卵裂球，每个细胞可以继续分裂形成胚胎。

这是一个4细胞阶段胚胎，大约经过2天时间，这个在培养皿中生长的人类胚胎已准备好被植入子宫内。

胚胎植入子宫

通常在卵子收集两天后准备进行植入，这时受精卵达到2～4细胞阶段；然而在正常情况下母体受精后5天，受精卵才会到达子宫（自然受孕情况下）。

虽然植入可以在受精后第一天（原核期）到第五天（囊胚期）中的任何一天进行，但是在第二天植入是最常见的。人类受精卵的培养条件尚不理想，因此建议尽可能早的将它们植入母体。

受精后的第二天，受精卵的形态可以提示它们的潜在活力。15%～20%体外培育的人类受精卵可以继续发育。

受精卵的活力必须十分仔细地得到评估，随着胚胎继续分裂和繁殖，通过细胞形态、大小、细胞分裂程度来评价。

植入过程是一个非常简单的过程，妇女不需要任何镇静和麻醉药物。一个极细的导管通过子宫颈外口进入宫腔，包含了最多3个胚胎的少量培养液被注入子宫腔内。这个过程使得受精卵和自然情况下的受精卵一样被植入在子宫内膜上。

激素治疗有利于植入过程。各种相关因素使得大多数的夫妇在一个治疗周期内有1/6的机会获得受孕。

捐献精子

精子捐助主要被用于治疗由于男方的精子质量低下而导致不孕的夫妇。捐助者的筛选和咨询在评估过程中十分重要。

大多数的夫妇理所当然地认为自己是有生育能力的，他们的配子（精子和卵子）是相匹配的。

人工授精

然而在一些夫妇中，男方的精液中没有精子（无精症）。更有甚者，在附睾和睾丸穿刺时也不能发现任何有活力的精子。在这种情况下，其配偶受孕的机会只能是使用匿名捐精者的精液进行人工授精。

另一种情况是当男性家族中有一些特殊的遗传性疾病（比如亨廷顿病，是一种以成年后四肢活动异常及痴呆为表现的疾病），夫妻不愿意承担子代患病的风险时可以进行捐精后受孕。

捐精者

愿意提供精子的男性必须是健康、合适和有良好生育能力的。大多数的捐精者年龄介于 20～40 岁。

愿意捐精的男性需要首先提供一份精液样本用于分析。只有质量合格的精液才会被接受：精子计数大于 6×10^7/ml，精子活力达到 70%～80%。

所有的捐精样本在使用前必须被冷冻贮存一段时间，因此精液样本必须多次检测以确保在冷冻和解冻时仍有活力。

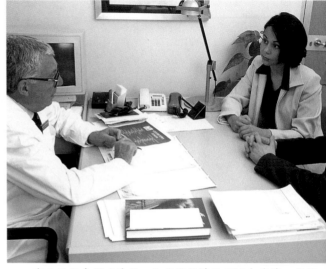

有几种因素影响受孕，如果男性精子不适合受精，应用捐献精子人工授精是一种达到受孕的方法。

冷冻过程

在精液中加入冷冻保护剂，将其缓慢冷冻至 -80℃，然后放入液氮中（-196℃）长期贮存。精液样本在冷冻后第二天被解冻取出检测其存活率。只有解冻后至少存在 5×10^6 到 10×10^6 活精子的精液才能够用于人工授精。

冷冻后精子的质量低下是捐精者被拒绝的最常见原因。

捐献精子的筛选

在这些精子被用于人工授精前，捐精者的精子至少要冷冻一年以上。

这使得医生有足够的时间来监测捐精者是否存在一些感染性疾病（比如肝炎，HIV，衣原体，梅毒和生殖器尖锐湿疣），这些疾病可能会传染给最终的受精者。

STD 检查

所有的捐精者在捐助过程的开始阶段就接受性传播疾病（STDs）的检查，所有捐助的精液样本被隔离冷冻和保存。当最后一份精液样本经检疫后的 3 个月，捐助者需要再次接受检查；只有当他通过所有的检查并证实是无感染者，他的精液样本才能被使用。

疾病史

作为评估的一部分，需要调查捐精者和他直系亲属的疾病史。这是为了检查是否存在明显的可能通过遗传物质传给下一代医学疾病。由于这个原因，被领养者由于不知道亲生父母的遗传疾病史而不能作为捐精者被录用。

基于以上原因，需要捐精者提供血液样本进行遗传测试（例如，囊性纤维病），同时需要检查他的染色体核型（染色体数目）和血型。

捐精者的精液在使用前必须冷冻贮存 12 个月以上。这使得医生有足够的时间来监测捐精者是否存在一些感染性疾病和性传播疾病。

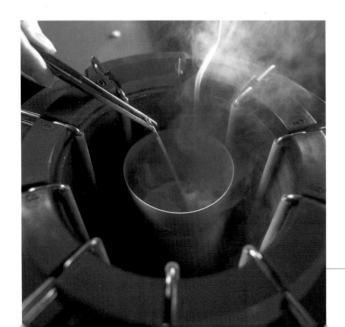

人工授精

监测妇女的月经周期来决定人工授精最适宜的时间。通过一根导管将捐精者的精液注入妇女的宫颈内。

经过充分的咨询后,受者夫妇需要签署一份知情同意书表示愿意接受捐精者的精子。

然后医生会进行体格检查来确认受精妇女身体健康,并且至少有一侧输卵管是通畅的。在一些病例中,妇女需要接受促排卵药物来确保排卵。

排卵监测

从月经的第 11 天开始,每天进行阴道超声检查监测卵子的发育情况,决定人工授精的理想时机:即卵子从卵泡中排出的时候。

精液的提供者最好能与丈夫的外貌特征相似,例如,身高,体型,头发和眼睛颜色;并通过显微镜来检查确保

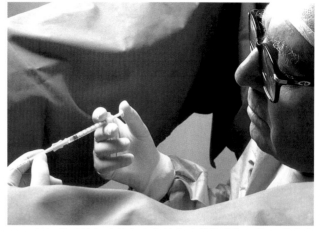

仔细监测排卵时间来决定排卵的最佳时机。精子通过导管被注入妇女的宫颈内。

精子有活力。

捐精者的精子通过导管被注入妇女的宫颈内。术后受者妇女需要平躺十分钟,之后就顺其自然,鼓励其丈夫在整个过程中陪伴左右,使其感同身受。

成功率

人工授精后,这对夫妇需要等待2周时间才能知道是否成功受孕,这是一个令人紧张的等待过程。

结果

经统计,其成功率略小于正常受孕率:一个 25 岁的妇女,在一个月经周期内妊娠成功率约为10%,因此治疗可能需要进行多次。如果女性年轻且没有生殖道疾病,成功率会明显升高。

妊娠试验是使用经典的方法检测尿液来确定是否怀孕。这是通过检查怀孕时的一种特殊的激素 HCG 的水平来确定妊娠。

妊娠

一旦妇女受孕,怀孕过程和自然妊娠过程没有区别,自然流产和出生缺陷的发生概率也相同。

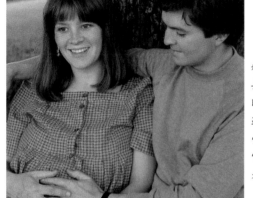

人工授精后夫妇需要等待 2 周时间才能知道是否成功受孕。通过常用的方法来确定妊娠。

咨询

专业的咨询在对捐献者评估过程中及其重要。必须确定捐精者完全明白捐助的过程、精子样本的使用情况和他的捐助可能使得受精者获得子代的后果。

匿名捐精者

在许多国家,法律保护捐精者的身份。但是在另一些国家,受精者夫妇和(或)受孕成功后的子代可以被允许接触捐精者。更甚者,不孕症夫妇通常被鼓励去寻找他们认识的人作为捐精者。

受精者

接受精子捐助的夫妻在人工授精开始前也必须接受咨询。及其重要的是,丈夫必须接受自己的不孕的事实。并且鼓励他认同孩子的确不是他生物学意义上的孩子。若缺乏专业的咨询,丈夫可能对孩子甚至妻子产生不满情绪。

夫妻双方在情感上应该积极地准备人工授精,同时也要做好失败的准备。

法律条款

由于涉及复杂的伦理学问题,在许多国家精子捐献在法律上有许多规定。

安全保证

通过法律可以保证:

◆ 保护供精者和受精者的身份。

◆ 严格规定供精者的精子用于治疗的次数。这是为了减少同一个精子提供者在不同家庭出生的子代以后相遇并繁殖后代的概率。

在不同国家中,付给捐精者的报酬不同。

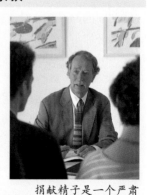

捐献精子是一个严肃的法律过程。法律条款保证捐精者和受精者的匿名身份。

捐献卵子

一些夫妇由于女方卵巢不能产生健康的卵细胞而无法生育。使用捐助者的卵子进行体外受精可以使这些夫妇得到孩子。

一些妇女由于自己不能制造卵子而不能怀孕。这可能是由于卵巢的发育异常、卵巢功能早衰或者由于手术、化学药物等导致无法生育。

遗传因素

一些有生育能力的妇女由于本身携带遗传疾病不得不选择使用供卵者的卵子，比如血友病可能会遗传给下一代。与其使孩子遭受疾病的痛苦而早亡，不如使用捐助者的卵子来获得一个健康的孩子。

捐助赠卵者

供卵者应该是健康的，最好是有自己的家庭和孩子。她们的医学健康评估和捐精者的程序相似。医生会仔细寻找任何能传给受助者或子代的遗传性疾病和其他疾病的可能。

医学指导咨询

捐卵者会受到医学指导，使她们完全明了卵子捐助的过程和对她及其家庭的可能影响。

卵子的捐助过程比捐精过程更复杂和昂贵。这是由于卵子的收集过程更复杂，而且捐卵者需要接受激素类药物促排卵。

供卵准备

由于绝大多数的妇女每月只排出一个卵子，捐卵者需要接受刺激卵巢功能的药物，来提供更多的卵子使捐卵获得成功；受卵者如果只接受一个卵子，它的成功率将非常小。

促排卵

供卵者通过接受激素类药物使卵巢受到刺激制造更多的卵子。每天药物可以通过鼻腔喷雾或注射给予。用药分为两个阶段，其作用不同：

◆ 抑制正常的月经周期
◆ 刺激卵巢大量排卵（一次排数个卵子）

在刺激的过程中，通过超声严密监测卵巢，一旦发现有足量的卵子发育，立即给予最后一组药物完成卵子成熟过程。

这些最后注射的药物必须小心地按时给予，一般在卵子收集前的34～38小时注射，这时这些卵子已经成熟，但还未离开卵巢。

不良反应

不幸的是通常这些药物会产生一些令人不快的不适反应，包括潮热、头痛、情绪波动和沮丧感，还有卵巢周围有触痛感。这些症状通常在第二阶段药物的使用后消失。

卵子的保存

不同于精子，捐助的卵子不能被冷冻，即使冷冻后也不能成功地解冻而用于以后的治疗。

但是这些卵子可以先受精，再冷冻受精卵用于将来移植入受者体内。

同步性

还有一种办法，供卵者的卵巢周期和受卵者的月经周期在治疗的 1 个月前调整到同步，这样受精卵可以被及时植入受者体内。

在移植前，技术员取出冷冻的胚胎。受精卵被贮存于 -196℃ 液氮中。

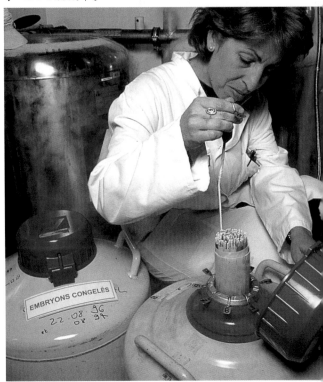

取卵与孵化

不同于捐精的简单方便，供卵者的卵子提取过程很复杂。供卵者已经使用了促排卵药物，然后在局部麻醉下，通过宫颈取得成熟卵子。卵子随后被受精植入受者体内。

卵子不同于精子，不能轻易从供者体内获得。卵子的获得过程和进行体外受精（IVF）的女性相同。

取卵

取卵过程指从卵巢的卵泡内吸出卵子。先在阴道内放置一个超声探头。在超声的指引下，将一根细导管顺着探头刺入卵巢，负压吸引卵子。

获得的卵子和受者丈夫的精子一起孵化(如果丈夫不孕的话，使用供者精子)。孵化需要持续几天时间。

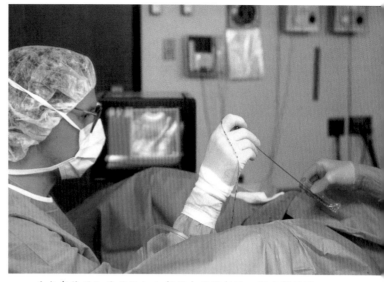

手术者使用细导管从妇女卵巢中获得卵子，超声帮助指引导管穿过阴道壁进入卵巢。

胚胎移植过程

胚胎学家每天检查这些卵子，看看它们是否成功受精，发育成胚胎。

胚胎移植

通常在受精后两天移植胚胎。移植前，在显微镜下仔细检查确保胚胎健康。

胚胎的移植过程相当简单，不需要任何镇静药物。使用细的导管从宫颈口进入宫腔，最多放置3枚胚胎。妊娠的成功率为1/5。

胚胎冷冻

未被使用的胚胎需要被冷冻以用于首次失败后再次治疗。这些胚胎也可以捐助给其他渴望生育的不孕症夫妇。

胚胎通常在8细胞阶段（3次分裂后）被冷冻。有需要时，可将其解冻移植入受者体内。

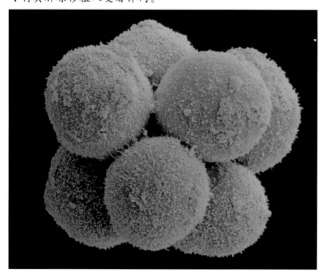

受者准备

使用雌孕激素调节受者子宫内膜，使受精卵容易植入。定期检查受者的血液中激素水平，并在超声下监测子宫内膜的情况。内膜应该富含血液，而且子宫内膜的厚度必须适合胚胎的植入。

最理想的是，受者的排卵周期和供者的排卵周期一致。受精卵可以立即植入而不需要冷冻。

受者必须做好失败的准备，可能需要多次的治疗周期才能获得受孕成功。

人工授精前，医生仔细检查受者身体情况。血液中的激素水平和子宫内膜厚度需要仔细监测。

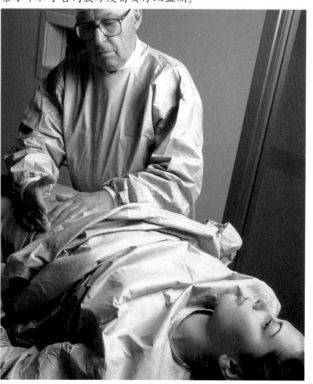

捐献胚胎

夫妻双方不能提供健康的精子或卵子导致不能自然受孕时，可以选择使用捐献的胚胎。这使得他们有机会获得妊娠和抚育子代的人生经历。

在一些罕见的情况下，一对夫妻同时需要他人的精子和卵子才能组成完整的家庭。这可能是由于男方不能制造精子（无精症）和女方卵巢功能衰竭或者卵巢早衰引起。

选择之一是同时接受他人捐助的精子和卵子；另一种选择是接受捐助的胚胎进行人工受孕。

由 IVF 而来的胚胎

当接受IVF治疗时，有一些夫妇为确保植入成功而获得很多胚胎，在治疗时不能全部用于植入。

为了减少多胎妊娠的可能，医师通常在一个周期内仅移植 2~3 个胚胎。

在一些 IVF 中心，一些夫妇可以冷冻他们多余的胚胎，这些冷冻胚胎可以用于IVF失败后的继续治疗；或者用于今后再次希望生育时使用。

然而，有一些夫妇可能不愿使用冷冻胚胎，并愿意捐献给其他夫妇。

虽然通过捐胚移植成功的孩子和他们的父母不存在遗传学关系，许多夫妇仍愿意通过怀孕和生育而不是通过领养来获得孩子。

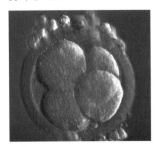

在 IVF 治疗中只能使用有限数量的胚胎。夫妇可以选择捐出多余的胚胎给其他愿意得到这种帮助的不孕症夫妇。

医学咨询

接受胚胎捐助的夫妇需要经过严格的咨询，明确他们确实了解了胚胎捐助的过程和将要所面对的许多问题。

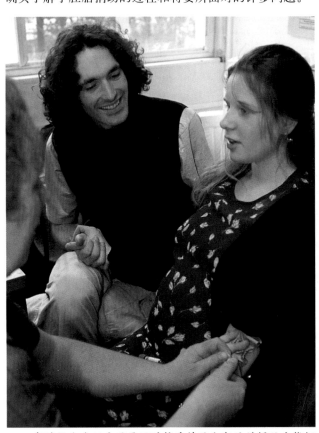

有时候夫妻双方需要同时接受精子和卵子的捐助才能怀孕。而胚胎捐助是这些夫妇的另一种选择。

胚胎贮存

使用后多余的胚胎最长可以冻存10年，在这期间胚胎不会发生变化。10年以后胚胎被丢弃。

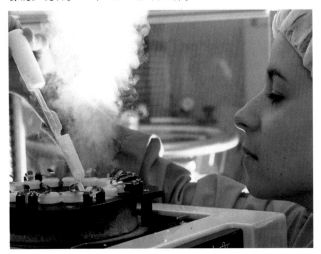

当一对夫妇接受IVF治疗时，胚胎按常规贮存起来。胚胎可以贮存达 5 年，5 年后夫妇可以选择贮存更久时间还是把它们丢弃。

贮存期限

英国管理机构人类受精和胚胎管理局（HFEA）声明胚胎最多可以贮存10年。没有证据表明在10年内冷冻对胚胎有害处。

捐助者配对

捐助者的体格特征（如身高、体型、眼睛和头发的颜色）登记在 HFEA，使配对时尽可能和接受捐助的夫妇相匹配。

捐出胚胎的女性通常在胚胎冷冻时应该小于 35 岁。

胚胎移植

最多可以移植3个胚胎到受者子宫内。每一个胚胎移入后，受孕成功率约为 10%。

如果接受者没有规律的月经周期(在卵巢功能衰竭时常见)，这个妇女会得到激素替代治疗 (HRT)，使其身体为妊娠做好准备。这种治疗常常开始于 IVF 前的数月。

受者的子宫内膜质量由超声严密监测，以期获得移植的最佳时机。

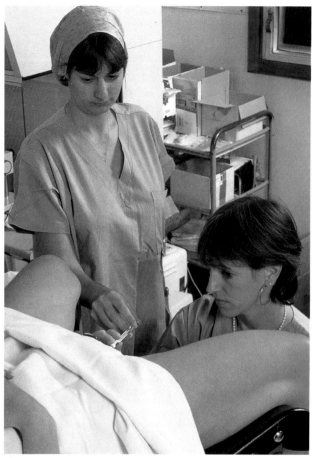

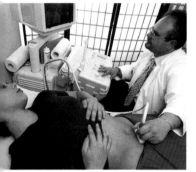

超声监测受者的子宫内膜质量。这可以帮助决定放置胚胎的最佳时间。

移植

如果子宫内膜到达正常水平，2～3 个胚胎移植入受者妇女子宫内。胚胎通过细导管无痛苦地由子宫颈进入宫腔。

成功率

就像其他试图怀孕的妇女，受者必须等待，直到月经未按时来潮，妊娠试验出现阳性结果。

其后的妊娠过程就和自然妊娠时一样。

每个胚胎的胚胎移植的成功率约为 10%。

导管被用于输送胚胎进入受者子宫内。最多3枚胚胎可以移入子宫以获得最大的成功机会。

捐献者医学咨询

不同于卵子和精子的捐助，捐出胚胎的夫妇已经完成了自己的不孕症治疗过程。因此他们已经接受了不孕症治疗的相关咨询，并且被告知多余的胚胎可以捐助给其他不孕症夫妇。

但是当一对夫妇同意捐出他们的胚胎时，距离他们的 IVF 治疗可能已经过去很多年。因此他们通常需要接受再次咨询来讨论他们的决定。

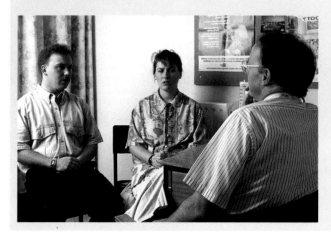

个人的决定

是否捐出贮存的胚胎完全取决于个人的决定。事实上，有很多胚胎捐助给了医学研究；当夫妇不同意捐赠时，胚胎可以被简单地破坏掉。

一些国家对胚胎捐助和胚胎用于医学研究有严格的法律规定；而在很多国家中这两种情况都被禁止。

医学研究

在允许使用胚胎用于医学研究的国家中，科学家使用捐助的胚胎时仍有很严格的规定和限制。

目前法律规定胚胎的贮存不能超过 10 年。

法律上的考虑

咨询师会仔细解释法律上关于胚胎捐献的相关规定，并且要确定捐赠夫妇对他们的遗传学子代在其他家庭成长的感受。

此外，还要和这对夫妇讨论当他们自己的孩子长大后，如果他们决定告诉其捐助的事情，孩子们在得知有其他同胞存在时的可能感受。

胚胎捐助者已进行了生育咨询。当他们愿意捐出胚胎时，则需要更进一步的咨询。

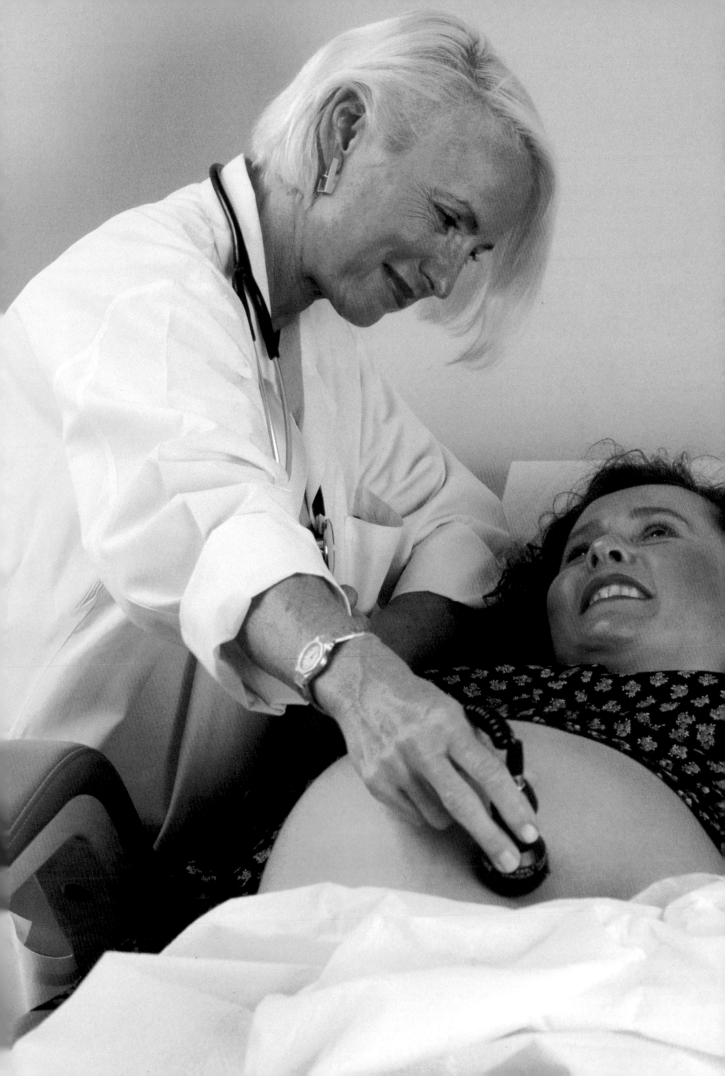

第二篇

妊娠

　　妊娠是人生一个重大的转变时刻——在孩子出生之前必须在许多方面做出调整，包括：生理、情感和社会适应各个方面。

　　首先一对夫妇必须意识到自己将为人父母，然后共同面对妊娠这个现实，妊娠阶段为了养育腹中发育的胎儿女性的身体会发生变化。

　　女性在妊娠时情绪可能非常高涨，往往是积极的，但同时也会感到焦虑，甚至悲伤和恐惧，这些也是正常的反应，例如，对体形发胖或者失去独立感到焦虑。

　　图左：妊娠最后几周的定期检查非常必要，可避免并发症产生的危险。医务人员会检查胎儿的心脏搏动。

妊娠的不同阶段

妊娠时女性身体所发生的变化是从一些微小的生理变化开始的，事实上许多妇女在受孕后不久就已经本能地意识到自己怀孕了。最终，这些变化是巨大的。为了适应妊娠这个特殊时期，身体许多器官和系统，包括盆腔器官和乳房，心脏和血管（心血管系统），免疫系统，内分泌系统都产生明显变化。这些变化分为三个不同的阶段，每阶段长约3个月时间，直至38～42周分娩开始。

最初 12 孕周

早孕期是到妊娠12孕周，此时会出现许多人们熟悉的妊娠初期特有的反应，包括疲倦、晨吐、疼痛感和口味的改变。此时胎儿相对较小，发育不完全，直到妊娠中期（中间3个月），但是胎儿在这一阶段快速发育，生长迅速。大部分流产发生在最初3个月里，因此很多妇女一般要等到这3个月结束，才会公布自己已经怀孕了。妊娠初期，有些妇女可能会感到身体不适，甚至不会对自己将为人母感到兴奋，这个阶段准父母们似乎并不十分期待这个家庭新成员的到来。

为了更好地适应怀孕，许多妇女选择更为健康的生活方式，改掉以往不良的生活习惯，比如戒烟、减少酒精和咖啡因的摄入，一开始确实让人觉得有约束性。

为宝宝做准备

妊娠中期，往往是孕期最稳定的一个阶段。妊娠初期的一些强烈不适感已经消失，同时会出现另外一些生理上的变化，这些变化通常不会让人感到不适，反而会使人很兴奋。特别是经过了约3个月时间，母体内不断生长的胎儿已经发育成为一个可辨认的"凸块"。这个阶段，孕妇通常可以感觉到胎动。子宫内的胎儿开始看起来像一个微小的人，生长速度一开始很快，但从第4个月后开始放慢。

孕妇的皮肤可能会发生变化，乳房进一步扩大，并常常感到浑身是劲，精神上很放松。从这3个月开始要为宝宝的到来做各种准备，包括各种实用的装备，母亲还要积极学习充电，使自己了解更多分娩和育儿方面的知识。

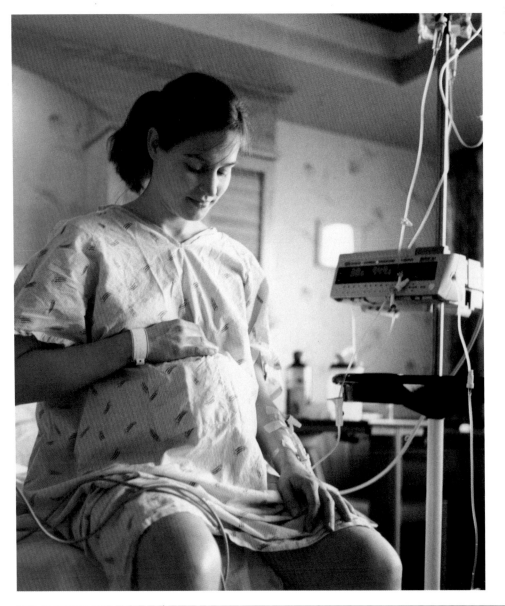

过了预产期还未出生的婴儿可能会使父母沮丧和焦虑，特别是对于那些初为父母的人来说。

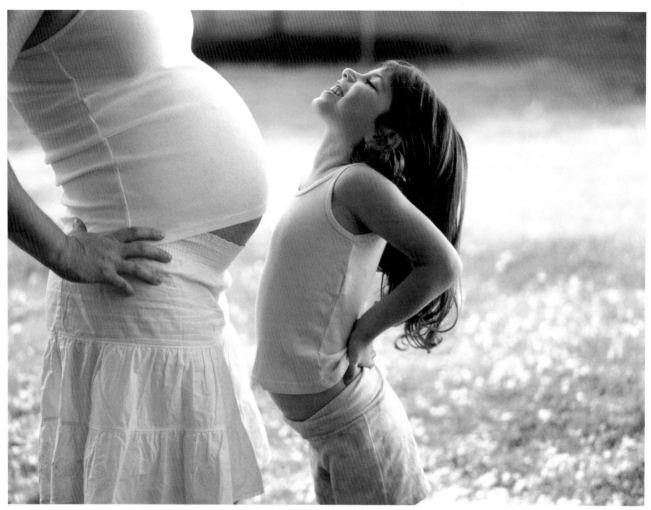

对于那些已经有孩子的父母来说，最大的挑战之一在于如何平衡新生儿与已有孩子之间的需求。

出生倒计时

最后3个月，妊娠28周开始，婴儿身体各系统发育完全，稳步生长，为准备分娩身体还发生了一些微妙的变化。这一阶段孕妇可能会感到很不舒服，因为体内胎儿加重，加上女性生理和内分泌发生变化可能会导致背痛，疲倦，呼吸急促和睡眠困难。现在正是为宝宝的到来做准备的最佳时期——在短时间内做好这些准备工作可以帮助孕妇积攒体力，迎接分娩。准父母可能需要与医生一同商议工作计划，准备抽出时间，将生活的重点放在将要出生的孩子身上。

在这几周里，孕妇应该与助产士共同商讨一个分娩计划，虽然我们都知道在最后一阶段有很多事情是计划跟不上变化的。例如，仅占5%的妇女会在预产期当天分娩。由于过期妊娠很可能会使家长们感到沮丧，许多家长都希望尽早让孩子出生。当然，

妊娠后期也会有积极的一面，即胎儿的头部通常在骨盆深部，这样使母亲能更好地呼吸和睡眠。

产前检查

医院里的助产士、医生还有全科家庭医师为孕妇提供产前护理服务。需要提供哪种等级的产前护理取决于是否为初次妊娠，或是否有妊娠并发症史。第一次"预约"建卡，通常安排在妊娠开始3个月内。从妊娠前3个月的后期直至妊娠最后3个月孕妇要接受各类常规监测和特殊测试。在此期间，任何普通或轻微的妊娠期疾病，比如贫血，都很容易被发现和治疗。通过超声波扫描以及其他必要测试，比如羊膜穿刺术，可以消除对体内胎儿发育不正常的担忧。通过检查，发现胎儿发育存在严重问题的情况很少发生，一旦发现，准父母需要进行医疗咨询和支持，帮助他们共同做出下一步的决策。

子宫

子宫，是女性生殖道的一部分，起到妊娠期间培育和保护胎儿的作用。它位于盆腔内，是一个空的肌肉器官。

妇女到了生育年龄，在非妊娠时期，子宫约7.5厘米（3英寸）长，5厘米（2英寸）宽。然而，在孕期它可以伸展扩大到足够容纳胎儿大小。

结构

子宫由两部分组成：

◆ 子宫体，构成子宫的上部，它可以自由移动，在妊娠期间会延伸扩大。中央为三角形空间，称为子宫腔，与一对输卵管的开口相连

◆ 子宫颈，构成子宫下部，是一个厚的肌肉管，它被固定在骨盆组织的周围，起到稳定加固的作用。

子宫壁

子宫的主体部分有一层厚厚的壁，分为三层：

◆ 子宫浆膜层——是一层薄薄的外衣，是盆腔腹膜的延续。

◆ 子宫肌层——形成了巨大体积子宫壁。

◆ 子宫内膜——是一层精细的衬里，受精后胚胎植入的地方。

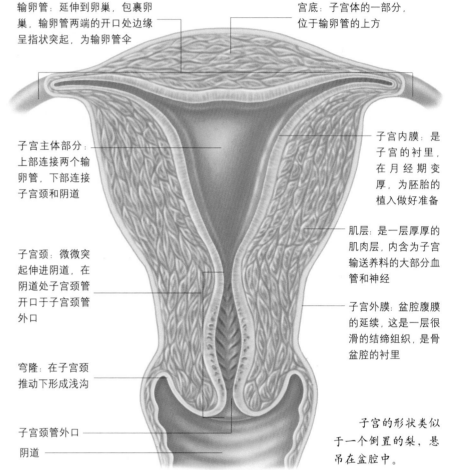

输卵管：延伸到卵巢，包裹卵巢，输卵管两端的开口处边缘呈指状突起，为输卵管伞

宫底：子宫体的一部分，位于输卵管的上方

子宫主体部分：上部连接两个输卵管，下部连接子宫颈和阴道

子宫颈：微微突起伸进阴道，在阴道处子宫颈管开口于子宫颈管外口

穹隆：在子宫颈推动下形成浅沟

子宫颈管外口

阴道

子宫内膜：是子宫的衬里，在月经期变厚，为胚胎的植入做好准备

肌层：是一层厚厚的肌肉层，内含为子宫输送养料的大部分血管和神经

子宫外膜：盆腔腹膜的延续，这是一层很滑的结缔组织，是骨盆腔的衬里

子宫的形状类似于一个倒置的梨，悬吊在盆腔中

子宫的位置

大多数妇女的子宫位于膀胱上方，当膀胱充盈时，子宫会向后移动。子宫可能位于如图所示两个极端位置之间的任一个位置。

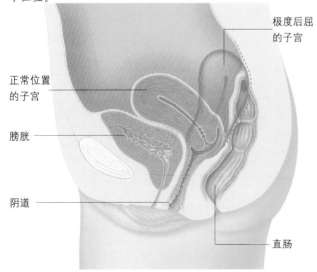

极度后屈的子宫

正常位置的子宫

膀胱

阴道

直肠

子宫位于骨盆内，膀胱与直肠之间。子宫的位置随着这两个器官充盈情况，和人姿势的不同而变化。

正常位置

正常子宫的长轴与阴道长轴形成90°，子宫位于膀胱顶部的前上方。这种常见的位置被称为子宫前倾。

前屈

有些妇女的子宫位于正常位置，但可能子宫颈和子宫底部之间稍向前弯曲，这在学术上被称为子宫前屈。

后屈

在某些情况下，子宫不是向前弯曲，而是向后弯曲，宫底位于直肠旁边，这被称为子宫后倾。

无论子宫原来位置如何，在孕期延伸扩大时，它通常都会向前弯曲。妊娠时向后弯曲的子宫，可能需要经过很长的时间才能到达骨盆边缘，此时在腹部可以触摸到子宫。

妊娠期的子宫

妊娠期间随着胎儿不断生长，子宫也跟着延伸扩大。从一个很小的盆腔器官，不断扩大直至占据了大部分的腹腔空间。

不断扩大的子宫对腹腔器官造成很大压力，从而顶住隔膜，同时还侵占了部分胸腔空间，以肋骨外扩作为代价。身体器官，比如，胃和膀胱，在妊娠后期会被严重压缩，它们的体积大大缩小，因此很容易被充满。

妊娠结束后，子宫将迅速缩小，但实际大小会比从未怀孕过的子宫稍大一些。

宫底高度

妊娠最初12周，扩大的子宫还位于骨盆内，此时可在下腹部处摸到宫底（子宫最上方）。妊娠20周后，宫底将移至肚脐区域，妊娠后期，宫底可能会移至剑突处，即胸骨的最下方。

子宫重量

妊娠最后阶段子宫重量从妊娠前的45克增至900克左右。随着个体纤维的增大（肥大）子宫肌层（肌肉层）也在增长。另外，个体纤维的数量也在增加（增生）。

妊娠期间，子宫扩大以容纳下胎儿。子宫和横膈之间腹部的器官被压缩。

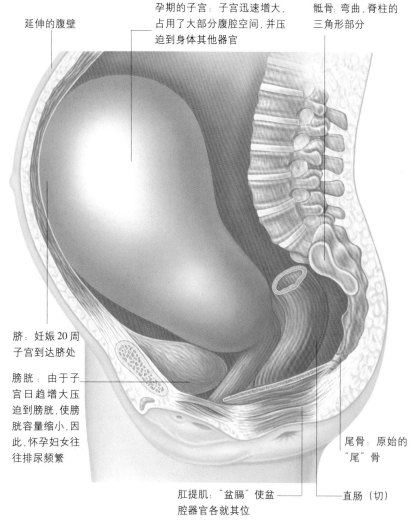

延伸的腹壁

孕期的子宫：子宫迅速增大，占用了大部分腹腔空间，并压迫到身体其他器官

骶骨：弯曲，脊柱的三角形部分

脐：妊娠20周子宫到达脐处

膀胱：由于子宫日趋增大压迫到膀胱，使膀胱容量缩小，因此，怀孕妇女往往排尿频繁

尾骨：原始的"尾"骨

肛提肌："盆膈"使盆腔器官各就其位

直肠（切）

子宫内膜

这张放大的子宫内膜图上显示出上皮细胞层（蓝色）。3个管状腺体同样清晰可见。

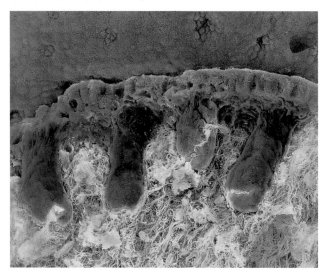

子宫的内膜被称为子宫内膜。表层由一层单一的表皮细胞组成，表层下面是一层较厚的固有层，由高度细胞化的结缔组织构成。在子宫内膜内也有许多管状腺体。

月经周期

受体内性激素的影响，子宫内膜在每月月经周期会发生一些变化，这些变化是为可能植入的胚胎做准备。子宫内膜的厚度可在1～5毫米之间变化直到月经来潮时脱落。

血液供应

子宫肌层（底层肌肉层）动脉，向子宫内膜发出许多小分支。分为两种类型：直动脉和曲折（扭曲）的螺旋动脉，直动脉为下方的永久层供血，而螺旋动脉为上方在月经来潮时脱落层供血。螺旋动脉的弯曲性可防止月经期出血过多。

早期妊娠

在整个孕早期（为期3个月时间）中女性将经历许多身体变化。在孩子出生之前，准父母们将对自己的生活做出许多调整。

一般妊娠期为40周，从女性最后一次月经起始日开始算起。妊娠分为三个阶段，它们是妊娠的重要里程碑：

◆ 孕早期从妊娠0周到12周。

◆ 孕中期从妊娠13周到28周。

◆ 孕后期从妊娠29周到40周。

孕早期身体变化

孕早期孕妇的身体不断努力自我调整以适应妊娠的需要。妊娠的第一个信号通常是不来月经，尽管一些妇女也会有突然出血的现象。此外，女性的乳房摸上去有触痛，为给哺乳做足准备，乳房内的新生乳管不断生长，使乳房变得又大又重。

妊娠头几个月孕妇常伴有频繁的恶心、呕吐。这是由于消化过程自然减慢，使食物长时间留在胃里得不到消化，从而使人感到恶心。

妊娠开始几周，孕妇可能会感到特别累。此外，许多孕妇还会发生口味变化这一特别现象。这种变化是由于体内激素水平上升所引起的。它可能会导致孕妇讨厌一些她们原来很喜欢的食物和饮料。突然讨厌喝咖啡就是一种很常见的例子。孕妇也可能突然对原来一些不吃的食物产生渴望。

许多夫妇对于即将到来的婴儿非常兴奋，他们需要改变一些生活方式迎接新生命。

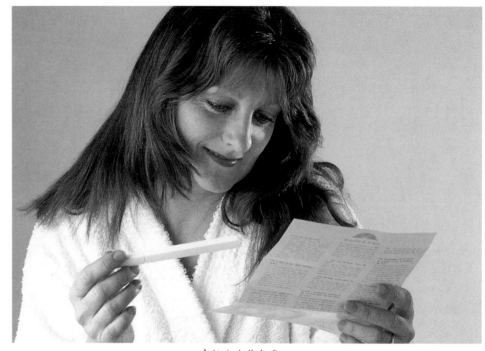

市场上出售各类判断是否已经怀孕的试剂。这些测试可以在家里进行，但结果可能还需咨询相关医生进一步确认。

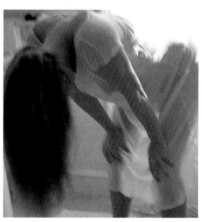

妊娠初期，怀孕妇女通常会产生一些特别的身体症状。可能包括恶心、疲劳和身体酸痛。

妊娠综合反应

许多夫妇都有在发现妻子怀孕后百感交集的亲身体验。他们可能会很高兴，但他们是否已经具备为人父母的条件以及将要承担的责任感，这一点还是值得怀疑。

妊娠早期准父母已经开始适应起将为人父母这个过程。他们必须学会放弃一些个人的自由，扩大原来的两人世界，接纳一个处处需要人照顾的新成员的加入，有时孩子的加入可能会使母亲或父亲感到嫉妒，因为忙于照顾孩子，而忽视了对方。

许多孕妇非常享受胎儿在自己体内不断长大的感觉。有一种很普遍的现象怀孕妇女有时会感到很兴奋、激动，但有时又会感到情绪低落，缺乏信心。怀孕期间激素水平的变化往往导致了上述情绪的波动。

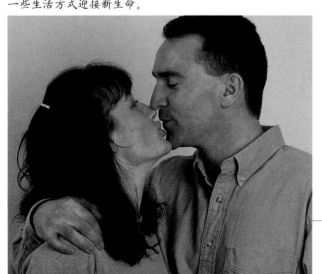

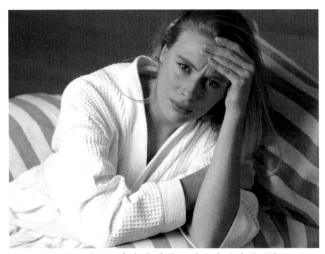

初次怀孕的女性肯定会对孩子的出生产生种种担忧。

孕妇的恐惧

孕早期一些孕妇会明显感觉到自己的身体正在被侵入和失去控制。另一些孕妇会对体形变样感到十分不安，担心配偶将对自己失去兴趣。而其中许多恐惧只是无稽之谈，现实情况并非如此。

许多妇女在怀孕开始3个月内隐瞒了怀孕这个事实。这可能是出于以下几种原因：怀孕是计划外的；不想让自己的家人、朋友或者雇主知道自己已经怀孕；害怕自己可能会流产。

怀孕初期，孕妇往往还要照常工作，比如，当她们感到疲惫和恶心时还要坚持上下班。

已经有孩子的孕妇可能会在前3个月内感到照顾这些孩子特别的吃力。

流产

大部分流产发生在妊娠前12周内。流产对于准父母来说是一次巨大的打击，一方面是为他们失去的孩子感到悲伤，一方面则为自己当不成父母感到难过。

许多女性在怀孕期间感到非常疲劳。特别是对于那些已经有孩子需要自己照顾的女性来说负担就更重了。

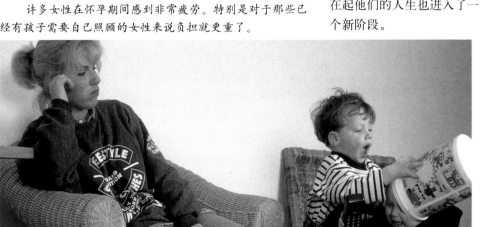

意外妊娠

意外妊娠是一种常见的情况。在英国，几乎1/3的怀孕都是计划外的，而且1/3的女性有人工流产的经历。

意外妊娠是摆在夫妻双方面前一个很实际的问题，须当机立断做出决定是否要留下孩子。即使对于那些一向目标明确的夫妻，此刻也可能会感到内疚，并害怕意外怀孕带来的后果。人工流产仍然是一个比较禁忌的话题，社会氛围反对人工流产，而且人工流产往往是夫妻不愿让人知道的事，所以夫妻需要处理好复杂困难的心情。

选择人工流产的女性不仅会为自己失去的孩子而难过，也会为自己失去当母亲的机会而伤心。她也可能会对自己未出生的孩子长什么样产生幻想。

对于许多夫妇，意外怀孕也可谓塞翁失马，焉知非福，因为他们不需要再考虑何时怀孕。

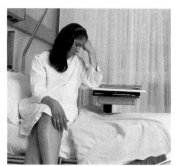

计划外妊娠是很常见的，那些发现自己意外怀孕的妇女可能很难接受已怀有孩子这个事实。

怀孕对父亲的影响

几乎所有的男性在配偶怀孕初期不再受到关注。准爸爸们可能需要为将为人父做一些准备和调整。面对家庭成员的增加，有些准爸爸们会特别对自己的收入能否维持整个家庭的正常运转产生担忧。也有一些准爸爸们选择回避，因为他们觉得自己提供不了任何帮助。

有些准爸爸们在配偶怀孕期间也将经历一系列身体上的变化，包括恶心、胃灼热、疲劳、背痛和体重增加。上述变化的产生是由于他们对即将为人父这个现实所产生的情感冲突。

不仅准父母们需要为怀孕做准备。祖父母们也需要时间来适应这个事实，从现在起他们的人生也进入了一个新阶段。

有些准爸爸并不期待自己将为人父，有时甚至会对因怀孕而备受关注的配偶产生妒忌。

中期妊娠

中期妊娠是指怀孕13～28周。这是一个稳定的阶段，妊娠将继续，父母双方也有机会去考虑婴儿将带来的影响。

孕中期妇女已经越来越习惯于即为人母这一事实，并对自己在抚养孩子这方面的能力更有自信。因为离预产期还较远，孕妇不会对分娩显出过分担心。

感觉很健康

到妊娠14周，许多因怀孕造成的小的不适都会消失。晨呕消失，孕妇往往会感到精力旺盛。

孕妇常常看起来很健康，她们的皮肤和头发也有明显改善。随着激素分泌的稳定，大大缓解了孕妇在情感上的不平衡和脆弱。

但这并不意味着焦虑的情绪不会再发生。特别是在每次孕检后，焦虑情绪显得尤为突出。

常规超声检查

孕妇一般要做2次常规超声扫描检查，第一次是在妊娠11～13周，以确定预产期和唐氏综合征筛检，第二次是在妊娠18～20周，检查胎儿发育是否良好。年龄超过35岁的孕妇或者有异常家族史者须进行羊膜穿刺术，检查是否有遗传异常。

第一次超声检查有些夫妇会发现自己怀的是双胞胎，甚至三胞胎。有时这个结果对准父母来说是一个打击，同时使他们更加担忧，不论是从自身的经济实力、应对技能（育儿技能），还是未来的分娩。夫妇也可能会被告知，胎儿可能会有畸形或有遗传异常，这时他们必须做出决定，

妊娠的前半个阶段，乳房会发生巨大变化。下面的图片显示，怀孕前的乳房（左）和怀孕4个月的乳房（右）。

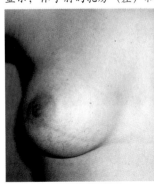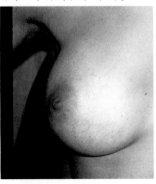

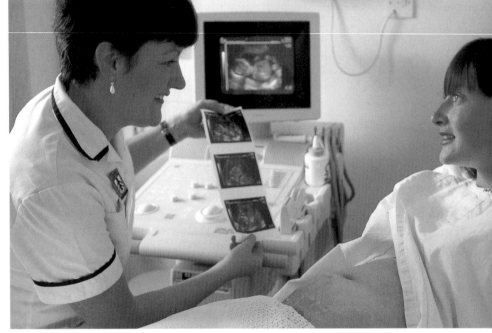

常规超声检查使准父母们第一次有机会看到自己的孩子。这可能会增加他们对于这个胎儿的感情。

是否要继续或者终止妊娠。

坏的结果对每个准父母来说都是一个灾难性的打击。因为怀孕至今，他们可能已对体内的胎儿产生了感情，而且认为安全度过孕早期后自己就能顺利生下这个婴儿。

准爸爸

对于准爸爸们，在配偶怀孕的最初几个月会觉得自己没有一点经验——当他们第一次从超声屏幕上看到胎儿时，才真正意识到自己有孩子了，自己将为人父了。对于准妈妈们，当她们第一次感受到胎动时才发觉自己和体内胎儿的联系更为紧密了。

身体变化

妊娠16周左右一些妇女开始发现皮肤色素的变化。她们的乳头和周围的皮肤可能会变黑，黑线可能会通过肚脐，下降到腹部中心位置。大约在妊娠18周孕妇们将发现自己的腹部变得越来越大，没有了腰围。

孕妇的腹部将变多大取决于许多因素，其中包括孕妇本人的身高和一些特定体格。另一个因素是，是否是第一胎，因为生过孩子后的子宫肌肉会被拉大。

孕妇会对自己变形的身材感到十分不安，此时她们需要配偶更多的体贴和安慰，这样才能使她们焦虑的心情稍稍得以平复。

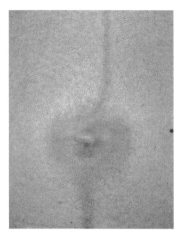

妊娠第四或第五个月，腹部上往往会出现黑线。它是激素变化的结果，孩子出生后会消失。

性生活

对于孕妇来说，由于她们体内激素水平的增加更容易激起性欲，因此做爱时会更加愉悦。有些妇女在怀孕时才第一次经历性高潮。许多夫妇们发现孕期是一个不需要采用任何避孕措施，自由做爱的好机会。

许多夫妇把怀孕作为促进和加深夫妻之间感情的纽带的好机会，并最大限度地挖掘其潜力，同时夫妻双方还要为即将出生的孩子共同分享他们的爱做好充足的心理准备。有些夫妇可能会担心孕期性生活是否会伤害到胎儿。如果真的是这样，他们应以不同的方式来表达自己对对方的爱，这一点很重要。

解决家庭问题

怀孕对每位准父母来说可能是一个解决家庭遗留问题的好机会，特别是在与他们父母的关系方面。怀孕是一个让准父母回顾过去，从而意识到要改变过去、获得自由和新生的时刻。

分娩的决定

大多数孕妇在妊娠12～16周时去做第一次产前检查。之后直至妊娠28周，她们每隔4周去医院做定期检查。常规检查内容包括：测量血压、体重，听胎心。

在此期间夫妇们开始决定如何分娩，在医院或在家，

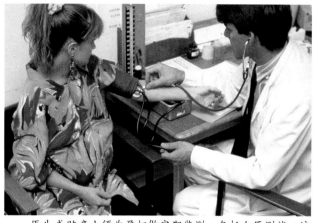

医生或助产士须为孕妇做定期监测，包括血压测试。这可以帮助诊断子痫前期。

分娩时是否要镇痛，希望有谁在场。有些准爸爸可能不想亲临分娩现场。

分娩课程

许多初为父母的夫妻感到上分娩课程是很有用的。通过学习，使他们对怀孕期间以及分娩时人体发生的种种生理变化有一个大致的了解，通过现场演练教给准父母们如何放松、减压的正确方法，通过这些课程可以抵消孕妇对于分娩的恐惧。

课程还给那些有相似情况的准父母们提供见面的机会，同时帮助孕妇们建立起各种宝贵的社会资源网，使她们不工作在家期间也能拥有一个健康、良好的生活状态。

为宝宝做准备

临近孕中期末，孕妇通常会感到精力充沛，这是为即将出生的宝宝做好各种准备的最佳时机。这些准备包括整理婴儿房，购买宝宝衣、婴儿床、清洁用品和哺喂用品。如果将这些准备工作留到孕晚期的最后，孕妇通常会感到非常疲劳。

决策

一些夫妇发现怀孕后会收到来自家人和朋友的许多建议，或者批评。最重要的是夫妻双方能否最终做出对他们自己和对他们的孩子正确的决策。

产前课程提供给准父母们一个机会，学习在分娩和产后护理。同时使他们有机会结识其他的准父母，这也是非常有益的。

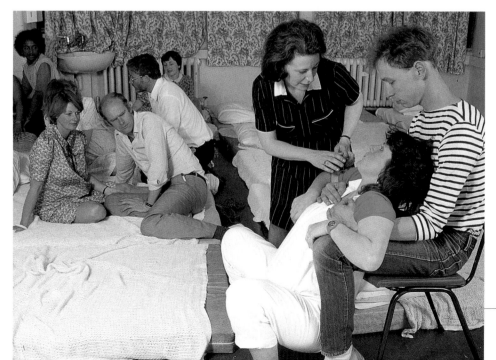

晚期妊娠

晚期妊娠从29孕周到胎儿娩出，这个阶段的孕妇有时间去准备将要开始的分娩。

孕晚期开始，孕妇会有许多不适感。比如，很难找到一个舒服的睡姿；做梦更加频繁，梦境更加生动。梦到失去孩子或怀有死胎是孕妇在潜意识里为上述意外结果做好的心理准备，也是将自己内心的恐惧表面化的一种方式。

身体变化

由于子宫扩大、髋关节略有松动使身体重心改变，从而常常使孕妇感到背痛。

妊娠最后几周，孕妇通常会感觉到生理性宫缩——这时子宫变硬，孕妇能预先体验到分娩时宫缩的感觉。生理性宫缩一般只维持30秒，有些妇女可能还感觉不到。妊娠约36周，婴儿的头部向下移至骨盆处，这使孕妇感到舒服些，呼吸也不是那么困难了。

休息

许多职业妇女通常在妊娠32周时回家待产，不再工作，这也是在孩子出生之前留给孕妇们唯一的一段属于她们自己的时间。有些孕妇能创造性地利用这段时间来尝试一些新的爱好，或者认真阅读以前没时间看的书。

同时，夫妻双方也可利用孩子出生之前最后一次机会，一同出去走走，共享属于两人的美好时光。

胎教

在家待产期间，孕妇会有更多的时间去考虑和了解即将出生的孩子。这是一个非常重要的母婴相互联系和了解的过程。妊娠6个月，胎儿的听力已发育完全，有些父母试着通过为胎儿阅读、让胎儿听音乐，和胎儿说话来刺激胎儿，做好胎教。

孕妇在妊娠后期经常会能量爆发，为即将出生的宝宝做好各种准备。这被称为"筑巢"。

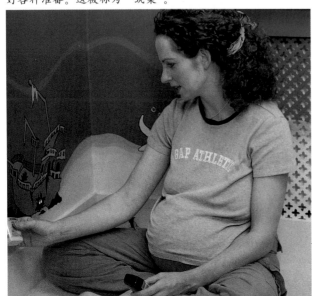

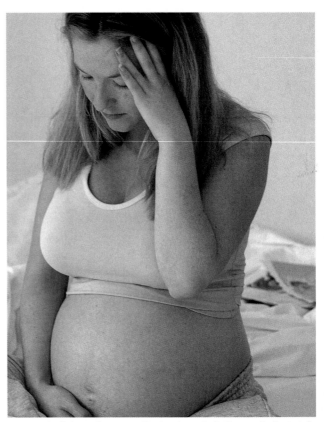

孕妇在妊娠晚期往往感到不舒服和疲劳。可能会因背部疼痛、梦境频繁影响到睡眠质量。

其他小孩

对那些孕晚期已经有孩子的妇女来说，她们也需要让她的其他孩子准备好迎接家庭新成员的到来。为了更好地适应并习惯这个变化，年幼的孩子们需要做好各种细致、敏感的思想准备。

大人应该让孩子一同去感受胎儿在母亲体内的生长，把孩子的小手放在母亲慢慢变大的腹部上，让他们亲身感受一下胎动。

对于曾经的独生子女，已经享受惯了父母对他们的专宠，现在要和别人一同分享，免不了会产生一种被忽略的感觉。这会导致这些幼儿做出一些不符合年龄的更加孩子气的举动，比如，不开口说话或者重新使用尿布，以赢得大人的关注。

实际准备

孕晚期末，许多孕妇会突然心血来潮、能量爆发，忙着为即将出生的孩子做好各种准备，这就是所谓的"筑巢"本能。

如果孕妇现在还有充足的体力，同时还没有为婴儿出生备齐物品，现在就可以接着去准备了，比如，联系托儿所、购买必须品（汽车座椅、婴儿床等）和必要的换洗衣服。为避免引起疲劳，孕妇应尽量在短时间内做好这些准备工作。准爸爸的共同参与同样十分重要，他们也应为即将发生的转变做好各种准备。

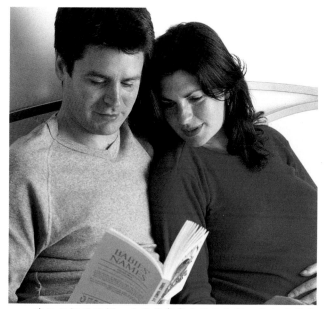

准妈妈怀孕期间，准爸爸常常感觉被忽视。参加产前班有助于他们更多地参与，并亲身感受配偶怀孕的整个过程。

共同决策

准父母们需要共同做出一些很重要的决策，比如，为孩子取名。他们需要达成一致，找出一个在人生各个阶段都适合孩子的名字。对于许多人，名字往往和他（她）的某个特定形象或个性有所关联，家长们也希望他们最后选定的名字适合自己的孩子。

这时，准父母们可能希望商讨共同照顾孩子，进行具体安排和分工。准爸爸们需要向雇主请陪产假，使他们可以在孩子出生后在家帮忙照顾产妇和孩子。

担忧的问题

随着预产期的临近，初为人母的准妈妈们很自然地会对即将面临的分娩产生焦虑情绪。有过第一次分娩痛苦经历的准妈妈们也很紧张。

初次分娩的准妈妈们有着共同的担忧：自己是否能够应付分娩时的痛苦，是否会失去控制，大声尖叫或排便。

孩子出生前，孕妇将与助产士共同商讨分娩计划。考虑各种可能出现的选择，为分娩做好充分的准备。

同时她们也非常担忧为便于孩子顺利产出，在分娩时是否需要在阴道口周围切开一个小切口。

尽管能从书中或长辈们的经验中得到有关分娩的有益指导，但这些只是别人的经验之谈，没有亲身经历过的准妈妈们还是很难估计自己分娩时到底会有多痛。孕妇关心的问题还包括：自己是否具有母性，如何才能养育好孩子。

准备分娩计划

获得许多可供选择的实际信息有助于夫妻增强自信，提高掌控能力，从容面对即将面临的诸多问题。需要考虑的问题包括：在家分娩或在医院分娩，是否需要来用无痛分娩，新生婴儿是否选择母乳喂养。

怀孕期间，每对夫妻应对将或发生的意外提前做好准备，这十分重要。

学习照顾婴儿

孕妇往往会阅读大量有关怀孕、生子方面的书籍，但却忽视了如何照顾一个初生婴儿。不幸的是，当她们真正有了孩子以后就很少有时间再去学习这方面的技能了。怀孕最后3个月孕妇可以从朋友照顾孩子的体会中获取一些护理婴儿的经验。

即将分娩

当过了预产期仍没有要分娩的迹象时，孕妇可能会很失望。大约只有5%的婴儿会在预产期当天出生。如果过了预产期还迟迟没有分娩的迹象，可能会导致孕妇紧张。

临近分娩会有一个明显的迹象——"产兆"的出现，怀孕时封住子宫颈的黏液栓会脱落。"见红"是半透明的，还可能伴有血迹；它的出现标志着胎儿可能会在未来的12天内诞生。

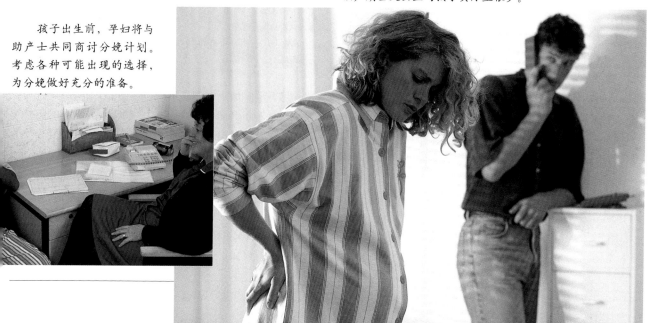

从分娩正式开始起，准妈妈们将获准进入待产室。恰在预产期当天出生的孩子实际上很少。

第1个月

当囊胚牢牢地植入在子宫壁时，萌芽阶段就已经开始了，所有人体主要系统开始发育。第4周后，迅速变化的囊胚形成了一个可辨认的胚胎。

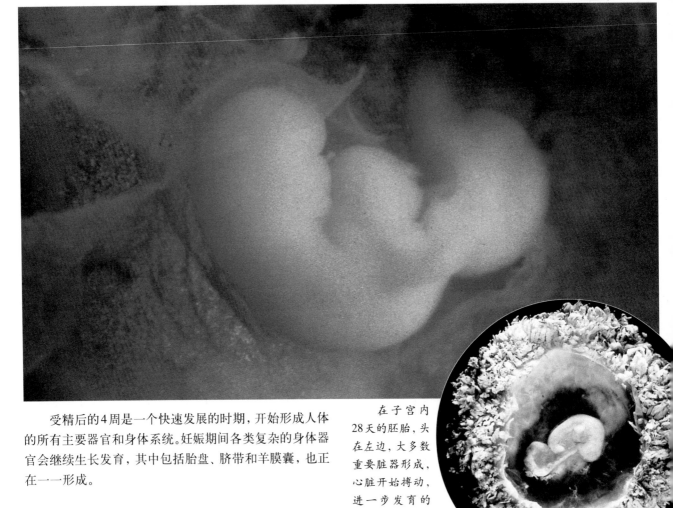

受精后的4周是一个快速发展的时期，开始形成人体的所有主要器官和身体系统。妊娠期间各类复杂的身体器官会继续生长发育，其中包括胎盘、脐带和羊膜囊，也正在一一形成。

生殖细胞

囊胚植入初期，有3种细胞（生殖细胞）在发展。最终它们将形成完整的胚胎：

◆ 外胚层将发育成为神经系统组织和器官，包括大脑和外表层一些组织，比如，皮肤和头发。

◆ 内胚层将发育成为胃肠道的内层，肝、胰腺和甲状腺，以及呼吸系统的内层，还有膀胱和尿道。

◆ 中胚层将发育成为骨骼，结缔组织，循环系统，泌尿生殖系统和大多数骨骼肌和平滑肌。

当囊胚植入子宫内壁时外胚层和内胚层开始发育。第3周会出现中胚层。

最初一大群看不出任何形态的生殖细胞最终将发育成为胎儿的头。

第3周

第3周（15～21天），部分外胚层细胞的形状和位置发生变化，发育成为身体后部。它们向细胞群的中心靠

在子宫内28天的胚胎，头在左边，大多数重要脏器形成，心脏开始搏动，进一步发育的脊柱正在增厚在底边。

从这张横断面图上可以看到在绒毛膜内存活了28天的胚胎，从胚胎植入开始就一直被一层膜包裹着，后来这层膜形成了胎盘。从外部可以看到突出的绒毛，它使绒毛膜牢牢地固定在子宫壁上。

拢，并不断繁殖，堆积，形成一个组织，称为原条。

一旦外胚层细胞进入原条，它们将失去原有的形状特征，变得越来越圆，并向前延伸，成为中胚层细胞。

其中一些细胞最终将发育成为重要的身体内部系统，比如，肌肉和血液。另一些细胞会沿着胚胎背部发育，成为中央支撑带——脊索。在适当的时候，它们将构成脊髓的基础。

第3周，圆形的细胞团将变得更像一个梨的形状。宽的末端处将形成胚胎的头，尖的末端处将形成下脊椎。

第4周：胚胎发育

受精后的细胞在第4周迅速变化。胚胎期开始。到第4周末，已形成了一个可辨认的胚胎。

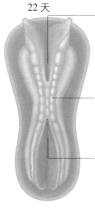

22 天

延髓神经孔：位于未闭合的神经管腔的末端，神经管位于发育中的脊柱顶部末端

体节：脊索（脊柱）两边的细胞块

尾神经孔：连接未闭合的神经管和胚胎"尾"在外的末端

25 天

延髓神经孔：开始合上

卵黄囊：中胚层囊，衬内胚层。给早期胚胎提供营养

耳基板

心脏突出：简单的管状心

中肠：肠道中间部分，最后发育成为肠道

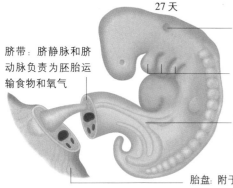

27 天

脐带：脐静脉和脐动脉负责为胚胎运输食物和氧气

耳坑：耳基板发育后呈锯齿状

鳃弓：这部分组织将发育成为头部和颈部组织

卵黄蒂：渐渐与胚胎的身体部位合并在一起

胎盘：附于子宫壁上，通过脐带和胚胎连接在一起

附属结构的发育

起到保护胚胎作用的羊膜囊也开始形成，它是一层包裹在胚胎外的保护膜。虽然现阶段体积非常小，但它慢慢会被羊水充满以容纳胎儿和胎盘形成。

将要发育成胎盘的绒毛膜也在发育中。绒毛膜是囊胚发育而成细胞的最外层。绒毛膜通过绒毛牢牢地吸附在子宫内膜上，绒毛则通过自身微小的突起吸附在子宫壁上。绒毛周围包围着母体的血液，帮助交换氧气、营养物质交

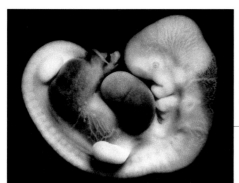

发育到31天的胚胎只有几微克重，眼睛和肢芽也开始慢慢形成。

换和排泄出的废物。

后来成为连接胎儿和胎盘的脐带也是在这个阶段发育起来的。

第4周

第4周（22～28天），胚胎发育成为块状的中胚层细胞，称为体节。这些成块细胞是成对生长的，分布在脊索的两侧，脊索是杆细胞，它将发育成为脊髓。体节将最终发育成为软骨、神经细胞、骨骼和肌肉。

脊索的变化

脊索的变化促使外胚层细胞某些地方也发生了变化，最终将发育成为神经系统。在这块区域内的外胚层细胞开始形成一个谷，称为神经槽。在谷的边缘，神经褶起来，彼此相对生长，连接在一起后形成神经管。神经管向上沿胚胎顶部延伸，在胚胎顶部可以看见一个巨大的褶皱，这里将发育成为大脑。同时，神经管也向后延伸，那里将发育成为脊髓。

跳动的心脏

褶皱处形成了明显的头和尾、早期的心脏——一根直管的形状，并从第4周开始发育。褶皱使大批原先位于胚胎前方的中胚层细胞移至胚胎底部，大致处于与胚胎胸部对应的位置。第4周，这些细胞将在肠子中部会合。它们将形成一个单一的、中央的空间，这个空间将发育成为管。

鳃弓，是褶皱组织，它将发育成为颌骨和头颈处其他各种组织，随着发育，鳃弓将被迫向下移至胸部处。这将使胚胎底部形成一个明显的隆起：早期的心脏。心脏随即开始跳动，并带动那些刚形成，围绕在微小胚胎周围血细胞的流动，此时的胚胎仍埋在子宫壁上。

其他器官发育

胚胎外重要的血管也在形成。一些血管在卵黄囊壁呈大规模网状发展，它们负责为早期胚胎提供营养。其他血管通过脐带形成脐静脉和脐动脉，脐带是连接胚胎和发育中胎盘的连接轴。两种血管都是为迅速生长的胚胎运送氧气和食物的重要通道。

胚胎有多大？

第4周开始，通常用长度来描述发育中的胚胎。长度测量是胚胎从头至臀的距离。

受精后第1周：前期胚胎长为0.15毫米（0.0006英寸）。

受精后第2周：前期胚胎长0.36～1毫米（0.02～0.04英寸）。

受精后第3周：前期胚胎长1.25～1.50毫米（0.05～0.07英寸）。

受精后的第4周末：胚胎长4～5毫米（0.15～0.2英寸）。

第2个月

孕5~8周，胚胎变得更容易辨认出人类的特征。面部器官和四肢继续发育，躯干变直，内部器官开始工作。

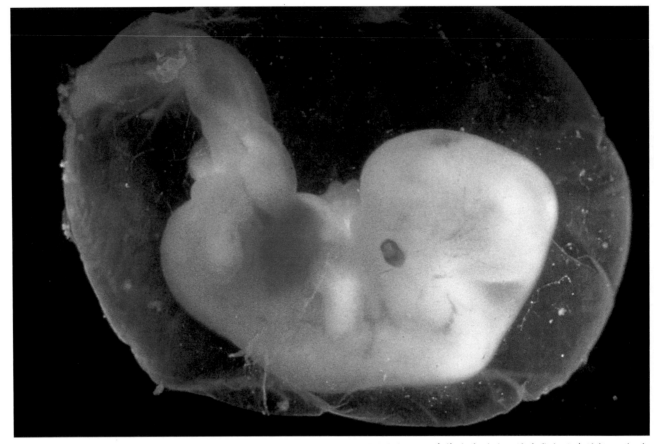

第2个月末，胚胎变得更容易辨认出人类的特征，特别是一些面部器官，比如眼睛、鼻尖、颌和嘴巴。臀部间的尾巴已经消失，躯干也轻微的弯曲，呈"C"型。

四肢在肘部处连接，开始出现明显的手指和脚趾。内部器官大部分已经形成，其中一些将开始正常工作。

第5周

第5周，开始出现腿的萌芽。在第4周已经发育好的手臂的萌芽将变得更长，并被分为手、手臂和肩的部分。手和脚萌芽的末端处有一个平条，在那里将发育出手指和脚趾。

此外，开始能看到外耳，凹陷处即是发育中鼻子所在的位置。从鳃弓处形成的上、下颌骨也开始发育。

心脏位于胸前，并向上凸起。到这个时候已经分成左、右两个独立的心室。肺部内的呼吸通道主支气管已经形成。构成左右脑的大脑半球，也在不断生长，眼睛和鼻孔也在发育中，已经能看到舌头。

第5周末，所有其他内部器官，比如，肝脏、胰脏、胃、胆囊、肾脏和性器官已开始形成，但是除了一些微小的萌芽组织外，我们几乎无法辨认出它们。

5~6周，可以清楚地看到胎儿的脐带和眼睛的视网膜，向上凸起的心脏，手臂和腿。

消化道

尽管5周大的胚胎还没有一个发育完全的消化道，这些折叠着的细胞层不仅产生了心脏、尾巴和头，它们也为肠道早期的形成打好了基础。

起初消化管两端是封闭的，从第5周开始，消化管一端将打开。消化管末端处将在胎儿发育后期才打开，并发育成为肛门。

第6周

第6周，胚胎继续迅速发育，快速变化。本周末，胚胎从头至臀长20~25毫米（0.8~1英寸）。胚胎主要内部器官已完成组建，尽管这些器官仍处于发育的基础期。

此时，胎儿的头部相对于身体其他部位依然很大，面部器官也变得更容易辨认。眼睛和鼻孔，原来都在头的边上，随着脸部的发育和生长现在已经移到头的前方。

眼睛的视网膜内开始出现色素，但是眼睛上还覆盖着皮肤，这些皮肤最后将形成眼睑。眼睛一直合闭着，直到24~25周时才张开。

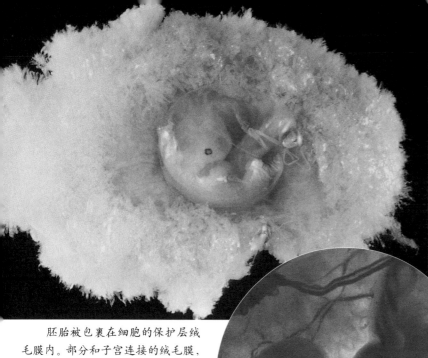

可见。鼻尖也清晰可见。部分内耳已经形成，颌、嘴唇和嘴巴也已清楚成形。同时，微小的乳牙也开始发育。

现在的胚胎还非常小，但由于上述这些迅速的发展和变化，已经能辨认出一个人形。胚胎的性别依然无法辨别。

虽然在受孕时已经决定了婴儿的性别，但在发育初期男性和女性的外生殖器看起来十分相似。要再过几周才能通过超声扫描检查出胎儿的性别。

胚胎被包裹在细胞的保护层绒毛膜内。部分和子宫连接的绒毛膜，将发育成为胎盘。

图左显示的是发育 7 周大的胚胎，体腔内黑色团块是肝脏，在骨髓形成之前由它负责制造血红细胞。

起到平衡和听力作用的内耳和中耳，在这一阶段快速生长，但是外耳尚未发育好，不过也将在短期内形成。鼻尖也已发育好。

胚胎的四肢继续生长，手的形状开始形成。但脚在 1 周后才能成形。胚胎的躯干越来越长，并开始变直。

手臂和腿都向前延伸，手臂变得更长。手臂在肘处弯曲，并微微弯于心脏上方。这时手指开始分开，但脚趾依然只是一个轮廓。

心脏已经形成，并有力地跳动着，它将发育出主动脉和肺动脉瓣。从气管到支气管（肺的功能部分）的管道开始分支。

第 7 周

第 7 周胚胎将形成许多内部器官系统，这个过程被称为器官发生，同时这些器官将开始工作。比如，胃开始产生消化液，肝脏和肾脏也将各司其职。胚胎从头至臀长为 22～30 毫米（1～1.2 英寸），大小接近一颗大的绿橄榄。

胚胎的躯干开始伸长，体形将变得越来越方。胚胎的手臂和腿继续变长，并向身体前方延伸。指尖在发育处稍稍突起，拇指也开始与其他手指分开。此时可以看见脚趾，两侧腿和脚也已经长得很长，在躯干前方可以碰到。

此外，颈部和躯干的部分肌肉开始活动，手臂和腿也会跟着活动。超声扫描时可以查出这些活动，但在未来的几周内孕妇们仍不会感觉到这些胎儿的活动。

头部，面部和颈部也正在发育。头部变得更加直立，即将发育成为眼睑的皮肤几乎盖住了整个眼部，外耳明显

第 8 周

器官系统和身体的发育正在有条不紊地进行中，此时的胚胎看起来更像人了。现在，相比身体的其他部位，头部依然很大，脸部和脸部器官也更容易辨认了。可以清楚地看到眼睛位于眼睑皮肤的下方，泪管也已形成。耳朵，从颈处开始向上移至头部。

踝关节和手腕正在形成，手指和脚趾尽管还是被一些薄织带覆盖着，但依然清晰可见。在此期间，上肢开始在肘部处弯曲，手指则在胸部上方区域微微弯曲。手臂和腿增长。

第 8 周末，胚胎期结束，胚胎成为胎儿。头 2 个月内的胚胎最容易受到一些有可能影响其健康发育因素的影响。大多数先天性（出生时就有的）畸形就发生在第 8 周结束之前。胎儿在余下的妊娠期里还会出现各种各样的问题，但最危险的时期已经过去了。胚胎从头至臀的长 25～35 毫米（1～1.5 英寸）。胎儿将继续迅速长大，直到受精后第 20 周增长的速度才开始放慢。

8 周大的胚胎被羊膜囊包围着，这是一个在绒毛膜内形成的充满液体的膜。

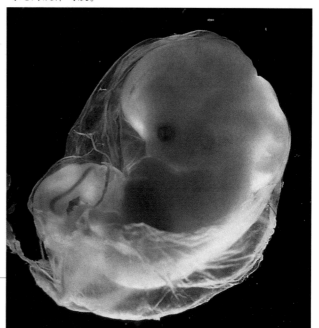

第 3 个月

孕 9～12 周，妊娠前 3 个月结束，胎儿的长度几乎增长了 1 倍。现在开始，胎儿看上去更像一个婴儿，眼睛移到了脸的前面，耳朵移到了头的侧面。

第 3 个月开始进入胎儿时期。此阶段开始胚胎被称为胎儿。第 3 个月结束标志着妊娠早期阶段（前 3 个月）的终结。

孕期一词是用来定义胚胎及胎儿不同的发育期。孕期，从受精开始，被分为三个阶段，每个阶段约 13 周长。从第 3 个月开始直至 20～22 周，胎儿生长迅速。第 3 个月内，起初相对身体其他部位较大的头将放慢生长速度，身体则迅速生长。

到了月底，胎儿已发育良好，许多身体内部器官和系统也已经进入正常工作状态。

这是一张在子宫内发育 9 周健康胎儿的剖面彩超。黄色部分是头部，脐带在中心上方的位置，脐带上方是淡紫粉色的胎盘。

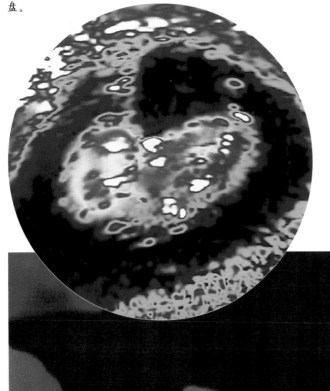

第 9 周

第 9 周，头部约占到整个胎儿长度的一半。胎儿从头至臀长约 44 毫米（1.8 英寸）。头部开始伸长，并向脊柱倾斜，这使原来贴于胸部上方的下颌向上升起。颈部也开始发育、变长，这使整个发育过程变得更顺利。

其他变化也正在发生。第一次出现手指甲和脚趾甲，手指甲先于脚趾甲出现，它们被一层薄薄的皮肤覆盖着。眼睑是融合着的，眼睛要到妊娠后期才睁开。这周通过超声扫描检查可以清晰看见外生殖器，但依然很难看出婴儿的性别。

第 10 周

随着胎儿持续快速增长，从头至臀长约 60 毫米（2.3英寸）。从第 7 周开始胎儿的大小几乎增长了 1 倍。婴儿的体重也迅速增加。

很少一部分身体器官和结构仍有待形成。余下的孕期内胎儿将以更令人鼓舞的速度增长和进一步发育，身体各系统也将开始工作。

很早就开始发育的骨骼，现在开始正经历一个过程，称为骨化，在此期间骨头将替代软骨。手指和脚趾都已分开，手指甲和脚趾甲继续生长。身体上分散部位开始出现细的毛发，外生殖器继续发育。

消化系统的小肠开始产生收缩，称为蠕动，推动食物

在这张发育 10 周胎儿的特写照上，胎儿的前臂、手腕、手和手指都能看到。眼睛正移向脸的前方，额头高高鼓起。

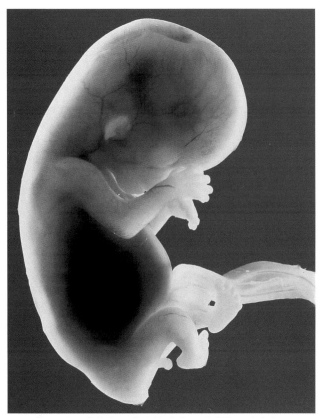

第11周，嘴唇和眼睑已经形成，耳朵位于头部侧面。可以看见手指、脚趾和阴茎。头部几乎是身体的一半。

通过肠道。位于大脑底部的脑垂体，开始制造出多种激素，其中包括生长激素。

神经系统进一步发展，胎儿继续在子宫内活动，然而，此时孕妇感觉不到这些胎动。

第11周

这个阶段胎儿头部的生长速度放慢，身体的生长速度加快。这使头部和身体之间的比例看上去更加协调。胎儿从头至臀长65~75毫米（2.5~3英寸），现在的胎儿约为一个桃子大小。胎儿的脸看起来和人更为接近。耳朵从原来所在位置——颈部向上移动，并很快到达最终所在位置——头的侧面。眼睛从头部侧面移至最终所在位置——脸的前方。

胎儿口中，腭的两半开始合并在一起。否则，胎儿出生时可能会出现腭裂，这时通常需要手术治疗才能使婴儿正常进食。

12周大胎儿的彩超。图右侧是又大又圆的头部，在剖面图上可以看到鼻子。这个阶段胎儿的体重将增至20~30克。

第12周

第12周结束时，胎儿已发育得非常大。从头至臀长约85毫米（3.5英寸）。眼睛移到了前方，耳朵移到了头的侧面，这使面部更容易辨别。颈部继续变长，下颌也从胸部向上移动。

胎儿已能够自己吞咽，并移动上唇。如果碰到或打到嘴唇，嘴唇也会随之移动。这种能力可能是觅食反射发育早期的一种表现，这是一种本能，它使初生婴儿在出生后就能找到母亲的乳头并进食。

此时，胎儿已产生尿液。胎儿吞咽羊水并从中吸取养料，同时又把无菌尿液废物重新排回羊水中。在羊水交换和更新的过程中，排出的尿液被排除。

同时，胎盘在第3个月里将继续生长和发育，胎儿将通过胎盘获取所有养料。羊水的迅速增多，使胎儿有更大的活动空间。

几周前胎儿就已经开始运动，并会一直持续下去。然而，母体依然无法感觉到这些胎动。此时，通过超声扫描可以看见胎儿的外生殖器已发育完全。产科医生也可以通过超声扫描检查确定胎儿的性别。

身体大多数器官和系统已经发育好，尽管其中一些仍处于基础期，此后，胎儿的发育将变得越来越成熟。余下的孕期里，关注的不是发育出新的器官，而是已有器官的进一步生长和成熟。

为了显示出发育12周大胎儿骨头的发育情况，我们在检查中使用了橘红色染料。从这张图上可以看出，所有重要骨头都已经形成。此时胎儿从头至臀长80毫米（3.2英寸）。

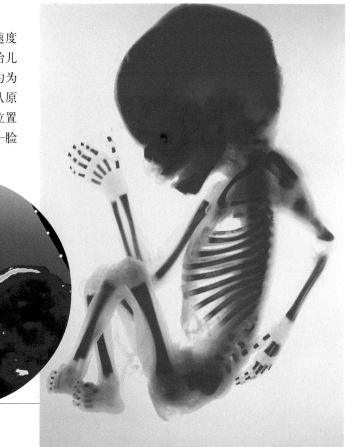

第4个月

孕13～16周，胎儿的大小和体重将迅速增加。母亲第一次感觉到胎动，胎儿也开始对外界的刺激产生反应。

第4个月标志着孕中期（为期3个月时间）的开始。在此期间，胎儿将继续较快生长。期间将会发生一些更精妙的变化，比如，眼睛和耳朵的发育和定位，这些变化使胎儿看起来更像人。母亲通常是在这一时期才感觉到胎动。虽然胎儿在母亲体内已经运动了好几周，但在此之前母亲是感觉不到这些胎动的。通过超声扫描发现孕早期时就已经有胎动。

第13周

第13周，胎儿从头至臀长95～105毫米（3.7～4.1英寸）。这个阶段胎儿的皮肤非常薄，皮肤下的血管清晰可见。胎儿全身长出非常细的绒毛，它们被称为胎毛发。胎毛发将持续增长直到覆盖胎儿的全身。大多数情况下，胎毛发将在胎儿出生前消失。

骨骼继续其骨化的过程；骨头中的钙质增多，骨头变硬。此时通过拍摄X线可以看到骨骼。

眼睛继续移向头部前方，但双眼仍然相隔很远。耳朵的外部结构继续发育，胎儿此时看起来更像一个人。通过超声扫描检查可以看到，胎儿现在已经可以吸吮自己的拇指。

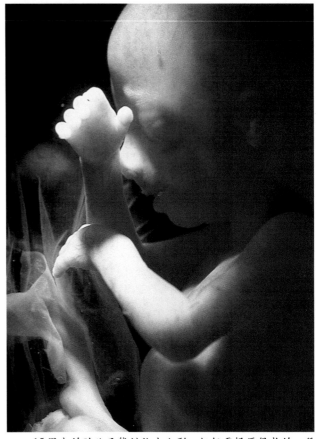

15周大的胎儿已能辨认出人形，但仍需经历很长的一段发育过程。比如，耳朵虽已到达最终所在位置，但仍处于基础期，眼睑也未完全形成。

第14周

胎儿继续迅速生长，此时从头至臀长105～115毫米（4.1～4.6英寸）。胎儿体内循环已被确立，并开始发挥功能，血液流动全身。

胎儿头上长出很细的胎毛发，指甲发育、形成良好。和腹部相连的脐带向身体下方移动。四肢向外延伸，腿已经发育得比手臂长。

四肢移动频繁，而且这些肢体运动开始变得协调起来。这种运动被称为"胎动感"，通过超声扫描检查可以看到。此时，孕妇较前更能感觉到体内胎儿的运动，但这种胎动感仍可能需要几周时间才能变得更加明显。

"胎动感"的开始因人而异。如果这周内没有出现"胎动感"，完全不必感到担心。较之其他胎儿，一些胎儿只是表现得更为积极，他们移动更频繁，显得更有活力。孕妇可能不知道，她们所感觉到的自己体内的运动正是由胎儿引起的，还以为是由其他体内运动，比如消化系统的运动所造成的。

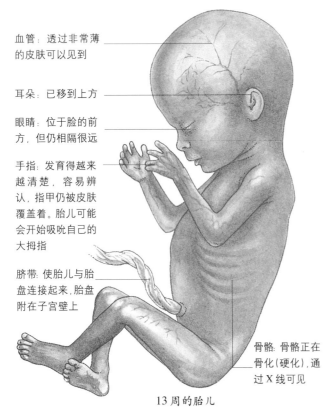

血管：透过非常薄的皮肤可以见到

耳朵：已移到上方

眼睛：位于脸的前方，但仍相隔很远

手指：发育得越来越清楚，容易辨认，指甲仍被皮肤覆盖着。胎儿可能会开始吸吮自己的大拇指

脐带：使胎儿与胎盘连接起来，胎盘附在子宫壁上

骨骼：骨骼正在骨化（硬化），通过X线可见

13周的胎儿

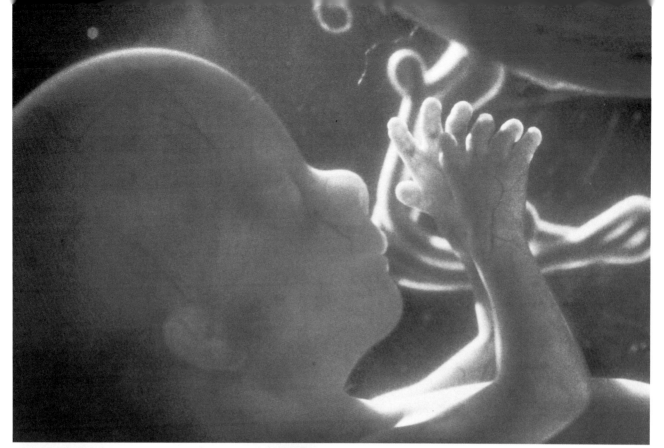

4个月的胎儿手指已发育得很好，它的发育比脚趾要早。脐带负责把营养物带入，把废物带出胎儿体内，通过超声可以看到。

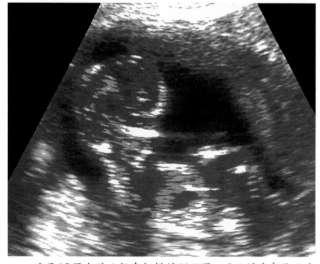

这是15周大胎儿超声扫描的剖面图，胎儿的头部位于左上方。胎儿从头至臀长为130～140毫米（5～5.3英寸），体重为180～200克（5.7～6.4盎司）。

杂的音乐。胎儿可能会对这些声音做出回应，可能会更用力地踢或更频繁地移动。头顶处的头发，以及眉毛和睫毛，可能已经形成。

第16周

前几周快速生长的速度，本周内开始放慢。从头至臀长140～150毫米（5.5～6英寸）。胎毛发现已覆盖了大部分身体。我们不知道胎毛发究竟是如何发育的；胎儿快出生时它们会脱落，并被皮肤中期毛囊中发育出的头发所取代。

在皮肤上开始形成一种油腻的白色物质称为胎脂。它主要是由死亡的皮肤细胞和从皮脂腺分泌出的油脂分泌物组成的。胎脂被认为是为皮肤提供了一个保护涂层，这个保护层现在依然很薄，很透明。同时它也起到防止胎儿热量损失的作用，并能润滑产道，帮助胎儿在分娩时能顺利通过。现在，胎儿看起来非常像人。眼睛和耳朵更贴近它们最后所在位置，可以看到男性和女性的乳头，脚趾和指尖处形成微小的突起。

这时，许多妇女会去做超声扫描检查，这是产前保健的一部分。通过检查，可以检测出各种胎儿发育异常，比如心脏发育异常。

另一个可能进行的测试是羊膜穿刺术。这种测试包括抽取胎儿周围的羊水作为样品，通过分析以确定胎儿是否有发育异常状况，如唐氏综合征。

第15周

胎儿的体重和身长急剧增长，从头至臀长115～130毫米（4.5～5.1英寸）。本周发生的最大变化是在背部下方和臀部处开始形成一种所谓的棕色脂肪或叫脂肪组织。这种脂肪对产热和有效的新陈代谢起到很大作用。在这个阶段，胎儿体内大部分是水，脂肪只占一个很小的比例。这个比率在胎儿出生时正好相反。孕妇较先前有更明显的"胎动感"。当孕妇感受到胎动时，体内胎儿的运动通常已经变得更持久，更强大，更频繁。人们认为从此时起胎儿将能够感知到子宫外大声的喧哗，比如，提高的声音和嘈

第5个月

胎儿在这个时期非常活跃，通过超声扫描可以明显辨认出人的特征。基本的生理功能，如消化功能，也非常明显，这些都对孕妇的身体造成了额外的负担。

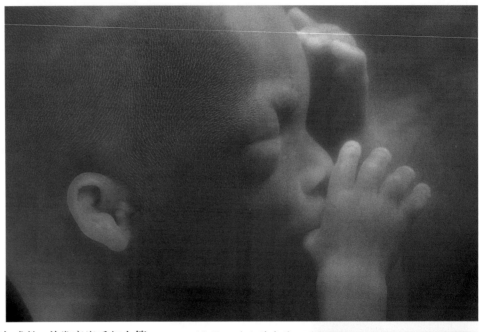

妊娠到第5个月中旬，标志着体内胎儿已经发育了一半。前几周快速生长的速度，现在开始放慢，胎儿的整体比例也开始改变。这意味着，手臂和腿的长度和身体的长度呈一定比例。身体上开始充满肌肉和脂肪，使之与头相比，不再显得很小。

胎儿在子宫内的运动更有力、更频繁。孕妇肯定会有"胎动感"，这种感觉可能在第4个月内已经很明显。

这个月，胎儿骨骼变得更加骨化，发育出更加硬的细胞，消化系统以最基本的方式进行工作。皮肤也变得更加成熟，并发育出毛细血管和神经末梢的基本网络，甚至微小的指纹也开始发育。

第17周

胎儿目前的生长速度比过去几周要慢。到本周末，胎儿从头至臀长140~150毫米（5.5~6英寸）。婴儿体重继续增加，从现在到出生，胎儿的重量将增加15倍多。

虽然此阶段胎儿看起来很修长，身体各部分比例开始发生变化。腿的某些部分将达到其相对比例，头和脸继续发育。颈部肌肉不断增强，使胎儿可以前后移动头部。在此之前孕妇如果没有"胎动感"，通常在第17周时可以明显感觉到。胎儿可以在羊水里到处活动，有力地踢腿，并能触摸自己的脚趾，在脸和头附近移动双手。颌骨里的小乳牙正在形成，但是这些小乳牙在胎儿出生后很久，一般要到婴儿长至4~6个月，才会冲破牙龈。

这个彩超剖面图清晰地显示出20周大的胎儿。在这阶段，头部相对于身体依然很大，此时的胎儿看起来非常像人，并且变得非常活跃。

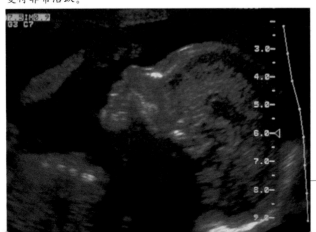

19周，胎儿的鼻子，嘴唇和下颌都发育完全。通过超声扫描可以看到各种协调活动，比如，吸吮大拇指。

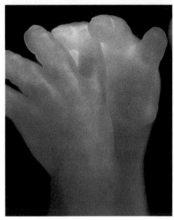

第5个月双手已发育良好，已经形成指甲床。上下肢的运动都显得非常活跃。

第18周

处于整个孕期的一半，从受精前最后一次月经到现在，妊娠约20周时间。从头至臀胎儿长160毫米（6.3英寸）。胎儿的皮肤迅速发育和变化。最初，胚胎只有一层脆弱的覆盖层，它只有一个细胞那么厚，但现在皮肤被分为两层，表皮（外层）和真皮（深层），它们具有不同的功能。表皮是保护胚胎不受外界物质和元素的影响；它也包括表皮脊，这些表皮脊构成了指尖、手掌和脚底表面独特的由遗传决定的样式。真皮上开始发育出一个微小的血管和神经末梢的网络，使皮肤对触摸变得更为敏感。同时，皮肤内开始容纳大量的脂肪，这有助于控制体温。

皮脂腺也开始发育和工作，现在胎儿可能已完全被胎脂覆盖，胎脂是一种油腻的白色物质，它在胎儿与羊水间形成一道屏障，有助于保护胎儿娇嫩的皮肤不受羊水的伤害。胎儿全身覆盖着很细的、毛茸茸的胎毛发，有一些可能会长在胎儿头部、上唇和眉毛处。

头部和身体的比例开始发生变化。迄今为止头的大小还是比身体要大，但在这个阶段，身体快速生长，赶上头的大小，这使胎儿比例看起来更加"协调"。

第19周

现阶段胎儿快速生长的速度开始放慢，从头至臀长175~180毫米（6.8~7英寸）。表皮下已形成脂肪，胎儿的身体和四肢开始变得丰满了，肌肉也开始发育。这使胎儿显得更强壮，结实，皮肤看起来也不再有很多褶皱。

身体各器官和系统不是越变越大，而是变得越来越成熟，并已经开始工作，即便这只处于基础期功能阶段。现在消化系统不仅可以吸收水分，也可以从羊水中吸收某些酶和养分。小肠也已开始产生运动，把物体从中推出。小肠已能去除羊水中的糖分，并将其传递到胎儿的体内。

此时，通过超声扫描可以清楚看到胎儿已能吞咽。尽管有各种各样的理论，到目前为止还不能确定究竟为什么胎儿在妊娠这么早的时候就开始吞咽羊水。有人认为这有助于刺激消化道周围的肌肉，使它们定期扩张和收缩。虽然这些被吞咽的羊水只提供了很少的能量，但这些羊水可能帮助提供了胎儿生长所必须的养分。胎儿吞咽羊水时可能会打嗝，孕妇们可能感觉不到。

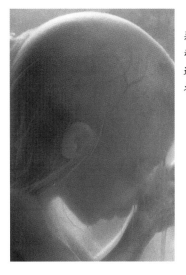

神经和肌肉系统的成熟使胎儿完成简单的反射动作。它开始吸入羊水，通过消化系统吸收营养，并将废物排回羊水中。

第20周

到本周末，胎儿从头至臀长185~190毫米（7.3~7.5英寸），约为足月胎儿一半大小。在此期间，手和脚不断发育和成熟。几周前出现的指甲，现已清晰可见，并已经几乎长到手指和脚趾的末端处。手指、脚趾处的肌肉越来越强壮，胎儿可以蠕动自己的脚趾，并握住双手。眼睑和眉毛也发育得很好。

手臂和腿变得更长，它们之间的比例也变得和胎儿出生时一样。胎儿身体的各种器官和系统越来越具备其专门的功能，胎儿可能会形成某种活动模式和睡姿，这对母亲来说相当重要。

面部器官发育完全，胎儿头部和身体上长出了胎毛发。眼睑已经形成，但仍连接在一起，胎儿6个月大时眼睑将会分开。

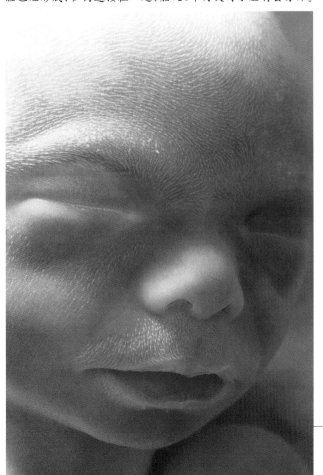

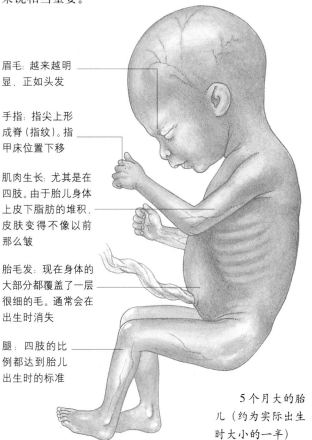

眉毛：越来越明显，正如头发

手指：指尖上形成脊（指纹）。指甲床位置下移

肌肉生长：尤其是在四肢。由于胎儿身体上皮下脂肪的堆积，皮肤变得不像以前那么皱

胎毛发：现在身体的大部分都覆盖了一层很细的毛。通常会在出生时消失

腿：四肢的比例都达到胎儿出生时的标准

5个月大的胎儿（约为实际出生时大小的一半）

第6个月

妊娠第6个月为孕中期末，胎儿将第一次眨眼。从现在起，胎儿可能会识别出穿过子宫不同的光线。本月内胎儿会另外增加5厘米（2英寸）长。

这一阶段结束后，孕妇将进入第三个即最后一个孕期（为期3个月时间）。胎儿头的大小和四肢的长短相对于身体的比例更为协调。

毛绒绒的胎毛发覆盖了全身，颜色开始变深，眼睑和眉毛发育良好。胎脂增多，覆盖全身，这种油性的物质可使胎儿皮肤免受羊水的伤害。最初，皮肤可能会有很多褶皱，但随着皮下脂肪越来越多，皮肤会变得平滑。

胎儿的脸部和身体开始变得像其出生时的样子。原先合着的眼睑此时可能会打开，这使胎儿能够打开和合上眼睛。同时，视网膜也能从黑暗中辨认出光线。

第21周

相对前几周，胎儿的生长速度依旧很慢，但可能在短

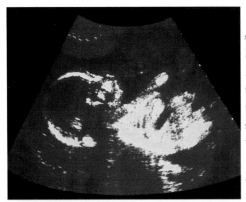

在这张超声扫描剖面图上清晰可见发育21周大的胎儿。圆形的颅骨（左）和面部器官发育完全，在胎儿出生之前变化不大。

期内将再次发生变化。胎儿从头至臀长195~200毫米。虽然胎儿的身高不再迅速增长，但体重却增加很快。胎儿的身体继续变大，真皮层（皮肤的深层）下面充满了脂肪。胎毛发开始变暗。

从此时起，胎儿脸的轮廓更清晰。脸部器官发育良好，虽然眼睑仍没有打开，但是已有明显的眉线和眉毛。人们认为胎儿此时已经能够听到声音，甚至可能有味觉和嗅觉功能。

第22周

胎儿身体继续变得更加丰满。从头至臀长约210毫米。当然这只是一个平均水平，胎儿的大小将因每位孕妇而异，甚至因每次妊娠而异。

胎儿身体的比例继续变化，现在胎儿头部和身体的比例更协调了。胎儿全身覆盖着一层胎脂，它有助于保护胎儿娇嫩的皮肤不受羊水的伤害。随着皮下脂肪越来越厚，皮肤也不像原来那么皱。

胎儿此时出生也可能存活下来，但胎儿会非常小，需要更多的医疗照顾和特别护理。胎儿能否存活在很大程度上取决于体内器官及系统是否发育完全。

妊娠第21周，胎儿的手和手指几乎完全形成。从此处可以看见胎儿的指甲和左耳的结构。背景处，可以看见围着的羊膜囊。

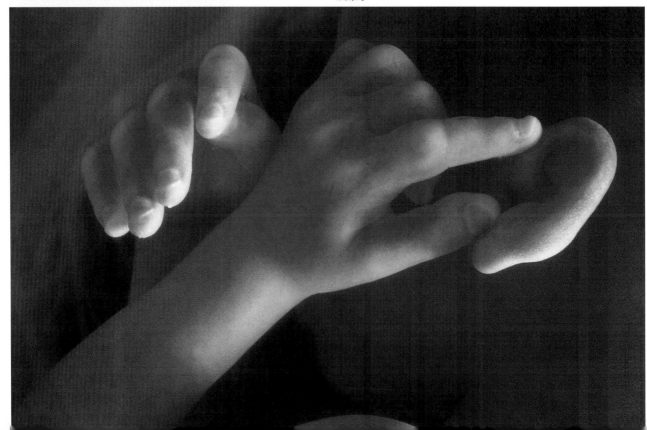

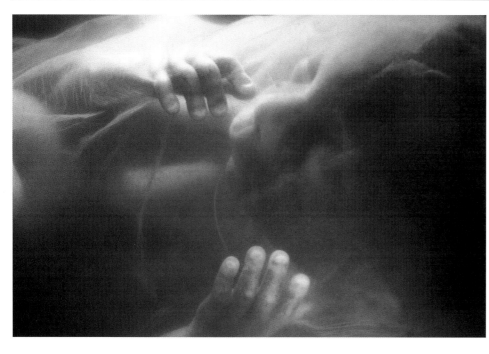

此图上清楚地显示出22周大的胎儿被羊膜（包围着胎儿的膜）包裹住。

速度生长。胎儿体重增加的速率也在加快，现在重约0.75千克（24盎司）。这些增加的重量使胎儿的四肢显得更为丰满。

第25周

本周标志着妊娠晚期的开始。胎儿从头至臀长约240毫米（9.5英寸），如果从头到脚趾测量，胎儿全长约340毫米（13.4英寸）。

此时发生的重大变化之一是眼睛的发育。眼睛的发育在妊娠早期就开始了，起初眼睛位于头部的侧面。

随后几周，眼睛渐渐移近脸的前面，并到达其最终所在位置。孕早期就开始形成通向眼睛的血管，瞳孔在妊娠第8或第9周开始发育。同时，连接眼睛和大脑的神经——视神经——也正在形成。

妊娠约10周，眼睑已经形成，它是由一个非常薄的皮肤层组成的，起初是合在一起的。在这个阶段，眼睑开始分开，使胎儿能张开和合上眼睛。在这个阶段，眼睛周围控制眼睑的肌肉也开始迅速发育。

不论胎儿是哪个种族，虹膜——眼睛的有色部分——此阶段通常是蓝色的。眼睛最终的颜色将取决于婴儿属于哪个人种。比如，多数白人胎儿出生时眼睛是蓝的，出生后眼睛可能会改变颜色。

位于眼球后部的视网膜负责接收，并向大脑传输光的图像。此时，发育好的视网膜开始接收和处理这些光图信息，并将这些感觉传递到大脑。现在胎儿有可能可以通过母亲的腹壁辨别光明与黑暗。

此超声扫描图像上可以看到25周大胎儿的头（在图右侧，面对图片的左上角）。

23～24周

妊娠23周末标志着孕中期的结束。胎儿从头至臀长约220毫米（8.6英寸）。皮下脂肪越来越多使胎儿的体重迅速增长。看起来越来越像一个微型新生婴儿。随着胎儿的变大，子宫内可供活动的空间变得更加狭窄，为了适应这种空间不足，胎儿可能会改变体位。第24周里，胎儿的大小和体重又开始迅速增长。胎儿从头至臀长225～230毫米（8.7～9英寸），并以每周增加约10毫米身长的

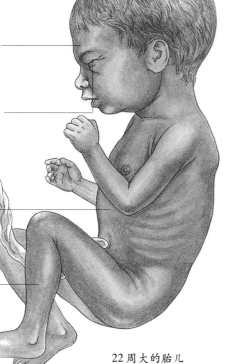

头发：胎儿头上已开始长出头发

头：随着身体其他部分的增长，头部不再显得比例失调（特别大了）

眼睑：现在合在一起，随着眼部肌肉不断发展，眼睑很快就能打开、合上

皮肤：由于真皮层下皮下脂肪的堆积，皮肤变得越来越平滑

四肢：随着胎儿体重的增长，四肢变得越来越饱满

22周大的胎儿

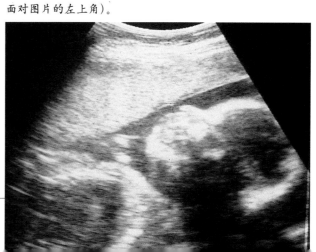

产前保健

从最初妊娠到最后阶段，产前诊所为孕妇提供了许多服务。这些护理确保了孕妇和胎儿的健康。

产前保健可以追溯到世纪之交，尽管在20世纪30年代之前产前保健并不是很普遍。现在，大多数孕妇患并发症的风险极低，但有复杂病史或分娩史的孕妇将需要更多特别护理的检查。

产前保健旨在为每个产妇提供适当的护理。除了助产和医疗的投入外，产前保健还帮助产妇为分娩和产后（出生后6周的胎儿）做好准备。

孕前咨询

理想中，每个女性都有机会计划自己何时怀孕；这使她们可以在身体状态最佳时怀孕。然而目前的咨询服务只针对那些有疾病的孕妇，如糖尿病或高血压，或者那些有过不良妊娠史的女性。

孕前咨询包括询问个人的饮食习惯，是否吸烟和饮酒，以及正在服用的药物。有些患有疾病，如心脏病，高

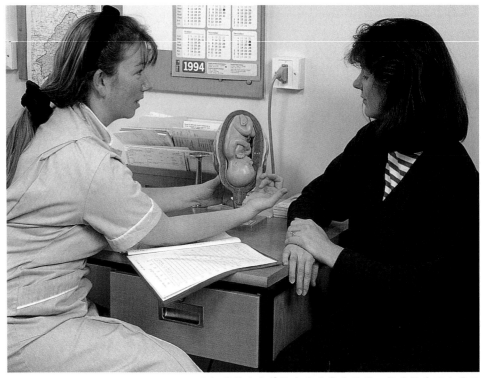

孕妇的首次产前检查是非常重要的。她将接受医生或助产士的检查，并获得相关重要信息。

血压，肾脏病，糖尿病，癫痫或精神疾病的女性通过咨询专科医生得到很多孕前指导和帮助。目前专家建议女性在孕前和孕早期（为期3个月时间）应服用叶酸，以减少脊柱裂和其他神经中枢（神经组织）发育不良的概率。

某些家庭可能有遗传疾病，比如，血友病或镰刀形红细胞贫血病。这些家庭的女性在孕前和孕后将被通知去做相关检查。

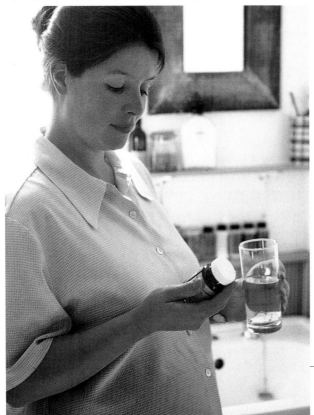

有很多种保健品可供孕妇选择。其中包括叶酸补充剂，以减小诸如脊柱裂等发育不良风险的概率。

产前保健的类型

孕妇可以与她们的专职医生或助产士共同挑选各种类型的产前保健。这些选择可能会受很多客观因素的影响，比如，当地的检查设备和交通出行安排。

现在，大多数妇女选择在医院分娩。只有占到不到1%的妇女一开始会选择在家分娩，尽管有些孕妇在家分娩是计划外的。

一旦选定了分娩的地点和适合的产前保健，就可以建立产前保健计划卡。

保健类型	保健者	地点
共享保健	产科医生，助产士和医院医生	产科诊疗、医院
完全保健	医院医生和助产士	医院
助产	助产士	社区、医院

产前检查预约

妊娠头 3 个月内和助产士建立产前基本咨询，或"产检预约"对孕妇来说可能是一件最重要的事。

可能的话，孕妇应在妊娠头 12 周内到医院请医生或助产士进行初次产检。这通常是用时最长的一次检查，检查内容包括病史、家庭情况（有无家族遗传病）以及孕史等几个方面。孕妇必须向医生如实、详细说明自己曾经患过哪些内、外科疾病和传染病，包括肝炎、艾滋病或风疹，以及饮酒和吸烟情况。

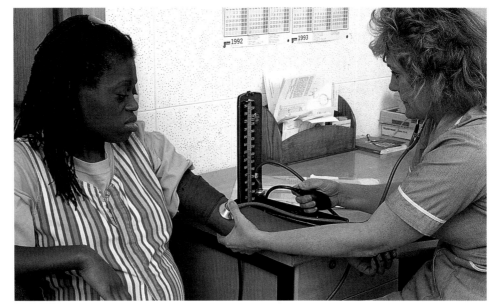

每次检查都要测量血压。这是孕妇身体健康状况的一大重要指标。

妊娠史

孕妇须和医生说明自己有过哪些孕史。这对孕妇来说有时会很难，但却非常重要，因为这些孕史包括孕妇是否有过自然流产或者终止妊娠，很可能会对这次怀孕带来相应的影响。

如果以前妊娠有过并发症，可能会对今后的产科护理带来一定影响。有过自然流产史的妇女，有时将根据其严重程度决定是否需要做补充检查或建议子宫颈缝合。接下来的孕期中很可能发生一些与妊娠有关的并发症，比如，产后出血、早产或血栓形成。

这次妊娠

与这次妊娠相关的一些重要信息包括：最后一次月经的起始日。计算怀孕的日期将取决于月经周期和天数是否有规律，之前是否有过避孕（特别是是否服用过口服避孕药），现在是否已经停止服用以及何时开始停止服用的具体日期。孕期阴道出血虽属不正常，却十分常见，这时医生往往会要求孕妇接受超声扫描检查，以确保妊娠正常进行。

早期超声扫描检查对那些曾有过宫外孕（胚胎植入在子宫外）的孕妇极为重要，因为这些妇女再次怀孕时有可能还是宫外孕。

早孕检查

产检是由医生或助产士帮助孕妇进行的各类检查。检查内容包括测量孕妇的体重和身高，听胸、肺，测心跳，最重要的是测量血压，并记录在案。并根据孕妇的病史决定是否需要做进一步的身体检查。

同时还要检查腹部，妊娠 14 周开始可以用手持多普勒探头听到胎心。只有在非常必要（即有特定理由）时才会进行阴道检查。

在孕期进行涂片检查是非常安全的，特别是对于那些有过涂片异常、不规律出血，和做过子宫颈治疗或

手术的孕妇须进行更仔细的检查。

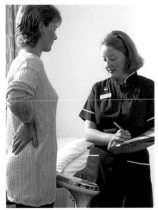

1. 检查结果将记录在案。产检时会测量孕妇的身高和体重，这将作为整个孕期中参照对比的依据。

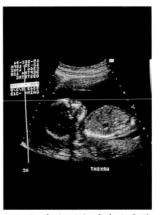

2. 根据孕妇病史决定是否需要进行子宫涂片检查。子宫涂片是一种常规检查，不会伤害发育中的胎儿。

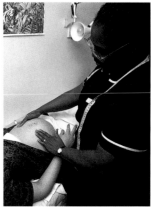

3. 初次检查后，一直到妊娠第36周，孕妇将每月到医院做定期检查。妊娠 36 周开始，孕妇将每周检查一次。每次检查都包括腹部触诊。

妊娠期身体变化评估

妇女怀孕以后，要经历各种身体的变化，包括：解剖、代谢、心血管系统和呼吸系统几方面。这些变化大部分是暂时的，但需要仔细监测，以确保正常的妊娠进程。

产前护理对于准妈妈和胎儿的健康和幸福至关重要。一直到妊娠8个月，大多数孕妇会每月找全科医生或助产士为其做常规检查。8个月后，检查的频率会增加到每2周一次。最后1个月，可能增加到每周一次。

身体变化

妊娠期间孕妇的身体变化可以减轻自身的压力，并为胎儿提供了一个最佳的生长、发育环境。比如，骨盆变大，可使分娩时胎儿更容易通过产道。

这些身体主要的变化对子宫、子宫颈和乳房都产生了影响。相比之下，阴道、外阴、腹壁和骨关节的变化不是很明显。有些变化几乎是人察觉不到的，对人体也不会造成不适感。孕妇的皮肤也会产生变化，多数变化在胎儿出生以后便会消失。

整个孕期内孕妇每次来检查时，助产士或医生会评估并记录这些变化。

阴道内诊检查

初次产检时会做阴道检查，这将确认孕妇目前所处的

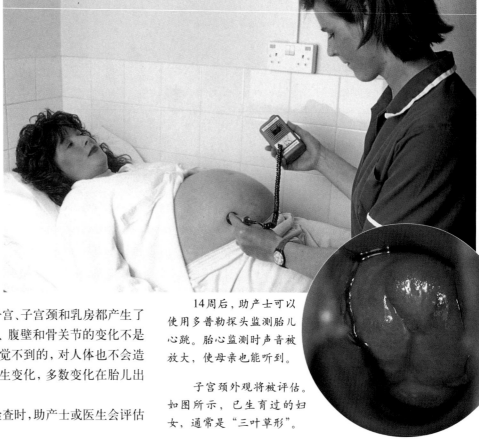

14周后，助产士可以使用多普勒探头监测胎儿心跳。胎心监测时声音被放大，使母亲也能听到。

子宫颈外观将被评估。如图所示，已生育过的妇女，通常是"三叶草形"。

孕程，并使助产士对子宫颈和骨盆是否有任何异常状况引起足够重视。医生将会询问孕妇最后一次做子宫颈涂片的时间。如果是两年多前，她将会被要求再做一次。

子宫颈变化

子宫颈是子宫的颈处肌肉发达的部位，位于阴道的顶部。起到在孕期保留胎儿在子宫内的作用。到足月子宫颈会不断扩张，使发育完全的胎儿能够顺利通过。

常规检查中，助产士会确认子宫颈是否关闭，子宫颈将保持关闭状态直至分娩开始。如果子宫颈很软，又没有被检查出，就可能导致流产，此类情况通常发生在妊娠第3个月后。

分娩前，子宫颈会变得更加柔软，使产道扩张（变宽），为分娩做好准备。这被称为子宫颈成熟。

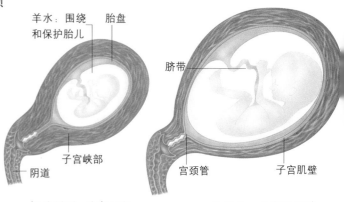

子宫颈：子宫的颈部
子宫体：子宫的主要部分
子宫峡部：子宫狭窄的部分

妊娠8周，子宫的形状刚开始发生变化。子宫颈是关闭着的。

羊水：围绕和保护胎儿
胎盘
脐带
子宫峡部
阴道

怀孕12周，子宫不断扩大。随着胎儿的增长，峡部和子宫连为一体。

宫颈管
子宫肌壁

足月后，子宫壁变薄，能够识别出3层肌肉组织。

观察子宫的发育

妊娠期间女性身体最明显的变化是腹部突起。这要到妊娠14周后才能看出，随着胎儿在母亲体内不断发育，母体的解剖结构也随之发生了巨大的变化。

超声

从外部可以看到母亲的子宫不断变大，超声检查则可以看到内部胎儿生长的画面。尽管有一种理论认为孕妇可以在任何一个妊娠阶段接受超声扫描，但大多数妇女在她们怀孕16周以后进行第一次扫描。与X线不同，超声最大的优势是，能使胎儿不受到有害辐射的潜在危害。

超声检查也能显示出胎盘的位置。胎盘通常会从子宫颈开口处向上移动，如果胎盘正好处在接近子宫颈开口处，则很可能导出出血的危险。

宫缩

妊娠14周开始，子宫可能会在某些身体活动的刺激下产生宫缩。一开始宫缩很弱，又不规则，尽管孕妇会被告知是什么样的感觉，但她们可能感觉不到。

30周开始，宫缩变得越来越强烈，更频繁，这被称为生理性收缩，但这并不表示马上就要分娩，除非临近孕足月。

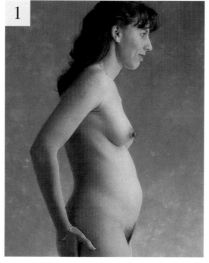

14周时，腹部开始突出，子宫延伸到骨盆耻骨关节以上的部位（和臀部水平位置处）。

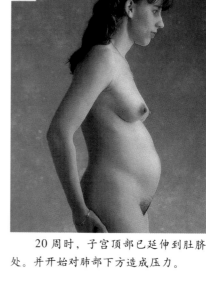

20周时，子宫顶部已延伸到肚脐处。并开始对肺部下方造成压力。

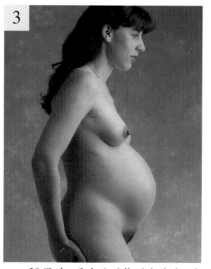

30周时，子宫已延伸到达胸腔。这限制了隔膜，往往造成母亲呼吸困难。

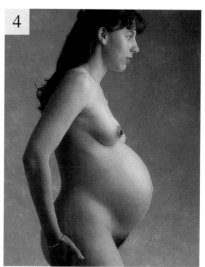

34周时，由于子宫内胎儿的重量，孕妇直立时腰部处呈一个明显曲线型。

医生或助产士使用"子宫基底部触诊"技术确定胎位。这是通过按摩腹壁来触诊（或感觉）子宫。

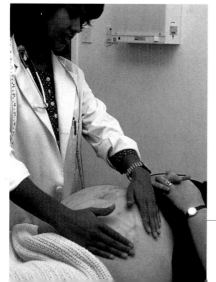

乳房检查

第一次产检时，检查孕妇的乳房以确定是否有异常，包括乳头的形状。比如，如果乳头是凹陷的，又打算母乳喂养，助产士可能建议使用乳罩帮助矫正乳头形状。

妊娠的头几周乳头就开始发生变化。乳房较小的妇女会发现乳房在增大。乳房通常会有一种微微刺痛的不适感。乳头周围一圈褐色（乳晕）变大、变深，乳房的静脉网络变得明显。

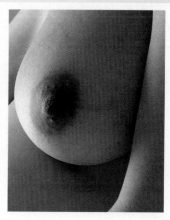

由于乳腺扩大和脂肪沉积使乳房越来越大。接近皮肤表面的静脉可能会变得更为明显。

妊娠期间的化验

妊娠期间，妇女要进行各种各样常规（筛查）检查，这些包括血液检查、超声筛查、羊膜腔穿刺术等。

血液检查

一个妊娠妇女将进行一系列化验，这包括：

◆ 全血计数：检测贫血。在大多数的病例中都是正常的。如果结果不正常，建议进行进一步血检验，寻找原因。如果孕妇贫血，通常建议服用铁剂。

◆ 电泳：将确定一个人是否有遗传性贫血，特别是镰刀形红细胞贫血病、地中海贫血病等。这些情况是罕见的。如果一个孕妇被发现是一个携带者，建议进一步检查她丈夫是否也是一个携带者。如果夫妻俩都是携带者，那么此疾病很可能会遗传给胎儿，需要进行更多的检查。

◆ 血型：大约有85%的妇女血型是Rh阳性，且不会有任何并发症。罕见Rh阴性血型妇女在孕期注射2次抗—D，防止胎儿的血致敏母亲，产生免疫反应。婴儿出生后再检测血型，看是否需要再注射抗—D。

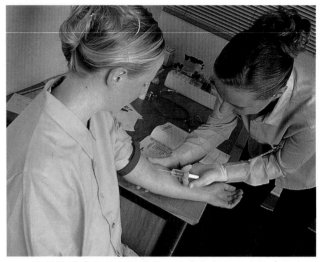

血的检验在妊娠早期进行，检查会揭示需要特殊检查的医学问题。

STD检测（性传播疾病检测）

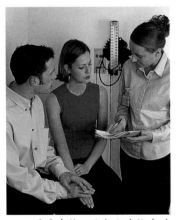

通过咨询、尿和血液检查确认准母亲是否有性传播性疾病。

血液将检测性传播疾病的证据，有些妇女可能有性传播疾病而不认识它，而这可以影响胎儿的健康。医生或助产士将要求检测：

◆ 梅毒：一种罕见的性传播性疾病，它可能传给胎儿。一个妇女可能有梅毒而没有什么感觉，这种梅毒传给胎儿的话，它可能影响胎儿的发育。

然而，梅毒用抗生素治疗得早，能避免对胎儿的影响。

◆ HIV（艾滋病）：也叫人类免疫缺陷病毒感染，破坏免疫系统，在妊娠期间、分娩甚至哺乳期间，可以从母体传给胎儿。在治疗HIV（艾滋病）方面已经有了很大的进展。有证据表明，没有适当的治疗，胎儿被感染的危险上升至30%。如果采用适当的预防措施，母亲感染给胎儿的危险少于2%。

◆ 乙肝：乙型病毒性肝炎。乙型肝炎是一种病毒性疾病，可影响肝脏，可导致肝衰竭，但部分人群带有乙肝病毒而自己却不知情。乙肝病毒主要是性传染、血液传染或者其他体液传染。一个母亲可以传染给她胎儿，但胎儿出生后立即给他注射疫苗可以保护胎儿免受其感染。

其他检测

风疹、糖尿病是两种可通过胎盘来影响胎儿健康的疾病。

◆ 风疹（德国风疹）

绝大多数的人在儿童时就接种过风疹疫苗，且有免疫力，然而有时免疫力下降，在这种情况下，在生产后马上接种风疹疫苗就很重要了。

那些没有免疫力的妊娠期妇女应当避免与潜在感染的个体接触。风疹传染给胎儿，可导致失明、耳聋、心脏病和学习困难等。

◆ 妊娠期糖尿病

妊娠期间2%妇女将发生糖尿病。糖尿病是一种胰岛素不能将糖类转化为能量的疾病，这将直接关系到母亲和胎儿的健康，因为母亲体内太多的糖类意味着胎儿出生时往往会变成巨大儿。

一些医疗机构会通过定期的尿夜检查，而有的机构会用血液检测筛查糖尿病患者。

妊娠期有可能并发一些疾病，很有可能影响到未出生的胎儿健康，血和尿液的检查，将发现这些疾病的存在。

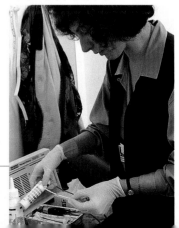

超声检查

妊娠时给妇女做超声检查各个医院是不同的。大多数医院在约定的检查日提供预约筛查,这将帮助确定妊娠日期。

妊娠20周时,一个更详细的筛查,检查胎儿的发育。如果医生或助产士对胎儿或母亲的健康有任何的担忧,就可能需要安排更多超声检查。

超声对检测胎儿大小是重要的,这有助于确定预产期。

超声探头在腹部移动,在屏幕上显示了一个胎儿二维超声图像。

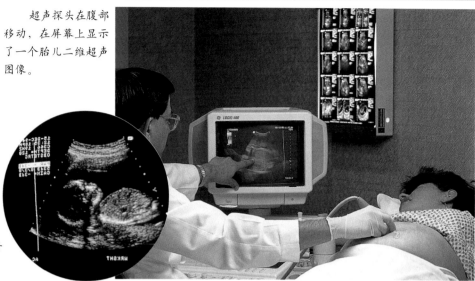

羊膜腔穿刺术

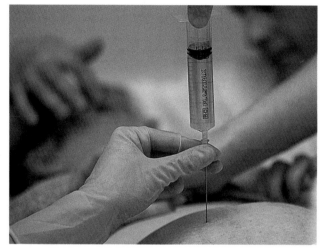

羊膜腔穿刺术常用于检查胎儿严重的遗传性疾病。然而,不是所有妊娠妇女都需要经历这个检查的。

羊膜腔穿刺术(取在子宫内胎儿周围的羊水为标本)可以根据当地的设备情况,用三种不同的方法进行操作。羊水包含来自胎儿的细胞,它可用于分析和监测未出生胎儿的发育,染色体异常(如唐氏综合征)可以通过此方法诊断。

在一些医院里,超过一定年龄(通常在35~38岁的范围)妊娠妇女都要行羊膜腔穿刺术。

然而,现在大多数医院里提供一些无创检查,通常在妊娠16周行血液检测。血液检测与染色体异常相关的各种蛋白质和激素,能够使得孕妇知道她们的妊娠患这些疾病的风险性,在95%病例,风险是低的,低于1:250。

在剩余的5%,属于高风险,这些妇女将接受通常的羊膜腔穿刺术。

常规的产前检查

根据当地情况,是否第一次妊娠,或其他相关的医学或产科因素,来安排接下来就诊的频率。一般来说,一个妇女每4周来就诊一次,一直到妊娠最后1个月,就诊频率升高。

在就诊时,将测血压,检查尿液分析尿蛋白含量。其次,将检查腹部,临床估计胎儿的生长并听胎心。这对母亲来说也是询问妊娠进展的一个机会。如果她们有任何有关妊娠、分娩的问题,都可以提出来。

从妊娠32周起,孕妇更多地关注有关分娩之事,将经常参加产前有关课程。这些课程用来告知母亲分娩的机制,减轻疼痛的办法以及照顾新生儿的知识。

除了妊娠期健康关怀外,产前课程对妇女准备分娩是重要的。

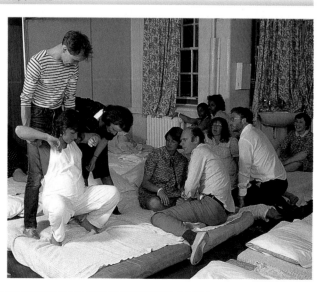

一个正常妊娠的监护

超声扫描是一个广泛用于显示包括子宫和胎儿体内结构的图像技术，使用高频率声波对发育的胎儿是安全的。

从一个超声操作者拿着的探头，高频率声波经胎儿周围的液体在短脉冲中传递，这些从身体结构反射过来的声波，展示在一个屏幕上，成为活动的图像。因为胎儿周围的羊水传播超声效果很好，能够安全地产生高质量的图像。以这种方式不仅能在月经过期几天后就能看到妊娠的证据，而且可在整个妊娠期监护胎儿。

超声的操作

妊娠40周被分为三个周期。在妊娠早期，可通过膀胱充盈的孕妇，在其下腹部扫描到胎儿，也可通过阴道超声，后者涉及到放置一个换能器或探头进入阴道，这时膀胱需要排空。因为探头与子宫很近，可得到高质量的图像。

大约8周，胎儿可以从腹部被扫描到，一种接触凝胶被涂在母亲的腹部，有助于声波的传播。

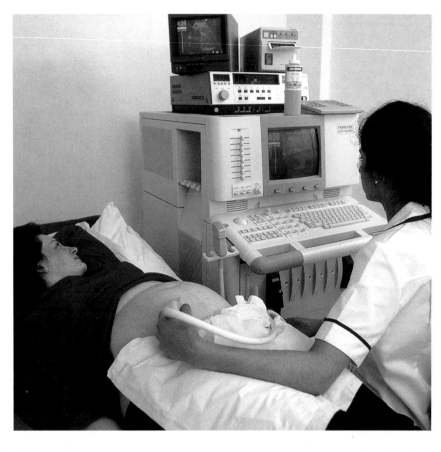

妊娠早期

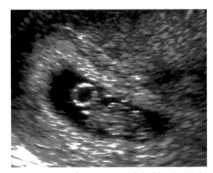

这是一个5周胚胎的扫描。妊娠囊（中间黑影）包括胚胎（右）和卵黄囊（左）。

这个扫描显示一个8周的胎儿。十字连线显示胎儿的头臀长度。

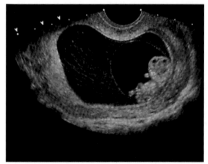

这个9周胎儿详细的经阴道扫描，显示生长的肢体，以及早期胎盘膜。

妊娠早期经阴道超声

早期经阴道超声可以确定早期妊娠大小（像几毫米一样大小的结构，可以被看到），当阴道出血时可以检查胚胎情况，也可以早期发现发育异常的情况。

监测发育

在妊娠早期，经腹部超声测量到胎儿头臀长度（CRL）是一个常用的方法，比母亲末次月经更精确预测胎龄，它可以作为以后监护胎儿发育的基线。

早孕后期超声检查

经阴道超声提供妊娠早期胎儿非常详细的图像。大约8周起，经腹部超声胎儿通常也可以见到，但这需要孕妇膀胱充盈使子宫提升到下腹腔内。

妊娠中期

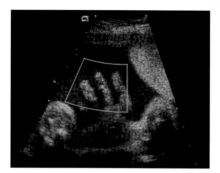

这个图像妊娠中期显示了手指（框内）和手掌。彩色血流扫描用于显示手指血流。

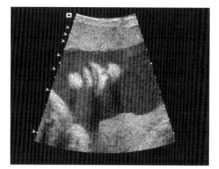

从这个图像左侧，可以看到胎儿的下巴、唇、鼻孔、鼻，类似这些扫描给了胎儿动态的面部特征的图像。

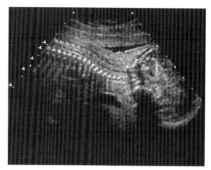

图像右侧是胎儿的头部，可以看到颈部、胸部脊柱骨为一排白色的小点。

手和手指

大约到16周以后，胎儿生长超过阴道探头的范围，需要在膀胱充盈时进行腹部扫描。在英国，所有的妊娠妇女在18～20孕周时，接受一个常规的超声检查。在这个时候父母可以最清楚地看到他们胎儿的大部分结构以及胎儿的运动。测量一些胎儿的指标，如头、腹、肢体，检查胎儿的生长或大小。

详细的外观

18～20周详细扫描被称为"畸形筛查"，因为要检查胎儿解剖结构上的任何异常，例如发生在唇、腭部的异常。这个时期胎儿发育的大小意味着探头每次仅仅只能看到胎儿的一个部分。然而，熟练的超声操作者可以掌握探头的方向，依次看到一个个结构，然后他们可以向父母解释他们看到了什么。

脊柱

当妊娠进展到妊娠中期时，可以观察到更详细的扫描，任何发育不正常都可观察到，并给予适当的治疗。这些详细的结构检查包括心脏、横膈、胃、脊柱、肾脏。脊柱的扫描常评估脊柱的形成、结构，特别是发现像脊柱裂这样问题的证据（脊柱在中线融合失败），还有脊柱肿块，像脑脊膜膨出。

妊娠晚期

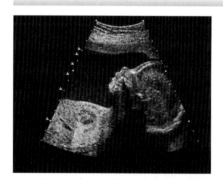

这是一个妊娠晚期的超声扫描图像。它清楚显示一个胎儿脸部全貌，头颅内脑组织、心脏、脊柱也能看到。

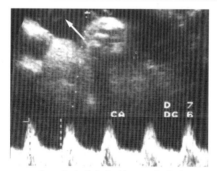

这一个多普勒扫描显示脐动脉血流率，脐带包含一根脐静脉，两根小的脐动脉。

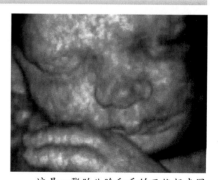

这是一张胎儿脸和手的三维超声图像。这些图像是经过计算机处理，从连续超声序列合成的。

生长和体重

妊娠晚期，超声常用于检查胎盘位置，评估胎儿的生长和体重。通过测量头经、腹经、股骨长度，可以计算成一个公式，预测胎儿的体重。胎儿的体重可以低于计算值，原因可能很简单，是因为母亲或父亲身材矮小。这可能意味着胎儿没有生长到它应该的程度。

多普勒超声

多普勒超声技术能够显示胎儿血氧的分布，一些胎儿血管，像脐动脉、大脑内的动脉、肝内的静脉等，在颜色上突出而进行检查。常常血管内血流声像声音的脉冲一样可被检测到。整个妊娠期，多普勒超声也常规用于探查胎儿心跳，在分娩期间监护胎儿健康。

三维超声影像

这个技术不常用，它的价值在研究中。然而像上述图像，可见的脸、手、足就能够详细研究，任何不正常均可识别。在早期阶段，就可以决定任何妊娠处理。在妊娠的晚期，实施的另一项检查是给一个生物物理全貌，它检查胎儿的活动，如呼吸和各种运动。这些超声的结果，可以帮助决定何时、何地和何种方式进行分娩。

监护妊娠期代谢

为了胎儿的生长，妇女的身体必须增加它的代谢率，这导致体重、呼吸率、心脏输出显著改变，需要常规监护。

妊娠期体重平均增加12.5千克（27磅），变化范围很大，从5千克（11磅）到17千克（37磅）不等。妊娠第12周以后体重平均增加每周0.4千克（14盎司）。

在保证胎儿生长同时，建议孕妇保持最低体重增加，减少她们的关节疼痛和心血管系统的压力。妊娠期间可以增加高达25%的身体代谢，增加的大部分是为了保证胎儿正常的代谢和支持组织的代谢。热量需要增加，因此刺激了食欲。

妊娠中经常有脚踝部水肿，水肿由水潴留引起，通过抬高下肢可以减轻。

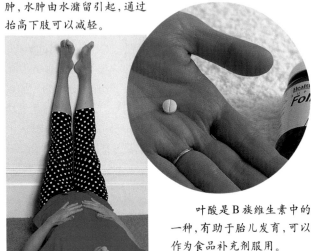

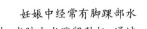

叶酸是 B 族维生素中的一种，有助于胎儿发育，可以作为食品补充剂服用。

妊娠期体重增加

平均增加的体重组成包括：

胎儿	3.4 千克　（9.1 磅）
胎盘	0.65 千克　（1.8 磅）
羊水	0.8 千克　（2.1 磅）
子宫	1.0 千克　（2.2 磅）
乳房	0.8 千克　（2.1 磅）
身体中的脂肪和水潴留	6 千克　（13 磅）

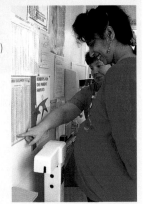

妊娠期孕妇定期测量体重，体重检查也能监测胎儿是否发育良好。

叶酸

叶酸是核酸（细胞遗传物质）合成酶的活性所必需物质，妊娠期常有缺乏，需要在妊娠期前3月补充，可预防先天性缺陷，如胎儿脊柱裂。

水潴留

水肿又称为水潴留，是在妊娠期妇女经常出现的情况，这是由于下肢静脉扩张，水分进入周围组织。对有些孕妇，水肿意味着肾脏功能的损害，这些妇女必须检查尿中是否有蛋白的存在。

心血管改变

第一次产前检查将检查母亲的心脏和胎儿的心脏。

妊娠期间一个妇女的心输出量增加可达40%，这是因为脉搏增加，每一次心脏收缩射出的血容量轻微增加的结果。这个变化最早发生在妊娠期的前半个阶段，到后半个阶段趋于稳定。

氧分的需要

增加的心脏输出量是为了应对发育的组织需要心脏更多的氧分。胎儿快速生长和母亲身体巨大的变化，需要相当的氧分的供应。阴道壁会变得柔软和松弛。此外，母亲的肌肉需要使用更多的氧分以应对妊娠增加的负担。额外的心输出量通过增加每次血搏出量和增加心率来完成。

一些妇女发展成妊娠期高血压，虽然血压有轻微的起伏是正常的，但仍需要仔细的监测，如果有必要使用药物治疗。

妊娠后期，医生或助产士使用听诊器进行胎心检查，孕妇自己的心跳也要检查。

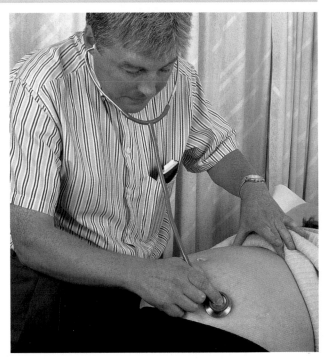

激素增加的影响

妊娠期间解剖和生理变化很多都是由激素引起的，其中有的会引起不良反应，需要治疗。

呼吸困难

许多妇女在怀孕期间有气促的感觉，这很可能是孕激素的作用，激素增加了大脑对血液中的二氧化碳含量的敏感性，刺激了呼吸中枢。

主要的解剖变化是膈肌升高，特别是在怀孕晚期。这是因为胸廓向上扩大，这种感觉可能在不同的程度还能忍受，但也可能会引起明显的呼吸急促。

泌尿系统感染的风险

在妊娠期，肾脏的血流量上升了40%，增加肾脏过滤废物的能力。另外，孕激素会引起血管和肌肉松弛。而排尿（小便）的频率明显增加，是由于尿液产生明显增加，这在妊娠早期更明显。

在妊娠晚期，子宫体积的扩大压迫膀胱，增加了排尿的频率。孕酮也影响肌性输尿管壁，导致输尿管扩张。这种变化可能造成的不利影响是泌尿道感染的风险增加。基于这个原因，需要经常进行尿液常规的细菌培养检查。

泌尿系统的变化

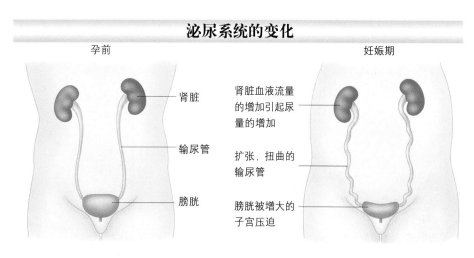

孕前　　　　　　　　　　　　妊娠期

肾脏

输尿管

膀胱

肾脏血液流量的增加引起尿量的增加

扩张，扭曲的输尿管

膀胱被增大的子宫压迫

在怀孕期间，输尿管不仅延长，而且变得更加曲折和扩张。不断扩大的子宫压迫位于下方的膀胱。

背痛

孕妇患背痛是很常见的一种症状。人体释放激素，软化支撑骨盆带的韧带和肌肉。其中骨头由软骨分隔的关节尤其受到影响，如脊椎和骨盆的骶髂关节。如果没有骨盆腔内各个骨关节（耻骨联合）的松动，新生儿可能无法通过产道。

关节疼痛的最好治疗方法就是休息。乙酰氨基酚是许多妇女减轻疼痛的首选，但非甾体抗炎药，如布洛芬，需经产科医生的同意才能服用，如有必要可以用药直到妊娠的最后4周。如果疼痛持续，可能需要产科物理治疗师的帮助，他可以给孕妇各种骨盆和背部运动，以改善她的姿势，缓解不适。

如果孕妇双腿疼痛，她可能需要进一步的检查。放射线检查（X射线）可能是有必要的，可以排除先天性骨骼异常，椎间盘脱出或妊娠期骨质疏松症的可能。

孕妇背痛是很常见的，产前辅导课程可以提供良好的指导，建议改善姿势以减轻疼痛。

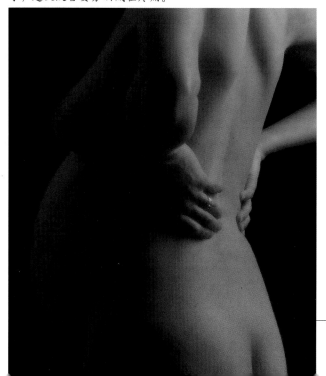

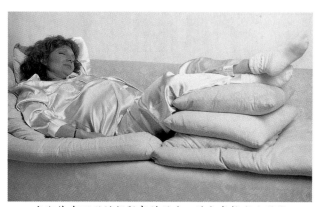

定期休息可以缓解腰部的压力。避免脊柱弯曲紧张。

染色体异常的检查

妊娠女性接受染色体异常的筛查，染色体异常会影响胎儿，很多检查可以发现类似唐氏综合征这样的疾病。

任何年龄的妊娠女性，都可能并发胎儿染色体异常，像唐氏综合征，它是出生时最常见染色体异常。还有许多其他的潜在染色体异常，有一些是致命的，有一些导致妊娠早期流产。即使有些染色体异常，最初妊娠得以继续，但最终还是胎死宫内或发生新生儿死亡。

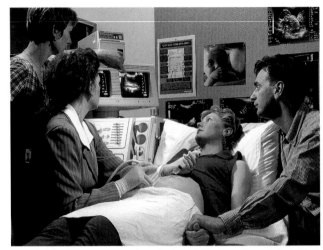

超声用于侵入性检查。这个图像技术可用于引导穿刺针进入获得标本的位置。

胎儿细胞

妊娠时，染色体异常的确诊检查需要获得胎儿细胞分析胎儿染色体核型。最理想获得胎儿细胞的途径是不危及妊娠的。科学研究已从母亲的血中分离出胎儿细胞，它可用于分析胎儿染色体核型而不危及妊娠。

胎儿染色体的最终确定依赖侵入性检查：绒毛活检，羊膜腔穿刺术和脐带穿刺术。这些检查分别于孕11～14周，孕15～19周和孕20周以后进行。

11～14孕周检查

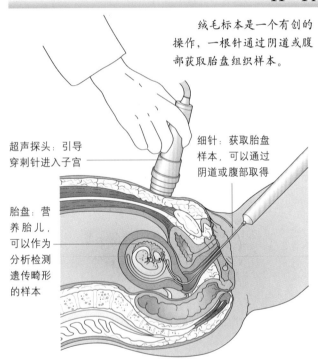

绒毛标本是一个有创的操作，一根针通过阴道或腹部获取胎盘组织样本。

超声探头：引导穿刺针进入子宫

细针：获取胎盘样本，可以通过阴道或腹部取得

胎盘：营养胎儿，可以作为分析检测遗传畸形的样本

从11～14孕周，孕妇接受NT（颈项透明层）筛查。如果需要，进行绒毛活检检查。

◆ 颈项透明层

在20世纪80年代末90年代初，超声观察发现，染色体异常时胎儿颈后部一个小空间可以增大。通过空间的大小，母亲的年龄和胎儿大小可以计算一个风险值。此外，妊娠早期蛋白质、激素测定，结合超声筛查资料，可以提供一个更精确的风险估计。

证据提示颈项透明层筛查可以发现85%～90%染色体缺陷。筛查在孕11～14周进行。筛查阳性的妇女接受绒毛活检，羊膜腔穿刺或详细的胎儿异常超声筛查。

◆ 绒毛活检

这是一个侵入性操作，获取少量胎盘组织。由于胎盘来源于受精卵，正常情况下它的细胞与胎儿的细胞相一致。

绒毛活检通常采用两种办法：一种是由超声引导，一根细针经宫颈进入胎盘组织，另一种是经母亲的腹部一根细针插进胎盘里。当针插入前先做局部麻醉。细针抽取大约30毫克胎盘组织用于检查。检查有1%～2%的流产危险。

绒毛活检具有早期诊断潜在染色体异常的优点。但是在孕9周前进行与胎儿不正常肢体形成有关，因此不再推荐在早期使用这个检查。

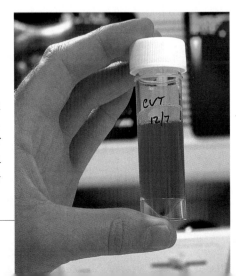

一旦胎盘组织标本获得，它用于遗传异常的分析。这个组织与胎儿的遗传基因相同。

15～19孕周检查

妊娠晚些时候进行进一步的筛查，寻找胎儿异常情况。

◆ 羊膜腔穿刺术

羊膜腔穿刺术在超声引导下进行，一根细针从母亲腹壁进入羊膜囊。这个检查常在16孕周进行，常规对象是年龄超过35岁的孕妇。

获取15～20毫升羊水用于分析。在一些中心，3天内可获得一个初步的常见染色体异常的结果。不过最后的培养结果需2～3周。

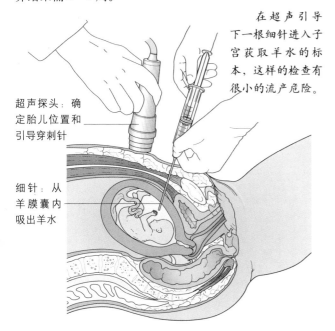

在超声引导下一根细针进入子宫获取羊水的标本，这样的检查有很小的流产危险。

超声探头：确定胎儿位置和引导穿刺针

细针：从羊膜囊内吸出羊水

从羊膜囊抽取的羊水包含胎儿细胞，这些细胞培养后检测常见染色体是否异常。

羊膜腔穿刺检查有约1%的流产率。也有细胞不能生长、得不到结果的可能，或细胞生长混乱，导致细胞混合物（一种嵌合体），需要其他检查的可能。

◆ 血清筛查

这个方法可用于筛查所有年龄的女性。研究显示，如果胎儿是异常的，妊娠期产生的激素、蛋白质可出现不同的偏高或偏低的数值，这些不同蛋白质的浓度可以测定，其结果可与期望值比较。

◆ 风险评估

结合母亲的年龄，孕周和化验结果，每一个妊娠妇女可以得到各自患唐氏综合征可能的风险值。这个风险值变化很大，从1：2可到更常见的一比几百或几千。

如果风险被证明危险为1：250或大于1：250，建议行羊膜腔穿刺术。

需要强调的是血清试验是一个筛查试验，而不是确诊试验，它能预测60%～70%唐氏综合征的可能性。大多数被评为高危风险值的孕妇要选择侵入性检查。这个检查在很多产前诊断中心可以做。

20孕周以后的检查

到孕20周，许多染色体异常的胎儿都会出现结构上的缺陷。例如大约1/3的唐氏综合征患儿有心脏缺陷，许多13-三体、18-三体儿有不正常的手指、脚趾、肾、唇和脑部结构的缺陷。

◆ 畸形筛查

结构异常可由超声筛查来诊断，有多于1个以上异常结构的胎儿有潜在问题的可能性很大。根据异常的情况，进行侵入性检查，确定观察到异常结构是否来源于染色体缺陷。

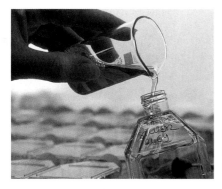

如果超声发现结构异常，孕妇要接受侵入性检查以明确诊断。

超声筛查不是一个诊断试验，没有侵入性检查，它能诊断大约50%唐氏综合征患儿。

◆ 脐带穿刺术

这是一个不常见的侵入性检查，仅仅从孕20周起在专科的中心进行。检查过程包括一根细针穿入脐带，取胎儿血进行检查。如果由专科医生操作，流产的危险大约1%，培养失败和结果不确定的风险也很小。

如果在超声筛查中测到与染色体相关的不正常缺陷，可以进行脐带穿刺术检查。如心脏缺陷可能与唐氏综合征有关，因此孕20周筛查到这些缺陷就要选择侵入性检查。

在孕20周左右再次进行超声筛查，此时常常能够检查到异常结构的胎儿，

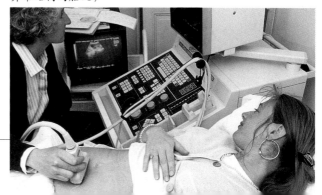

多胎妊娠

妊娠早期多胎妊娠常由超声筛查诊断。多胎妊娠对母体的负担巨大，多为早产分娩。

自古以来多胎妊娠一直被认为是一种迷人的现象，常给父母带来多种情感反应，从高兴到害怕。今天比以往任何时候更多发生多胎妊娠。妊娠期间她们有高度危险，需要高度关心，分娩时需要有经验的医生和助产士。

早期征象和诊断

当有多胎妊娠家族史或存在以下情况时，要怀疑多胎妊娠。

◆ 子宫比相应的孕周大。

◆ 严重的妊娠反应，尤其是恶心、呕吐。

确诊需要由超声检查诊断，可早至妊娠6周，如果双胎可见到两个独立的心跳。现在多数的双胎妊娠在分娩前已经检查得知。早期双胎妊娠，有20%在妊娠的头3个月末期一个胚胎流产。

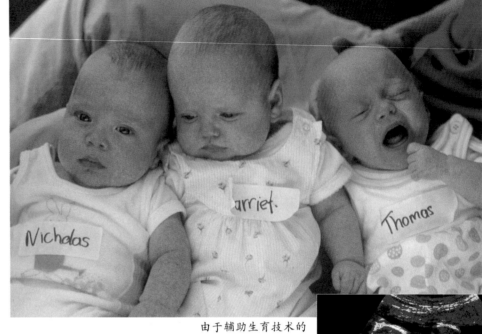

由于辅助生育技术的发展和广泛使用，多胎妊娠的发生率已经增加了。

多胎妊娠通常由常规的超声检查确诊，这个彩色图像显示双胎——他们的头可在图像上部见到。

双胎胚胎的发育

双胎有两种类型：

◆ 一个卵子排卵、受精，在发育期间很早分裂为双胎。

◆ 两个卵子排卵，分别与一个精子受精。

第一种情况结果是两个胎儿有相同的遗传基因（单卵双胎）。第二种情况为两个胎儿有相同的特征和遗传基因不一致的双胎，更为常见（双卵双胎）。

发生率

单卵双胎的出生率比较稳定，在世界范围内大约是4:1000。但是双卵双胎的概率与种族、年龄、以前生育孩子的次数等因素有关。

一个37岁的妇女怀双胎，可能比一个20岁的妇女高4倍。大体上，自然出生双胎为1:80，三胎为1:6400。由于促排卵药物广泛使用，实际出生率比这个高。

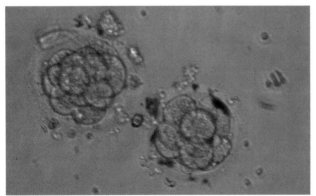

两个8细胞团受精卵在这个图中见到。不孕治疗常导致多胎妊娠。

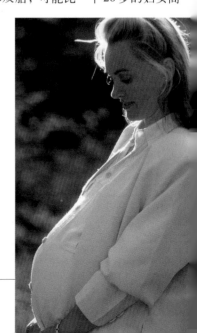

建议多胎妊娠的母亲得到额外的照顾，以减少高血压的危险。

多胎妊娠的监护

一旦一个多胎妊娠确诊，孕妇将经历定期的超声检查，监测胎儿的生长，观察并发症。

许多怀孕的妇女在孕14~20周去医院检查，这时多胎妊娠通常已经确诊。

可能的并发症

大多数妊娠并发症在多胎妊娠更常见，因此需要更多的产前护理。一些并发症与双胎妊娠母亲额外代谢负担相关：

◆ 额外产生半升血液。

◆ 更快和更强的心跳。

◆ 额外的营养需要。

双胎妊娠高血压比正常妊娠高出2~3倍，且开始得更早。

孕32周前双胎妊娠胎儿的生长与单胎妊娠通常一样，这以后出现生长问题的几率会增加。

特殊化验

筛查唐氏综合征的血化验，对双胎的精确度更低。但它的风险值评估可用超声筛查，寻找一个厚的颈区皱褶即颈项透明层来估计。这些情况在第一次就诊时将讨论，孕18~20周的超声筛查通常检查其他各项是否正常。

如果胎儿共享一个胎盘胎膜（单绒毛膜），有一种罕见的危险，即连接的血管，导致一个胎儿生长会影响另一个胎儿生长（双生胎儿血液交换综合征）。这个问题的超声筛查通常在孕24~26周进行。

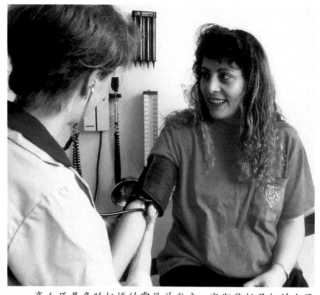

高血压是多胎妊娠的常见并发症，定期监护孕妇的血压是必须的。

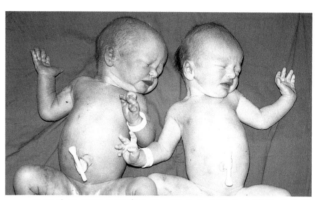

双胎总是于预产期前分娩，这是由于过度膨胀的子宫导致早产。

分娩

大约1/3的双胎在37周前分娩，早产是多胎妊娠的最大危险。双胎平均孕周是37周，三胎是35周，四胎是28周。多胎分娩更倾向于剖宫产术。

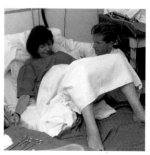

双胎有并发症增加的危险，双胎分娩常规需儿科医生到场，而母亲状况也需要仔细的评估。

胎儿先露

头、头	头、臀	臀、臀
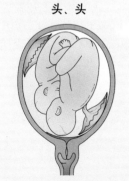	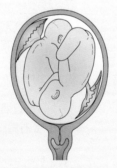	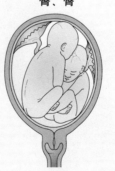
至妊娠后期，80%双胎第一个胎儿为头先露，其中一半以上的胎儿以头位分娩。双胎妊娠分娩时硬膜外麻醉是安全的，产科医生积极鼓励使用，万一需要任何帮助时，能提供非常好的无痛分娩的环境。	重要的因素是第一个胎儿的先露。即使第二个胎儿为臀位，常规分娩也是安全的。头、臀先露大约占分娩的25%，有时第二个胎儿需要助产甚至剖宫产。	有时双胎臀、臀阴道分娩是安全的，但是臀、头组合通常建议剖宫产。三胎或多胎常剖宫产分娩。多胎妊娠分娩引起的产后出血的危险是加大的。

妊娠期常见问题

妊娠期妇女身体有许多变化，可引起一些不适：如静脉曲张、张力性尿失禁和腕管综合征。

妊娠期许多影响妇女身体改变的现象，包括：

◆ 韧带、肌肉松弛和拉长——由于孕激素和松弛素水平的增加，这些妊娠激素有助于身体对分娩的准备。然而这些改变也导致肌肉骨骼问题，如背痛，骶髂部痛，耻骨联合处痛。骨盆肌肉变得功能缺陷，导致张力性尿失禁。

◆ 由增长的胎儿产生对孕妇身体结构的压力——压力向下施压于骨盆静脉和骨盆层肌肉，导致静脉曲张，张力性尿失禁。胎儿也可向上抬高压迫横膈和胸腔。

◆ 水潴留——导致腕管综合征。

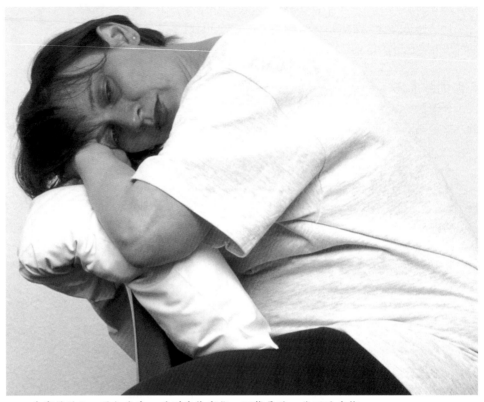

为容纳胎儿，孕妇发生一系列身体变化，可能导致一些不适症状。

静脉曲张

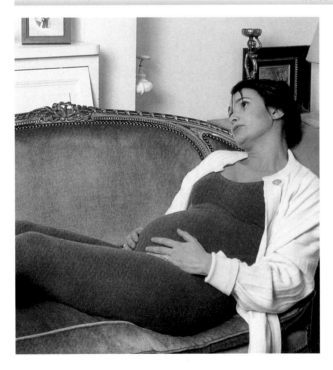

静脉曲张可以在妊娠期加重或首次出现。

原因

静脉曲张由增长的胎儿压迫骨盆静脉和下腔静脉引起，下腔静脉是输送身体下部血液返回到心脏。孕激素引起血管壁松弛而功能下降，此外妊娠妇女可以患痔疮和外阴部静脉曲张。

缓解措施

一些措施可以有助于减轻静脉曲张。

◆ 上下移动脚趾尖，有助于长时间站立时活动腓肠肌。

◆ 左侧位休息，这可以减少右侧腔静脉的压力。

◆ 休息时抬高足部，帮助血流回心脏。

◆ 不要交叉腿。

◆ 不穿短的紧身袜子。

◆ 如果做需要长久站立的工作，穿孕妇专用紧身衣。

◆ 做骨盆底练习，有助于患有痔疮或外阴静脉曲张的孕妇改善血流。

张力性尿失禁

张力性尿失禁是由于腹腔内压力增加时，尿液不自主地流出，特别是咳嗽，大笑，打喷嚏和其他身体活动时容易尿失禁。虽然张力性尿失禁常在分娩后出现，许多孕妇在妊娠期出现张力性尿失禁。

已经有孩子的妇女更有可能患张力性尿失禁，这是由于关闭膀胱防止尿液外漏的肌肉已经拉伸松弛。这些肌肉被称为盆底肌肉，一般认为孕期松弛素、孕激素水平增加使这些肌肉变松弛。

张力性尿失禁的处理

孕妇在妊娠期开始做骨盆底练习是重要的。这不仅加强了孕期肌肉力量，而且可能加强分娩后肌肉的力量。

研究显示，妊娠期做骨盆底练习的妇女比生完孩子后再做练习的妇女更少患张力性尿失禁。

盆底肌肉的收缩

当上厕所时，试图停止排尿时，盆底肌肉发挥作用了。当放一个手指在阴道里收紧肌肉时，可感到这些肌肉收缩。

孕妇在妊娠期每天练习几次收缩和放松这些肌肉，是个好方法。

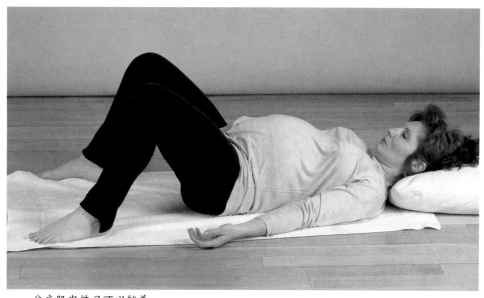

盆底肌肉练习可以躺着做、坐着做或站着做，盆底肌肉收缩和放松有助于孕妇加强肌肉力量和控制肌肉。

加强练习

有一系列的练习有助于孕妇加强盆底肌肉，包括：

◆ 当坐或站时候，把手放在胃部脐下，手指向下对着耻骨，然后盆底肌肉收缩，就好像要把这些肌肉向上拉向手里，尽可能用力挤，然后放松。

◆ 当坐或站时，设想盆底就像一架电梯，然后收缩从1数到5，紧紧绷紧，然后从5数到1，盆底放低，放松肌肉，这是一个控制肌肉的好练习。

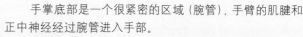

腕管综合征

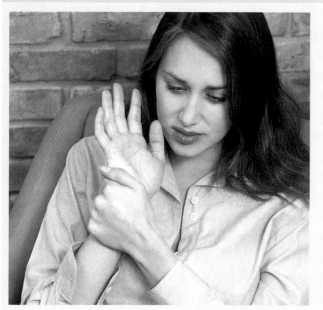

手掌底部是一个很紧密的区域（腕管），手臂的肌腱和正中神经经过腕管进入手部。

压迫神经

妊娠期如果有液体潴留，减少了腕管有效空间，神经受到压迫，引起拇指、示指、中指、环指刺痛感和麻木。

由于一天的压迫，到晚上疼痛不适加重。

夹板

理疗师将评估这个情况，用一个夹板以保持手在中间的位置。这是保持最大的空间使神经通过腕管的位置。

减轻疼痛

尽可能避免手臂向下长时间放在身体旁造成液体聚集。

如果晚间感到刺痛，上床前坐在有手把的座椅上，手靠在扶手上休息，可有效减轻肿胀，使刺痛感消失。不过分娩后不久这种情况很快消失。

妊娠期液体潴留引起腕管综合征，腕管空间减少压迫正中神经，引起刺痛感。

治疗妊娠期骨骼肌肉的紊乱

骨骼肌肉的紊乱，像背痛和肋痛是妊娠期常见问题，大约50%妊娠妇女有这些问题。

孕妇背痛是由脊柱韧带松弛性增加引起的,这主要由高水平的松弛素和孕激素所致。在超常练习和举重物时脊柱更易受损,尤其是骶骨和髂骨之间切应力的增加,骶髂关节受损更是容易。

当胎儿生长时,孕妇由于不良的姿势加重了脊柱不同地方的受压。

疼痛的部位

疼痛局限于腰部,也可放射到腹股沟、臀部和腿部。疼痛沿腿后部向下传递是由坐骨神经刺激引起,来自骶髂关节的疼痛常位于一侧骶骨,虽然也可能会在腹股沟处感到。

避免背痛

妊娠妇女拎重物时要给予特殊关照(如从车里取出购买的商品)。虽然练习是有益的,但一些活动(例如举重)可引起背疼。一些动作将损伤骨盆,一些简单的活动如蛙泳可加重骶髂关节疼痛。特别的产前瑜伽班可帮助改进姿势和呼吸,但是应避免过度伸展。

当长时间坐在椅子上应有腰部的支持。当站立时一个脚放在一个低的凳子上可以减轻腰部脊柱前凸。穿低跟鞋和练习骨盆倾斜伸直背部是有益的。

背痛的处理

腹横肌是腹部深部肌肉的一部分,像围腰一样支撑脊柱。有腰部痛病史的妇女可以从妊娠早期改变这些肌肉的姿势紧张而受益。

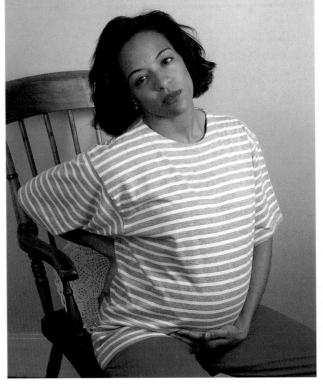

背痛影响大约一半的妊娠妇女。以前有背痛的妇女在妊娠时很容易复发。

如果疼痛严重,或持续几天,需要找理疗医师作一个评估。他们能使脊柱轻微松动,减轻疼痛,或进行治疗性练习。

一根孕妇支持带能减轻骶髂关节疼痛,因它能维持骨盆的稳定性。

肋间痛

肋间痛可能出现在妊娠晚期,这可能由于子宫内的胎儿向上进入胸廓或胸廓周围一系列肌肉和韧带的损伤。常常是一边明显,很痛,尤其胎儿踢腿时。妊娠晚期一旦胎儿向下进入骨盆,上述症状通常减轻。

肋痛的处理

当孕妇坐下时,背部小部分要受到支撑。坐在汽车里时要有特别的照顾,比如拿个小垫子或毛巾卷放在腰背部处是有益的。向上伸展手臂过头可减轻肋痛,理疗医师可施行轻微活动手法,并指导孕妇能减轻疼痛的体位。

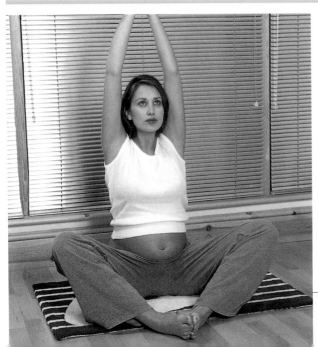

妊娠晚期肋痛由胎儿向上推进胸廓引起,高过头向上伸直手臂可减轻肋痛。

耻骨联合分离

骨盆两块主要骨骼在前面形成耻骨联合。孕期松弛素和孕激素使这一关节韧带松弛。耻骨联合松弛后可产生过度活动和剧烈的疼痛。

由于激素水平增加，孕期松弛的耻骨联合可能导致耻骨联合分离。虽然骨盆变得足够韧性以适应孩子出生时能通过这一通道，但是耻骨联合过度活动可产生剧烈疼痛，使人虚弱。

虽然这不是一个妊娠常见并发症，但应认识这些症状，予以治疗。

症状

常常在耻骨区域感到疼痛，且可放射到腹股沟、腹部和腿部。如果问题严重，当一个腿上下移动时，耻骨联合处可能发出"卡嗒"响。

上下楼梯，单腿站立，走路和在床上翻身时都感觉疼痛。耻骨联合可有剧烈的触痛。

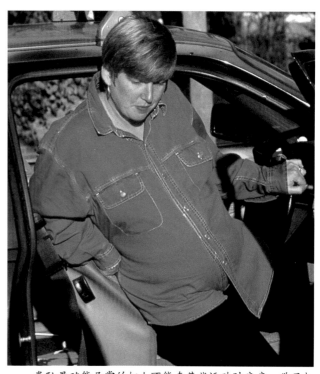

患耻骨功能异常的妇女可能在某些运动时疼痛。学习如何移动而不施压于耻骨联合是有益的，比如如何从汽车里出来。

缓解耻骨联合分离

对产科问题有经验的理疗医师能为孕妇提供一些缓解耻骨联合会分离的建议。一根孕妇支持带对限制两块耻骨间运动是有用的。

可以教孕妇如何起床或进出汽车等活动时不加压于耻骨联合上。

每个参与分娩的人都应该认识到这个问题，这点很重要。当分娩时，大腿向外展时，可能会加重耻骨联合的分离。

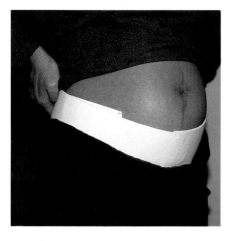

一根孕妇支持带可以支撑一部分身体重量而有助于减轻腰部疼痛。

产前练习

一系列练习可以减轻孕妇在妊娠期一些不适，重要的是孕妇要适度做这些练习。

四肢触地适当弓背有助于伸展脊柱，除了加强背部和骨盆的肌肉，这个练习也有助于减轻背痛。

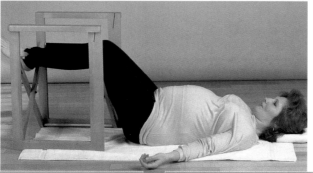

把腿搁在椅子上做仰卧起坐有助于减轻腿部痉挛，减轻腿部静脉曲张。这个练习也可加强腹部肌肉。

转向侧躺，一腿向上移跨过身体，伸展脊柱和骨盆。这个练习有助于减轻胎儿对脊柱的压力，减轻背痛。

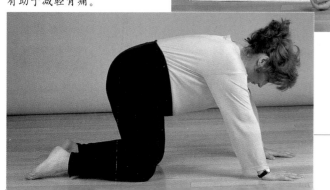

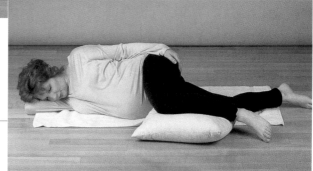

妊娠期出血

妊娠期如果严重出血会危及母亲、胎儿的生命。有许多可能的原因，治疗须严密观察，有时需要剖宫产。

妊娠期出血或产前出血，定义为孕24周以后有明显的产道出血，这导致胎儿血液供应缺乏，可对母亲和婴儿健康造成危险。

原因

出血原因是多种多样的。临床的诊断依据临床的症状和出血的程度。许多出血是轻微的和自发的，但所有出血应记录。

胎心率宫缩图用于观察子宫收缩和胎心，早产的首先症状宫缩可以通过胎心率电子监护仪被发现。

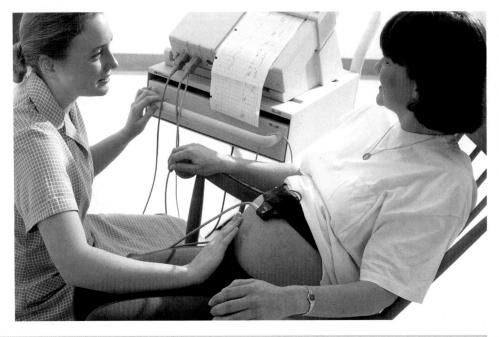

出血的可能原因

出血来自胎盘或宫颈，两者最主要的区别是是否胎盘位于子宫下段（前置胎盘）。

◆ 宫颈出血

妊娠期间宫颈管上皮外移，宫颈糜烂、外翻，上皮因而变软，容易出血。出血通常是少量的，常常发生在性生活后。有时感染导致宫颈外翻并且伴有阴道分泌物气味难闻。

◆ 前置胎盘

定义为孕28周后胎盘位置过低。在18周，1/6的孕妇有胎盘位置低。当子宫增长时，子宫相应的位置改变，到28周大部分胎盘位于子宫的上部。它更多见于吸烟者、前次剖宫产和高龄产妇。

◆ 胎盘早剥

如果胎盘与子宫分离，称为胎盘早剥，这是一种严重的情况，尤其是胎盘剥离面积大时，出血可导致早产。由于供应胎儿的血液中断，大多数胎盘早剥需要紧急剖宫产。但轻微程度被怀疑胎盘早剥者可以不分娩，须严密观察孕妇和胎儿。

◆ 边缘窦出血

边缘窦出血发生于胎盘边缘小部分区域，不损害母亲和胎儿。当宫颈看起来正常，没有前置胎盘和胎盘早剥，通过排除以后最后诊断边缘窦出血。典型的出血发生常在24小时内终止。

出血常见的原因

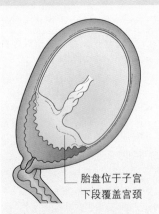

胎盘位于子宫下段覆盖宫颈

前置胎盘

出血可大量的，导致循环衰竭，这时候母亲和胎儿就有生命的危险，需要立刻剖宫产。

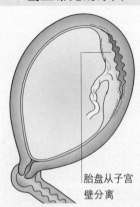

胎盘从子宫壁分离

胎盘早剥

这有潜在的母亲和胎儿的生命危险。会引起孕妇急性腹痛，循环衰竭，通常要立刻行剖宫产。

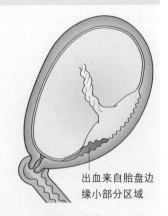

出血来自胎盘边缘小部分区域

边缘窦出血

少量血液失去，不影响胎儿及母亲的循环，常在24小时内恢复。

评估母亲和胎儿

孕期出血发生时需要医学评估和诊断，将进一步出血的危险降到最低。医生可用几种方法评估和处理母亲和胎儿。

孕妇一旦出现出血情况都应该及时就诊，到产前门诊或产房，腹部检查就可能找到原因：胎盘早剥时子宫是硬的，有触痛感；而前置胎盘常显臀位，或胎头高浮。

阴道检查

当超声检查排除前置胎盘时，进行阴道检查，可显示宫颈外翻。前置胎盘时进行阴道检查可导致出血，应尽量避免。

妊娠期许多出血量很小，并且能自行恢复，测血压和血细胞计数检查是重要的。

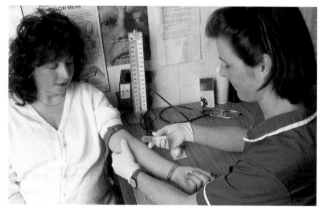

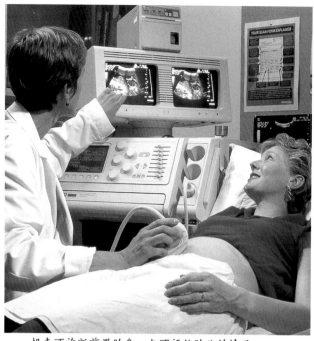

超声可诊断前置胎盘，也可评估胎儿的情况。

进行血液化验，检查母亲血细胞计数，确保急诊时就有匹配可输注的血液。建立静脉通道以作为预防。

评估胎儿

应用胎心率宫缩图或胎心率监护评估胎儿。胎盘出血可引起不规则宫缩和早产，最初的症状可在 CTG 监护时发现。超声检查则可排除前置胎盘，评估胎儿生长和胎儿健康情况。

进一步处理

妊娠妇女中量出血增加早产危险，应严密监测胎儿心率，以发现任何胎儿宫内窘迫的征象。

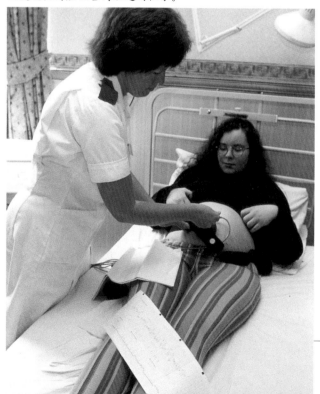

孕妇阴道出血通常要入院观察，绝大多数出血是轻微，自然止血的，仅需要入院观察 24 小时。

然而前置胎盘出血是不可预测的，许多孕妇需要长时期住院。当胎盘完全覆盖宫颈时，出血的危险性极大，正常分娩不可能，急诊行剖宫产的机器设备必须放在一边，随时可用。

早产

任何原因引起的中量出血，增加了早产的可能，早产可能是自然的或选择性剖宫产。

早产儿面临最大的问题是胎儿肺部不成熟。有早产危险的母亲，给予低剂量皮质激素，用以促进胎儿肺部的成熟，即使胎儿以后再足月出生也无害处。

血型

大约 1/15 孕妇为已知 Rh 阴性血型。为了预防以后妊娠的问题，在任何产前出血 72 小时里接受抗 D 注射是必要的。

流产

流产是早期妊娠最常见并发症，每年影响成千上万的妇女。流产的原因多种多样，但是有些流产的原因到目前为止尚不明了。

医学上流产的定义是孕24周前妊娠自发的丢失。在大多数情况下，无法预防流产，这是大自然的方式，确保只有健康的妊娠才能继续到足月。

大多数流产发生在妊娠早期，3个月后比较少见。研究显示，1/4的妊娠由于各种原因而引起流产，最危险的时间是从停经前到大约8周（最后一次月经算起）。

最常见症状是出血，或少量呈点滴状，或大量出血，比月经量还大。有痉挛性疼痛或痛经一样疼痛。一些妇女有妊娠症状消失的情况，像乳房触痛。

流产的原因

超过60%的流产是由于卵子受精时，染色体交换发生问题，这完全是运气不好。另一个主要原因为胚胎植入子宫内膜失败引起的。而宫颈松弛导致妊娠3个月后流产，这个比较少见。孕妇年龄偏大容易流产，这是因为卵子衰老的缘故。流产与工作压力、缺乏休息无关。

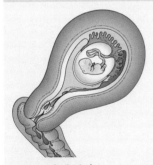

早期流产非常常见，原因并不完全清楚，许多情况下我们无法预防。

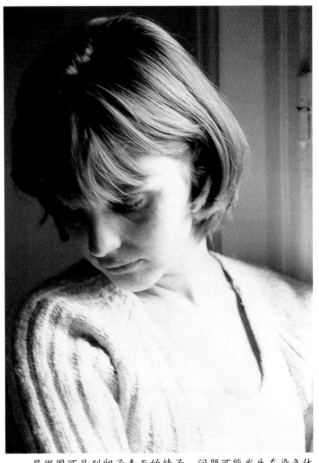

显微图可见到卵子表面的精子，问题可能发生在染色体交换而导致流产。

流产类型

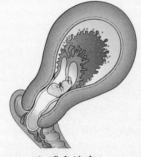

1. 先兆流产

在妊娠早期当一个妇女阴道出血时诊断为先兆流产（孕妇可能有也可能没有疼痛的感觉）。阴道检查宫颈口未开，超声见一个正常的羊囊和胎心。几乎所有的妊娠可以继续到正常足月。

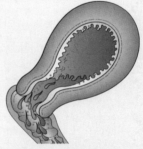

2. 难免流产

妊娠早期出血，子宫强烈疼痛性收缩。检查时宫口已扩张，部分羊囊可突于宫颈口。当流产继续时，子宫内妊娠产物常不能完整排出。

3. 不全流产

流产开始以后，妊娠产物将排出。当一些组织留在子宫内时发生不全流产。超声可见子宫内残留物，然而需要将它们排出子宫。

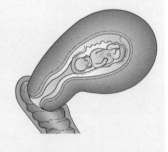

4. 稽留流产

妊娠停止生长已几周，而此时无阴道出血，但常常有少量暗棕色的血液，妊娠症状消失，这称为"枯萎卵"，产生原因与常见的流产原因一样。

流产调查

妊娠早期出血的许多妇女去当地医院检查和评估。

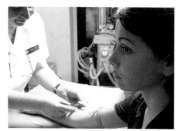

护士和医生将看患者，问病史，检查患者，然后安排检查，包括：

◆ 血细胞计数

这可保证出血而不导致贫血；

◆ 血型

一些为阴性O血型的孕妇需要注射，预防以后的妊娠问题；

验血，看孕妇是否贫血；检查血型和HCG激素。

◆ 妊娠试验

血检查测试妊娠激素HCG；

◆ 超声检查

显示子宫和发育的受精卵。如果妊娠是健康的和持续的，在一定的孕周可见到胎心搏动，通过阴道的超声检查可得到高清的更正确的图像。

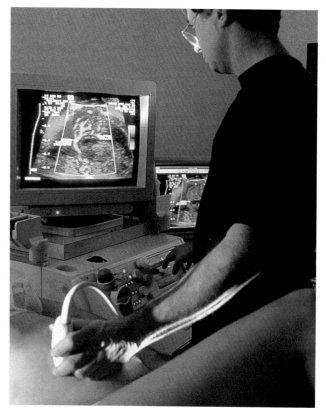

超声检查医生可以看到胎儿和胎心搏动。这是妊娠出血评估时重要的环节。

结果

比较HCG试验与超声结果之间的关系，通常可以发现问题所在。例如通过超声可见到确定的胎心，那么妊娠可以得到保证。如果子宫内未见到胎心，HCG水平很低，那么妊娠可能无法继续。如果胚胎＞10毫米（0.4英寸），未见到胎心，那么可以肯定是稽留流产。7～10天后重复超声检查，监测胎儿。

治疗选择

如果是完全流产则不需处理。如果是难免流产、不全流产和稽留流产需进一步治疗。在一些病例中，需要等待一些时间，顺其自然。稽留流产当妊娠继续超过6～8周时，或当有大量出血时，需要使用药物或手术治疗。

◆ 药物治疗

可使用米索前列醇药物引起子宫收缩，排出妊娠残留物。虽然这避免了手术，但出血的时间更长，而且只有50%成功率。

◆ 手术治疗

这是一个用时很少的手术，清除子宫内残留妊娠产物，称为清宫术（ERPOC），或有时称为扩张刮宫术，操作约5分钟，一根软塑料管从宫颈进入子宫，吸出宫内残留组织。

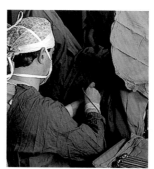

一些女性需要经历一个用时很少的外科手术清除宫内残留组织，这被称为扩张刮宫术。

流产以后需要进一步治疗，不管是手术治疗或药物治疗。还需要医疗咨询。

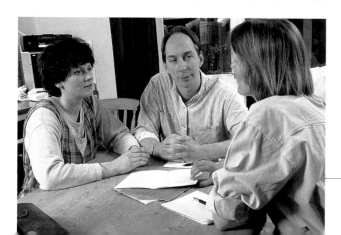

流产以后

流产以后约10天出血就停止了，6周左右开始下一月经周期。感染可以使出血延长或有异味分泌物排出，这需要抗生素治疗。

同样，悲伤是对流产的正常反应，程度可能和丢失其他东西一样强烈。许多妇女描述了流产后麻木和空虚的心情，一些夫妇独处，感到孤单，不与人来往，有的人则期望交流。许多医院提供了咨询热线，让人交流，提供建议和帮助。

复发性流产

大约1/30对夫妇中有发生2次流产。一旦经历3次流产，需要向专科医生咨询，以寻找原因。

妊娠期高血压

子痫前期是妊娠期高血压的医学术语，它影响到1/10的孕妇的健康。如果不治疗高血压将导致子痫，它对母亲和胎儿都是危险。

高血压是妊娠期最常见，也是最危险疾病之一。一旦子痫前期严重，往往是导致母亲死亡的原因之一，也可以引起胎儿生长发育异常甚至早产。认识其早期征象可以挽救生命。

妊娠期高血压的类型

子痫前期和其他高血压疾病大约影响1/10的初产妇，对大多数孕妇来讲有轻微的不便，即助产士在妊娠晚期需要增加额外的产前检查次数。在妊娠期影响孕妇的高血压有三种类型：

◆ 妊娠前患有高血压，它使正常妊娠变得复杂，有时虽然患有高血压，却是在妊娠期第一次明确诊断。

◆ 妊娠诱发高血压（PIH），这在妊娠期发生，无蛋白尿，产后6周完全恢复。

◆ 子痫前期—高血压伴随着身体其他系统一系列症状，最常见的是有蛋白尿。

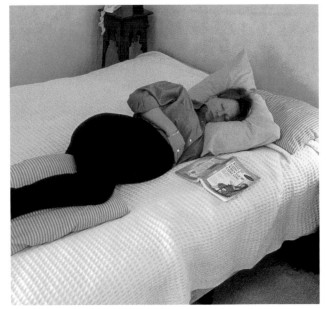

子痫前期是妊娠的严重并发症。它可导致母胎死亡，但大多数能成功的治疗。

危险因素

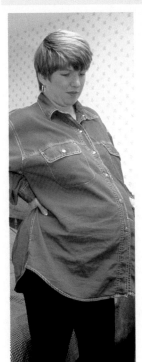

当检查出高血压时，主要是确定高血压的类型，并且评估其严重程度，这些经常可以不住院完成，但有时需要进一步检查。

导致子痫前期的几种危险因素：

◆ 初次妊娠
◆ 前次妊娠有子痫前期
◆ 年龄不满20岁或超过35岁
◆ 矮小身材
◆ 偏头痛
◆ 子痫前期或子痫家属史
◆ 高血压史
◆ 体重偏低
◆ 多胎妊娠
◆ 其他疾病像红斑狼疮、糖尿病和雷诺病史。

有子痫前期危险的孕妇在整个孕期需要仔细评估和监护。

子痫前期症状

子痫前期有严重的并发症，危及母胎的健康，妊娠期高血压疾病须接受治疗，以防子痫。子痫的典型临床表现为抽搐和昏迷状态。

早期发现症状，及时治疗可预防子痫发生。症状包括：

◆ 闪电感、视物条纹状、眼中线状物或失明
◆ 眼遇光刺痛（畏光症）
◆ 头痛
◆ 上腹部疼痛或右侧肋下疼痛
◆ 呕吐
◆ 不适感（整个人感觉不舒服）。

子痫前期的主要症状是高血压，在妊娠期常规产前检查可以检查出高血压

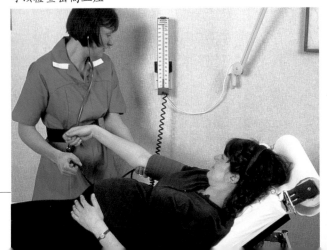

子痫前期的诊断

许多孕妇没有典型的症状，由助产士在常规产前检查中第一次测到高血压。如果检查出高血压，应在短期内复测血压。通常血压低于140/90mmHg这是正常的血压，持续超过这一水平是不正常的。

助产士或医生还要应用试纸检查尿蛋白，通过阴性、微量1+、2+或3+表明蛋白尿的定量，蛋白尿持续1+或以上为有临床意义，需要进一步检查。

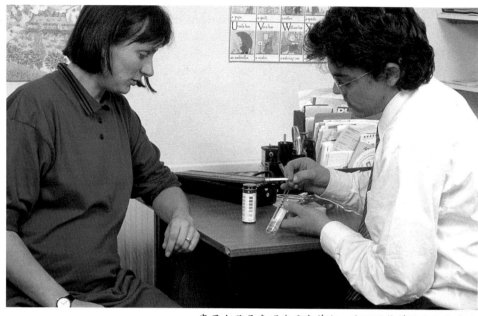

高蛋白尿是表明为子痫前期，这可用简单的试纸检查直接得到结果。

医院检查

高血压持续增高时，进一步在医院里安排检查以确定疾病的严重性。为明确诊断子痫前期，需要收集24小时尿液，检测尿蛋白水平，大于300毫克/24小时显示为子痫前期。

其他化验包括血细胞计数，肾和肝功能化验。

CTG的胎心监护评价胎儿健康的情况，做超声检查胎儿生长发育和羊水量，以及脐带血流的情况（多普勒检查）。

即使不住院，也能对孕妇进行密切观察，如1周2次产前检查，严重的需要住院，每4小时测血压，计划分娩时间。

治疗选择

不是子痫前期的高血压可用抗高血压药治疗，像拉贝洛尔，甲基多巴，硝苯地平等。如有需要，妊娠任何阶段均可使用，这被证明是安全的，并可预防严重的并发症。

子痫前期病例，有时短期使用抗高血压药物治疗。除了轻的病例，分娩是主要的治疗手段。

很幸运的是大多数子痫前期发生在妊娠晚期，但是严重的早发型病例，通过剖宫产早产分娩是难免的，孕34周以后可考虑引产。

如果子痫前期威胁母胎的健康，剖宫产早产分娩是可行的。

子痫

子痫前期非常严重，可发展到子痫发作或抽搐。幸运的是这很少见，往往大多数孕妇到达这个时候前已经分娩了。

以后妊娠高血压疾病复发

如果初次妊娠发生子痫前期，第二次妊娠再发生的可能性很高，足月轻度子痫前期很少复发（5%～10%），即使复发也是轻度的。重度子痫前期的复发率是20%～25%。子痫以后，约1/4再次并发子痫前期，仅2%再次并发子痫。

子痫前期发展为慢性高血压是常见的，两年中发生率约为15%。子痫或重度子痫前期发展为慢性高血压的可能性更大，达到30%～35%。

子痫前期初产妇比经产妇更多发生。

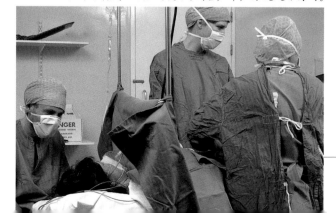

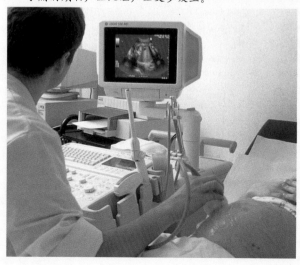

异位妊娠

异位的意思是"远离常见的地方"。异位妊娠是指受精卵于子宫体腔以外着床植入，并继续发育。

正常卵子受精发生在输卵管外1/3处。4～5天后，受精卵不能到达子宫腔，在其他地方植入，发育为胎儿，就为异位妊娠。常发生在输卵管阻塞，输卵管不充分的收缩，输卵管内的纤毛不能将卵子输送到子宫腔等。

大多数异位妊娠开始在输卵管发育，但是输卵管太小，妊娠不能继续，可能产生输卵管的破裂。异位妊娠的胎儿组织发育的位置决定了妊娠的结果。

发生率

异位妊娠发生率在1：100至1：40之间，在世界范围内发生率有增加的趋势。部分由于盆腔感染增加，其中许多由性传播病菌沙眼衣原体引起。

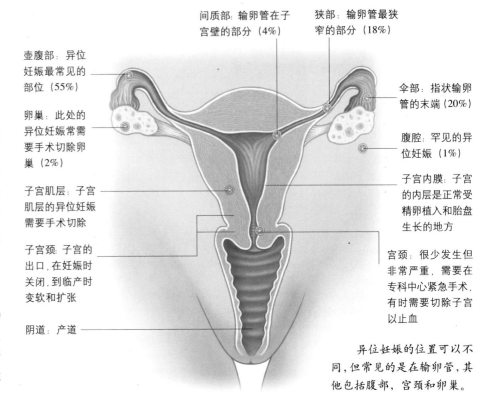

间质部：输卵管在子宫壁的部分（4%）

狭部：输卵管最狭窄的部分（18%）

壶腹部：异位妊娠最常见的部位（55%）

伞部：指状输卵管的末端（20%）

卵巢：此处的异位妊娠常需要手术切除卵巢（2%）

腹腔：罕见的异位妊娠（1%）

子宫肌层：子宫肌层的异位妊娠需要手术切除

子宫内膜：子宫的内层是正常受精卵植入和胎盘生长的地方

子宫颈：子宫的出口，在妊娠时关闭，到临产时变软和扩张

宫颈：很少发生但非常严重，需要在专科中心紧急手术，有时需要切除子宫以止血

阴道：产道

异位妊娠的位置可以不同，但常见的是在输卵管，其他包括腹部，宫颈和卵巢。

异位妊娠并发症

如失血明显，应立即施行手术治疗，须迅速输血以防休克。

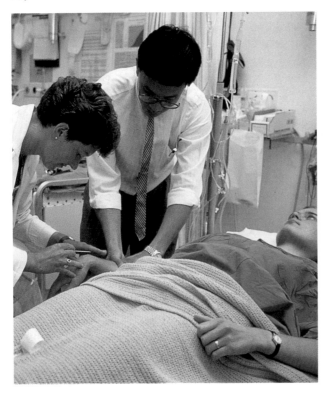

异位妊娠是一种需要紧急治疗的严重疾病。诊断有时是困难的，种种延误会增加并发症的危险。女性很少出现混合位置的妊娠，如子宫内存在正常的妊娠，同时又存在异位妊娠。

异位妊娠常见发生在妊娠的前8周，几乎100%异位妊娠胎儿不能存活。当胎儿发育到母亲组织破裂，发生腹腔内出血时，大约有0.1%母亲死亡。这是孕产妇产后出血导致母亲死亡的第二种最常见的原因。

危险因素

异位妊娠主要危险因素包括：

◆ 盆腔感染。

◆ 输卵管手术，当输卵管修复手术治疗不育症时增加异位妊娠危险。

◆ 绝育——妇女绝育后再次妊娠，异位妊娠的机会可高达10%。

◆ 以前有异位妊娠——有一次异位妊娠，那么再次妊娠，异位妊娠机会有10%～20%。

◆ 带环妊娠。

◆ 子宫内膜异位症（子宫内膜生长在子宫腔外）。

◆ 辅助生育，如IVF治疗。

诊断和治疗

异位妊娠的诊断可能是困难的。依据妊娠的时间和位置,治疗异位妊娠可以药物治疗,也可以是手术治疗。

有些异位妊娠的妇女知道她们已怀孕,有些不知道。异位妊娠的症状与阑尾炎等其他疾病有些相似,

典型的症状包括:

◆ 95% 妇女有下腹部酸痛。

◆ 75% 停经。

◆ 75% 不正常阴道流血、通常是点滴状。

◆ 腰部疼痛。

如果异位妊娠破裂、出血,其症状还包括:

◆ 突然下腹部剧烈尖锐疼痛,可放射到肩部。

腹部妊娠是罕见的,可长到腹部能触到,超声上可见到它的非正常位置。

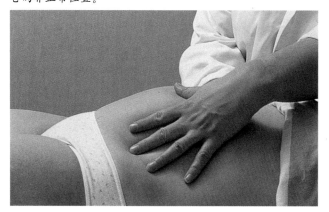

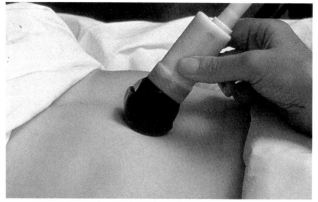

当异位妊娠时,超声检查通常可显示子宫增大但无胎儿或胎盘,子宫后发现液体。

◆ 头晕,晕倒或休克(血压下降和心跳加快)。

诊断试验

一系列诊断性化验可以确诊异位妊娠,包括:

◆ 血化验(妊娠试验)

依据每天 HCG 水平测量,这是一种由胎盘组织发育时产生的激素,异位妊娠的 HCG 的增加比正常妊娠低。

◆ 盆腔检查

可以有触痛,一侧附件(盆腔内子宫,宫颈侧部组织)有包块,宫颈有痛感。

◆ 阴道超声

超声能够显示子宫内无胎儿的存在。如果一个妇女妊娠试验呈阳性,但其他方法不能确定正常胎儿发育的证据时,可进行阴道超声检查。

异位妊娠处理

大约 20% 异位妊娠妇女由于休克住院,需要急诊治疗。治疗包括腹腔镜探查或剖腹探查,确定诊断,切除妊娠产物,修补周围组织,制止出血等。一旦孕妇大量出血需要输血。

如果孕妇是输卵管异位妊娠的话,有时不能做修补,修补后的输卵管可能是再次异位妊娠的高危因素,在这时不得不切除输卵管。

早期处理

早期诊断异位妊娠输卵管,在有破裂或出血症状前,孕妇可进行药物治疗而不是手术治疗。这个适合于未破裂的超声检查的包块小于 4 厘米(0.8 英寸),异位妊娠。

氨甲蝶呤,一种阻止细胞增殖的药物,通过肌内注射或直接注射入异位妊娠部位,然后通过妊娠试验和超声确诊已治愈。

研究显示,一些异位妊娠体内自行吸收而自愈,目前没有可靠办法预测哪些妇女会自愈。异位妊娠如继续发展,根据情况可选择药物治疗或手术治疗。

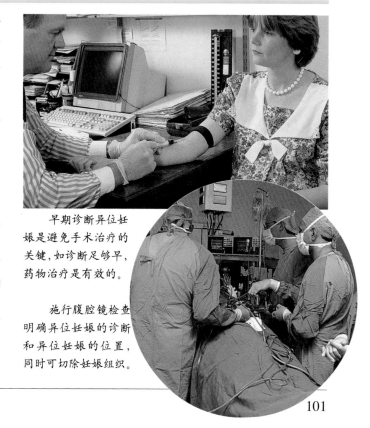

早期诊断异位妊娠是避免手术治疗的关键,如诊断足够早,药物治疗是有效的。

施行腹腔镜检查明确异位妊娠的诊断和异位妊娠的位置,同时可切除妊娠组织。

妊娠期疱疹

妊娠期生殖器疱疹对未出生的胎儿有潜在的危险。为避免疱疹感染的母婴传播，可能需要药物治疗，甚至手术干预。

生殖器疱疹由人类单纯疱疹病毒(HSV)引起的，分两型，1型(HSV-1)和2型(HSV-2)。

如果疱疹感染发生在妊娠期，可能有严重的后果，处理需要依据疱疹发展的阶段而定。

疱疹感染

当人的黏膜和皮肤暴露在一个被疱疹病毒感染的人的黏膜和皮肤时，会发生疱疹感染，特别是嘴、唇、阴茎、阴唇、阴道和直肠处，皮肤最易受暴露而感染。

由疱疹引起的嘴部等处溃疡称为冷溃疡。当这些冷溃疡出现在生殖器、直肠周围，很可能是HSV-1或HSV-2疱疹病毒引起的。如有嘴部溃疡的人经口交可感染到另一个人的生殖器。

疱疹感染会持续终身，无法治愈。且大多数人没什么症状，也不知道他们曾暴露在疱疹病毒中。

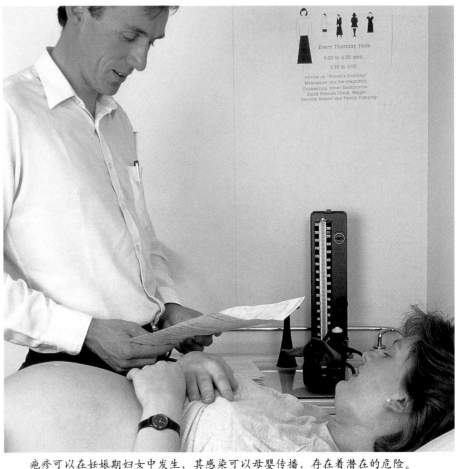

疱疹可以在妊娠期妇女中发生，其感染可以母婴传播，存在着潜在的危险。

妊娠期危险

妊娠期生殖道疱疹感染的危险有：

◆ 自然流产。

◆ 早产。

◆ 胎儿感染疱疹（先天性疱疹）或出生后不久就出现疱疹（新生儿疱疹）。

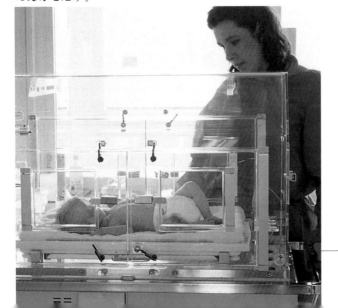

妊娠期母亲感染疱疹导致胎儿过早出生，这些早产的婴儿更易患疱疹。

胎儿的危险

有先天性或新生儿疱疹的孩子常病得很重，有些情况可以导致神经系统发育不正常，甚至危及生命。

在英国10万例活产儿中仅有2例是新生儿疱疹，新生儿疱疹是相当少见的。

妊娠期

妊娠期患疱疹病毒的感染的危险，与母亲在妊娠时是第一次感染疱疹病毒，还是在妊娠前已经感染过疱疹病毒有关。

原发感染的结果与发生感染时的妊娠不同阶段有关，治疗也不尽相同。

疱疹感染的处理

早期妊娠（0～12孕周），原发疱疹病毒感染引起流产的概率极低。如果不流产，妊娠将继续，胎儿不发生畸形。目前无证据表明妊娠早期生殖道疱疹原发感染的孕妇应终止妊娠。

药物治疗

许多妊娠妇女选择或被建议妊娠期不用任何药物治疗。然而，没有证据表明治疗疱疹的药物阿昔洛韦对未出生的胎儿有不良反应。如果能减轻母亲的症状，证实了它的价值。

是否需要治疗，专家的意见应该考虑。

在妊娠中期（12～24孕周），治疗原发感染生殖道疱疹与妊娠早期的治疗相同。

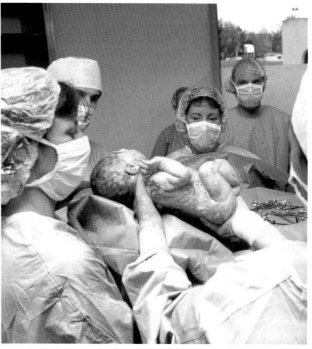

如在分娩期孕妇有原发疱疹病毒感染，病毒可能传播给胎儿，需要行剖宫产。

妊娠晚期

当原发感染生殖道疱疹发生在妊娠晚期（24～36孕周），有早产的危险，特别是当感染发生在临产的同时，阴道分娩会将病毒传染给胎儿。

由于这个原因，目前英国的妊娠期生殖道疱疹病毒感染的处理指南推荐在妊娠晚期的原发感染的孕妇施行剖宫产分娩。特别是对分娩前出现感染症状达到6周的孕妇。

有时母亲入院太迟了，无法施行剖宫术，或者因为医学原因做剖宫产有危险或者无条件施行剖宫产，在这种情况下，产科医生建议用阿昔洛韦药物治疗孕妇和新生儿。

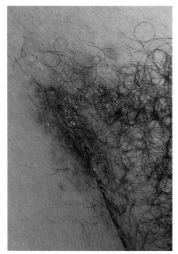

疱疹可能引起生殖道周围皮肤的溃疡，药物可以减轻症状，对孕妇可能有益。

建议

为减少孕妇疱疹感染的危险：

◆ 如果有生殖道疱疹病毒感染史的孕妇在预约产前检查时应告知她们的医生。

◆ 如果男性性伴侣患有疱疹病毒感染时，应避免性接触。孕妇在妊娠期，特别是在妊娠晚期，应考虑使用避孕套。在妊娠晚期或孕36周以后，避免性生活。

◆ 如果男性性伴侣有生殖道疱疹而不确定时，需要做血液检查，有助于了解以前是否感染过。然而这化验没有广泛应用，而且不是十分可靠。

◆ 到本地生殖泌尿医疗诊所咨询疱疹感染，在那里可以获得好的建议，并有宣传资料可获取。

◆ 记住冷溃疡的疱疹病毒可以通过口交传播到生殖道。

复发的疱疹

复发性疱疹的妇女妊娠期不大会影响胎儿，如果疱疹感染发生在分娩时，有传染给胎儿的风险，但是风险较小。当分娩时疱疹感染者无可见的溃疡，许多产科医生允许阴道分娩。

剖宫产

当临产分娩时有可见的疱疹溃疡，应施行剖宫术。由于疱疹对胎儿的危险比较小，而剖宫产也有危险，所以两者危险性需要权衡考虑。

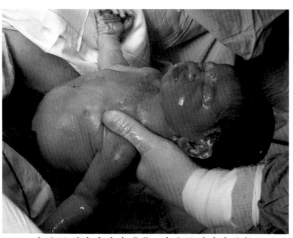

复发性的疱疹病毒感染，在分娩时病毒传播给胎儿的风险较小，因此可以阴道分娩。

分娩倒计时

妊娠最后几周可以看到胎儿完成他（她）的发育，准备来到这个世界。出生后为了生存，在第一时间他（她）不得不开始独立呼吸。

这些是胎儿发育的最后几周。到这个时期的最后，胎儿足月，子宫发育完成，胎儿聚集足够的皮下脂肪使它能够调节自己的体温。

虽然正常胎儿出生体重变化很大，一个足月健康婴儿的平均体重为3.4千克（7磅7盎司），男性婴儿比女性婴儿重些。非常年轻的妇女，如十几岁的母亲倾向于有一个小婴儿。很少有足月的婴儿体重超过4.5千克（10磅）。

到胎儿发育的最后阶段，指甲长到指、趾末端，大多数胎毛消失。如果还存在，那么出生后不久也会消失。婴儿身上通常覆盖了一层胎脂，主要在皮肤皱褶处，可以很厚。

从受精起，妊娠平均持续了38周，或从末次月经第一天

分娩后几秒，这个女孩的肺第一次充满空气，皮肤上仍有一些白的胎脂。

到第9个月末，多数胎儿已经呈现准备分娩的胎位，这是一个伪彩色的X线显示胎儿头（绿色）衔接在母亲的骨盆腔处。

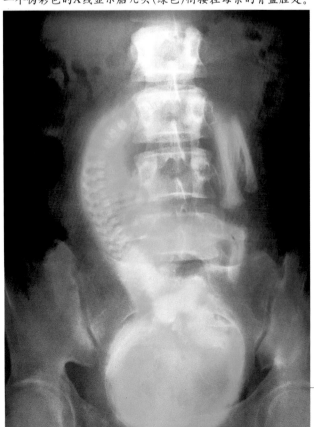

算起为40周。妊娠超过上述时期是常见的。

但是过期妊娠有时会有并发症，需要采取措施引产。

36 孕周

胎儿继续稳定生长。与以前的孕周期比较，胎儿的体重增速慢下来，头臀长度大约在360毫米，整个长度大约480毫米，现在胎儿的体重约3.15千克。

手指甲和脚趾甲几乎已长到指和趾顶。它们相当尖利，可能划破胎儿的脸或在分娩时划破产道。

37 孕周

胎儿继续增加体重，直到妊娠的最后1周。但是长度上不会增加很多，几乎接近足月大小，头臀长度到达370毫米，身长490毫米，体重约为3.3千克。

现在胎儿的大小在子宫内几乎无空间移动，羊水比前几周更少。虽然胎儿可以用上肢和腿猛动，这些母亲容易感受到，但胎儿运动没有过去那么自由了。

38 孕周

这通常被认为是妊娠的最后孕周。尽管许多妊娠尤其是初产妇，往往要到这个孕周以后分娩，但是这也没问题。这时，胎儿的平均头臀长度大约380毫米，身长大约500毫米，最后的出生体重大约3.4千克。

大多数初产妇，胎儿头下降进入母亲骨盆，为分娩做准备。而经产妇胎头上浮，直至分娩开始才下降。

胎儿胖乎乎的，因为皮下脂肪积聚，全身皮肤基本没有褶皱。在最后1周，每天有10～15克的脂肪聚集在胎儿身上。

头上的毛发长2～4厘米，在身体其他部分的胎毛几乎都消失了。婴儿身上可能还覆盖了一层胎脂，这些油腻的物质常在身体皮肤皱折处堆集，特别是腹股沟，腋窝和肘内。在这个阶段，眼睛通常有点蓝色，一直到分娩几周以后，眼睛才会呈现出永久的颜色。

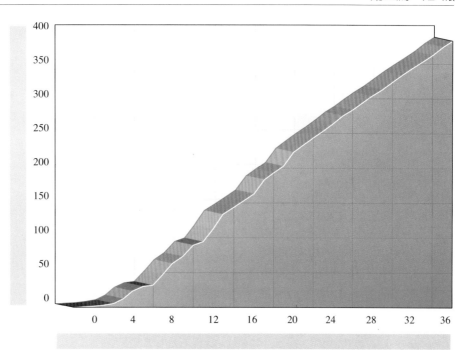

这图表表明整个38孕周的妊娠期，胎儿大小的平均增加值。从第1周到第4周是胚胎前期，在这个阶段要测量胚胎的整体大小。从第5周开始一直到最后，测量头臀长，作为评估胎儿发育的指标。

当一个妊娠过期时

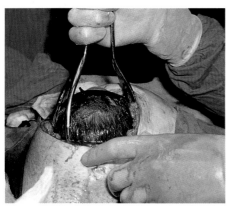

如果过期妊娠，或发生其他不能正常分娩的并发症，剖宫产是最好的选择。

剖宫产分娩后，常规断脐带，并进行一个常规检查以确认新生儿是否健康。

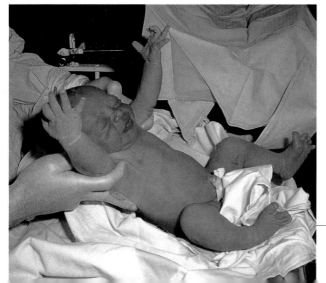

虽然38周是一个足月妊娠的平均孕周，但许多胎儿，尤其是初产出生往往是晚的，少于10%的胎儿恰能在她们的预产期分娩。

原因之一是日期计算错误，仅仅根据末次月经来计算，如果预产期不正确，胎儿仍正常发育、成长，直至足月大小。如果胎儿是真正过期，称为过期妊娠，可能发生有害的变化，特别是分娩时，容易产生问题。

许多胎脂消失了，或者变薄了，胎儿的皮肤容易受到羊水粗糙的作用而损伤。皮肤可能开始吸收液体，变得水肿，这在关节处显而易见，像手指关节。皮肤变干、破裂，开始脱落。

过期胎儿在子宫内体重继续增加。如果胎儿变得很大，特别是由于羊水潴留而浮肿，分娩时可能有问题。胎儿的头可能长得过大以至于不能经阴道正常分娩，过期胎儿使用产钳或剖宫产分娩很常见。

相反的事也会发生。胎儿很可能开始减轻体重，这是因为从30孕周起，胎盘功能开始减退，如果预产期后很久开始临产的话，胎盘不能有效提供养分，不能帮助胎儿呼吸，也不能支撑胎儿。一些过了期的婴儿看起来又长又瘦，他们的皮肤显得又皱又褶，这是因为他们不得不消耗自己的脂肪来营养自己，从而失去了一些脂肪储备。

由于这些原因，过期胎儿需要密切监护。如果预产期2周后未自然临产的话，实施药物人工引产或者剖宫术。

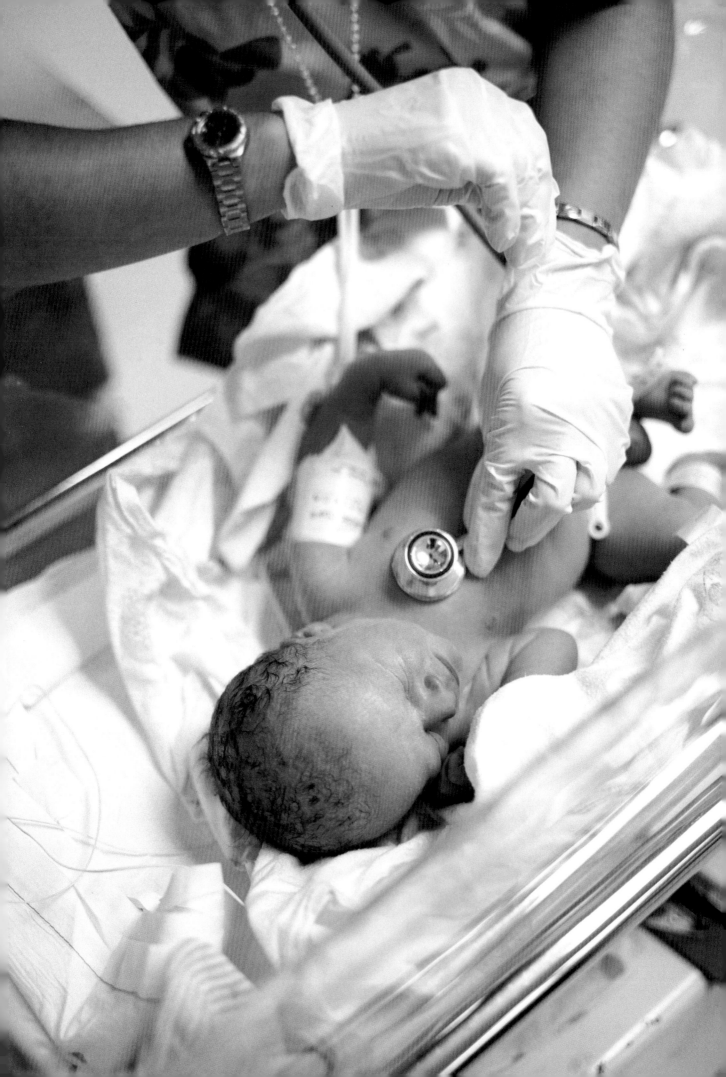

第三篇

分 娩

作为生命最自然的过程，分娩需要非常先进的健康服务体系的支持，几乎不能出错。

然而，分娩会是困难的经历，没有人能做好所有准备工作。因此，在此困难时刻，助产人员在现场给予支持是必不可少的，应优先考虑。

现在，分娩可以在医院或家里。分娩地点取决于父母的选择和是否存在任何可预见的问题。

考虑到分娩的性质，如果情况发生变化，应该适应新的情况，并做好放弃原定方案的准备，这一点是很重要的。

左图：护士检查在医院小床上的新生儿。新生儿检查可以确保婴儿是健康的，这是新生儿产后生长发育档案的最初的记录。

分娩开始

分娩的第一个信号通常是见红——在怀孕时封闭宫颈口的黏液栓子排出。第二个信号通常是包裹着胎儿的羊膜液囊破裂导致液体流出——即"破水"。

婴儿能从子宫出来，宫颈逐渐缩短和打开，最终达到10厘米（4英寸）宽，宫颈和子宫有效地连成一体，临时形成了一个产道。最初的收缩是为了扩张宫颈，这个过程需要12小时或更多时间，初次生产可能需要更长的时间。在第一阶段，需定期检测胎儿的心率和其他体征，观察是否有胎儿宫内窘迫。

疼痛是分娩的主要特征，虽然每个妇女有不同的感觉。有些产妇选择无止痛方式的自然分娩而另一些无法忍受这种疼痛。各种形式的止疼方式被利用来舒缓生产过程，包括吸入一氧化二氮 - 氧混合气体，

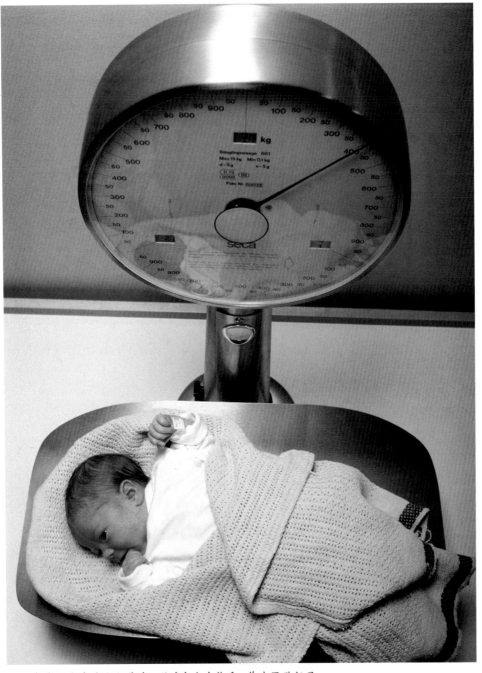

新生儿出生后立即称重，以确定出生体重，作为医学记录。

分娩的不同阶段

在分娩前几周，胎儿通常会下移到骨盆腔做好出生的准备。子宫做好准备，母亲将会经历生理性宫缩，腹部会发生轻微无痛的绷紧。然而，真正的分娩是以开始更强烈和疼痛的子宫肌肉收缩为预兆的。分娩有三个明显阶段：宫颈（在妊娠的过程中就开始变软）扩张，胎儿通过产道娩出，胎盘及在子宫内包裹着胎儿的羊膜排出。

注射哌替啶，或更有效的硬膜外麻醉。水中分娩有好处，按摩，芳香疗法和经皮电刺激神经疗法（TENS）也都各有优点。

孩子出生

一旦宫颈完全扩张，就是第二产程开始了。在接下去的20分钟至2小时内，胎儿向下移动，出产道。此时的收缩是为了达到排出婴儿的目的，变得更频繁。挤压成为一个不可控制的强烈要求，产妇会感到分娩的强烈需要——生理反应加剧且通常有愤怒的

表现。强烈的身体反应如恶心和急迫排便感也是常见的。当婴儿在产道中转着移动，产生直肠深压，挤压的渴望增强。然后当头部通过和挤出阴道（这通常被称为"胎头着冠"）产生刺痛和灼烧感。如胎头着冠过程发生困难，为了避免阴道撕裂，外阴切开术可能是必需的。在整个过程中，一个有经验的助产士或医生在场支持和引导产妇和她的配偶度过这个紊乱的时段。

胎盘排出

在第三产程中，子宫不断收缩来排出胎盘和胎膜。助产士通常会通过特殊药物的注射和对子宫温柔的操作来帮助这个过程。当胎盘从内膜脱落下来，血管通过子宫的有力收缩被封闭，子宫会收缩成硬球状器官。如果平安无事，这个最后过程母亲可能会没有注意到，她可能

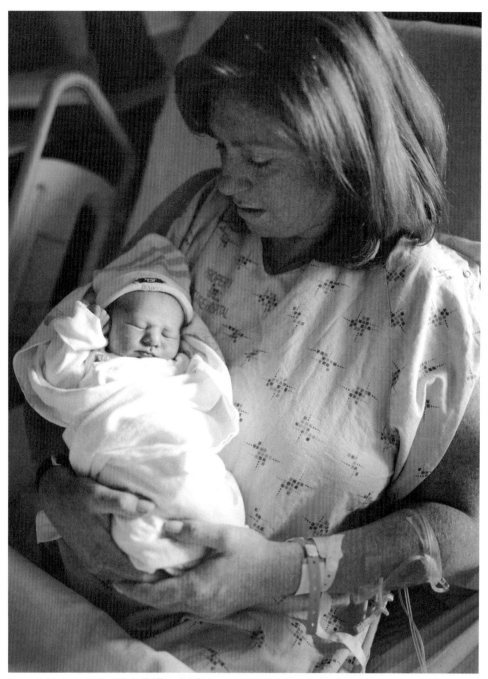

分娩后几小时，母亲抱着她的新生儿。

已经被孩子的出生弄得太兴奋而筋疲力尽了。

何时需要帮助

在有些情况下，助产士和医生必须介入，如生产过程发生不应发生的情况，或者婴儿宫内窘迫。在分娩之前，有些介入是可以预见的，例如婴儿在异常位置。如果事先预见各种情况，做好仔细安排在家分娩仍是可能的。然而，有些情况必须在医院分娩，有的时候还必须剖宫产。应该知道医护人员介入是为了确保母亲和孩子的安全，这很重要。如果一个产妇需要医生介入分娩，不应该认为这是件失败的事。

分娩经历

在分娩期间，产妇要经历很多身体上和情绪上的变化。分娩以宫颈扩张开始，到胎盘排出结束。

分娩分为三个不同的阶段，每个产妇的体验都是不一样的，每个阶段的时间对于不同的产妇和不同的分娩有巨大的差异。对初产妇一次分娩的平均时间是12~14小时，而经产妇大约7小时。

子宫收缩

第一产程，宫颈完全扩张使胎儿能通过。在整个妊娠过程中，宫颈起着使胎儿待在它应在位置的重要作用。在分娩的最初几个小时，宫颈的作用彻底改变了，它变成一个宽阔的、打开的、光滑的让胎儿产出的通道。

当子宫收缩方式改变，原本使宫颈扩张，变成推逼胎儿到这个世界，这是一个明显的转折点。在此期间，产妇通常经历显著的身体和心理上的变化。

子宫收缩变得更剧烈和更频繁，有时会有2~3次子宫收缩一起发生，孕妇连喘息机会都没有。这可能伴有颤抖、腹泻甚至呕吐等身体症状。

情绪变化

在此时，情绪变化能从产妇非个性的行为中显示出来。产妇可能变得极端易怒和不安。产妇在生产过程中对伴侣生气，并抱怨是他造成自己疼痛受苦，这很常见。在这个阶段，一些产妇说她们感到受够了，不想再生宝宝了，另一些则会开始呻吟。

第一次拥抱她的孩子，母亲感受多种情感，最主要的情感是如释重负。

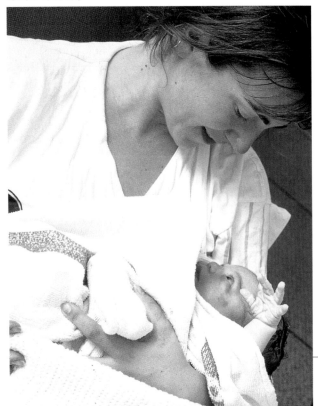

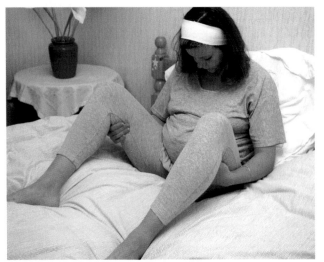

生产开始时，宫颈至少扩张到2厘米（0.8英寸）。收缩然后随着逐渐缩短的周期变得疼痛和规律。

婴儿的出生

第二产程以宫颈完全扩张为开始，胎儿的娩出为结束。这是一个排出的阶段，即母亲屏气呼吸将胎儿排出。很多产妇认为屏气呼吸排出胎儿的方法是不可想象的，但却惊讶地发现这是一种本能，是子宫一个自然而然的行为，她们无力抵抗。当胎儿通过阴道口，产妇要经历刺痛和烧灼感，这被一些人称为"中国式烧灼"。一些产妇会向下触摸婴儿的头部来欢迎他降临这个世界。

胎儿娩出后

产妇在医护人员帮助下产下新生儿，处在一种兴奋和愉悦的模糊状态中，很少注意胎盘胎膜的排出。

当孩子安全地躺在臂弯里，母亲感到如释重负。九个月的妊娠期终于结束，分娩的疼痛已经过去，而且孩子是健康的。

此时给父母一点和孩子单独相处的时间是很重要的，这能帮助父母建立与孩子交流的纽带。

产痛的处理

当收缩时，产妇经历相当剧烈的疼痛。害怕疼痛是她们对分娩的最大焦虑之一。很多分娩过程中的疼痛经历是由于产妇的社会文化认为分娩是一件很痛苦的事情。

这结果是个恶性循环，害怕造成紧张和疼痛，从而导致更害怕、更紧张和更疼痛。非常重要的是让产妇意识到收缩的疼痛不是身体出现问题，而是正常现象，是正常功能的表现。

疼痛不是子宫自身直接产生的，而是子宫的挤压和收

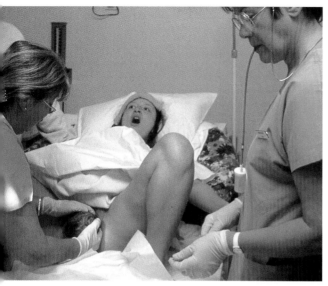

当胎头在阴道口即将娩出时，阴道扩张使胎儿通过。对大多数孕妇来说这是产程中最困难和疼痛的阶段。

缩造成腹部组织缺血的结果。有证据显示疼痛是给大脑的一个重要信号，提示产妇进入适于分娩的状态。

虽然很多妇女回忆分娩是一个极端痛苦的经历，他们说她们之所以能承受这个过程是因为这个过程会有令人高兴的结果——孩子的出生。

由于无人能预先告诉初次生产的母亲分娩将会是怎样的，最重要的是让她不抱成见地利用疼痛缓解的方法，不要排除这些方法，而想用的时候又手足无措。父母也要做好准备接受这样的事实，大约有20%的分娩需要实施剖宫产手术。在剖宫产后，产妇可能因为没有阴道分娩而产生受骗的感觉。

父亲的角色

如果分娩时父亲在场，能帮助并安慰他们的伴侣，在不同的体位支撑她们，喂她们喝水，使她们情感上感到安全。他们可能被允许抓住新生儿并割断脐带。

尽管母亲和医护人员努力使父亲投入，但许多父亲回忆在当时进入关键期时，本想帮忙，却没什么事情可以

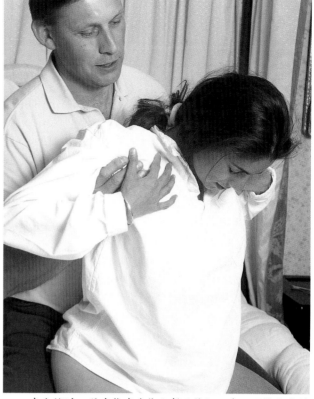

在分娩时，父亲能在身体上帮助伴侣，在不同体位支撑她们。如有需要，他也可能提供重要的感情支持。

做。有些父亲感到被忽视了，所有的注意力都在产妇身上。当伴侣因疼痛而做出不符合她们平时性情的行为时，父亲们会感到很沮丧。

对新生儿的反应

父母对他们孩子出生的反应多种多样，有的喜极而泣，有的叫喊，有的安静沉默，有的筋疲力尽。

一些父母会感到一瞬间对孩子的爱汹涌而出。另一些会因分娩的结束感到放松，为他们的成就感到自豪，但奇怪地是对孩子却漠不关心。

大家需要一些时间来适应有新生儿的事实。婴儿可能比预期的小些，有变形的头，并全身有一层称为胎脂的白色油脂物质。一旦父母开始照顾婴儿，他们发现婴儿会对他们的声音有反应，爱就自然产生了。对第一次当父母的人来说，孩子的到来意味着他们的生活进入了新的阶段。

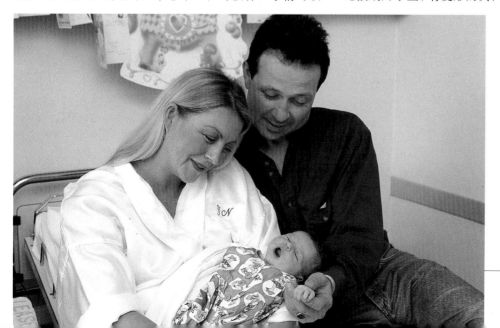

分娩后，父母能拥抱和欣赏他们的宝宝。孩子的出生标志着他们生活在一起的一个新阶段。

在医院的正常分娩

分娩是一个让胎儿通过产道来到外部世界的过程。大部分妇女在助产士和其他专业人员的帮助下，在医院中经历这个过程。

分娩分为三个不同的产程。第一产程以规律宫缩为开始到宫颈的完全扩张（增宽），至胎儿的头部出来；第二产程是完全扩张，胎儿娩出；第三产程是胎盘的排出。

当产妇经历2个小时或更长时间间隔有规律的宫缩被认为进入第一产程。大部分的第一产程还会有进一步疼痛性宫缩，可能持续达12小时。宫颈扩张到10厘米（4英寸）。

分娩的开始也可以"见红"为标志，宫颈的黏液栓塞排出表明宫颈扩张了。迫使包围胎儿的羊膜囊和液体到宫颈口，可能在压力下破裂，有明显液体从阴道内流出（破水）。

当宫缩持续出现，子宫开始改变形状，为分娩做准备。子宫回缩，子宫上部变得短而厚。宫颈成为子宫下端的一部分，从而形成一个连续的产道。

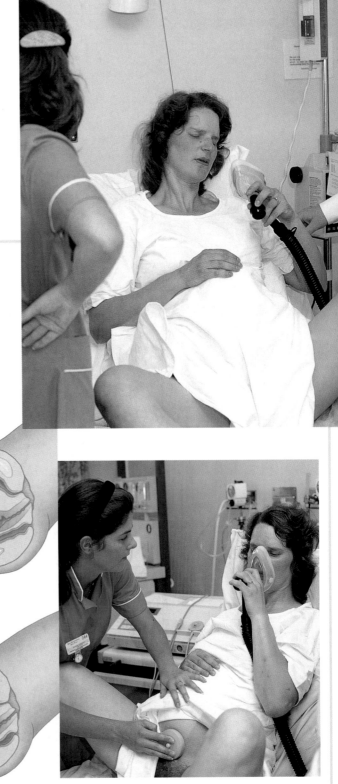

第一产程

在第一产程中，宫颈的长度变短，成为子宫体的延续部分。胎头和羊水对宫颈的压力使宫口扩张，这样可使胎儿被推向前下方。

子宫收缩是间断性的，开始加强达到高峰，再渐渐减退。在第一产程的早期可间隔15~20分钟，随着产程的进展，间隔时间变得越来越短。

图例说明在胎儿在第一产程开始时，胎头衔接于产道的起始位置，同时宫颈口开始扩张。分娩的处理见图右：助产士在观察胎儿和母亲的情况；母亲以吸入氧气和一氧化氮的方式（气和空气）来减轻疼痛。

宫颈口不断扩张，同时胎头不断往下往后下降。产妇接着胎心监护仪（CTG），监测宫缩的频率和强度。通过这个仪器，也可监测胎儿的心率。

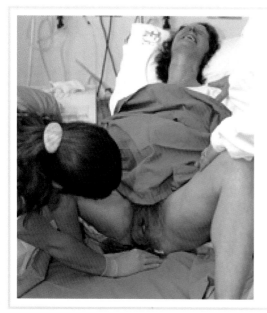

第二产程

第二产程以宫颈口的完全扩张为开始,可以持续20分钟至2个小时,这取决于产妇以前是否分娩过。助产士可以通过阴道检查宫口是否完全扩张,或者能否在阴道口看见胎头,以此确认进入第二产程。胎头需要尽可能地下降到产道的底部。

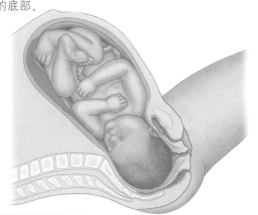

胎头进一步下降,现已压迫直肠和脊椎,此时产妇能感受到强烈的子宫收缩形成的冲力。

会阴——肛门和阴道间的肌肉——是明显鼓起,肌肉伸展使包绕的结构发生改变。

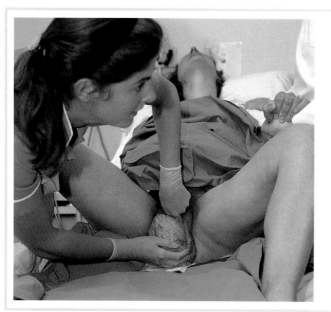

胎头拔露

胎头拔露最大时,阴道扩张到允许它通过。膀胱暂时变成腹部脏器,同时会阴展平。这些改变是为了适应产道的扩张,形成尽量大的空间。

当头部充分下降,枕部(头骨的后部)碰到骨盆底,胎头俯曲和旋转,通过母亲骨盆耻骨弓下方。

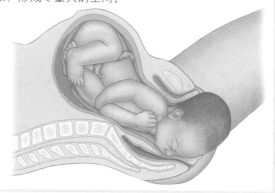

胎体下降

当胎头娩出后,分娩时持续的子宫收缩使胎体下降。躯干进入骨盆同时肩膀旋转,身体的其余部分会很快通过。

一旦到达耻骨弓下,胎头外旋转使后肩(后一个娩出的肩膀)娩出。

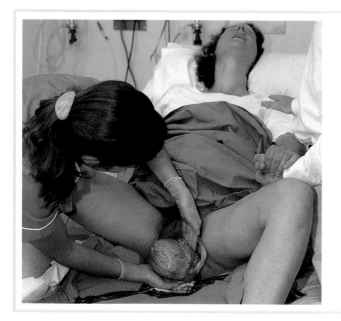

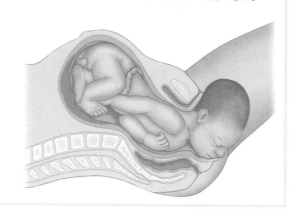

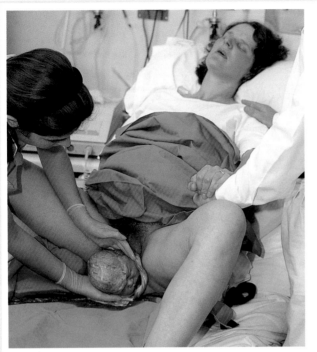

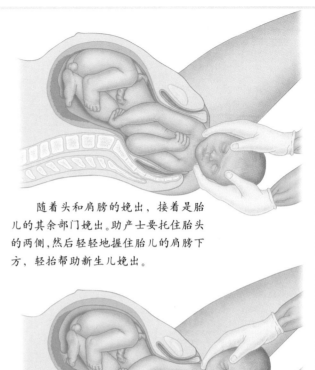

随着头和肩膀的娩出，接着是胎儿的其余部门娩出。助产士要托住胎头的两侧，然后轻轻地握住胎儿的肩膀下方，轻抬帮助新生儿娩出。

胎儿娩出

当脸和下巴通过会阴后，胎头屈曲，允许前肩（面对脸）进入骨盆底，在耻骨弓下向前旋转，跟着是后肩，然后是躯体和腿迅速娩出。

当两个肩膀旋转成前后一直线时，它们更容易通过产道的直径线。

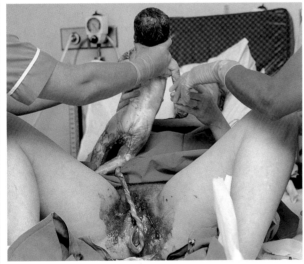

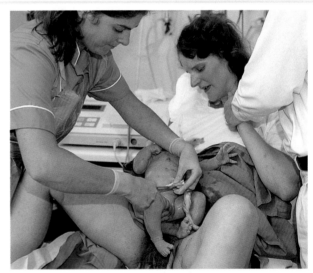

婴儿的分娩是身体向下向前的移动过程，娩出后要被举起给妈妈看。助产士夹断脐带，用无菌布包裹起婴儿后递给妈妈看。

第三产程

第三产程即最后的产程，是妊娠期包绕胎儿的胎盘和胎膜的娩出，一般持续5~25分钟。

当两肩部娩出后，妈妈会被注射缩宫素，一种可以帮助子宫收缩的药物，可以减少第三产程中的出血。

娩出的婴儿：脐带被夹断后，在婴儿的右脚踝放上标示牌。通常婴儿在脐带割断前就会直接抱给妈妈看，这有助于建立他们之间强烈的身体和心理的联系。

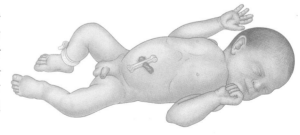

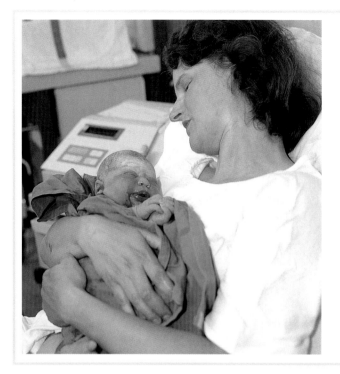

子宫收缩

子宫的收缩对无弹性的胎盘施压，使其剥离子宫壁。在这阶段，助产士或医生在腹部扶住子宫，同过牵拉脐带，协助胎盘娩出。

轻轻牵拉脐带使胎盘娩出。子宫肌肉的收缩使血管关闭同时形成子宫的凝血机制，使出血停止。胎盘部位的大量出血因此被止住。

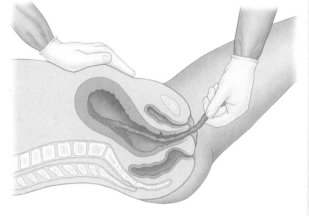

分娩后检查

新生儿出生后，被擦干并保持他的体温。助产士检查新生儿以确定没有身体畸形或先天缺陷。如缺指、无肛、髋关节脱位或皮肤缺损。如需药物或外科手术，则马上进行。

新生儿被清洁后，经助产士仔细全面检查，没有先天的异常后，就交回给母亲。

产后

助产士在产妇分娩后通过检查子宫是否坚硬和良好的收缩，确保妈妈不再过度出血。如果会阴曾被切开助产，由助产士用缝线仔细缝合修复会阴。在切开前，局麻所用的麻醉药足以使会阴部位仍然保持麻醉状态，有的时候需另外注射给药。

助产士通过观察，需确保母亲的体温、血压、脉搏、出血量都在正常范围。在休息一段时间后，妈妈可以淋浴、吃清淡饮食，帮助她在尽力分娩的几小时后得到恢复。

新生儿

出生后，身份标识牌被放置在新生儿的手腕或脚踝。助产士称重并测量和记录新生儿的身长和头围。测量体温，并进一步仔细检查有无先天异常或感染的迹象。

新生儿被鼓励母乳或奶瓶喂养，助产士会检查新生儿的初次排尿和排便。

对新生儿的主要原则是在出生后尽可能和妈妈多待在一起。

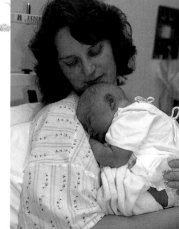

一般经验，新生儿需和妈妈一直在一起。出生后立即交给妈妈，并放置在她胸前。这会促进母亲和孩子间的依恋感，使他们尽快彼此适应。有规律的接触宝宝能促进妈妈提升做母亲的能力。

在家分娩

　　大部分的分娩都是在医院发生的。然而，也有部分产妇现在选择在家分娩，希望分娩成为一个更私密的经历。

　　过去，在家生产是孕妇的唯一选择。直至20世纪起，医院才成为分娩的常规地点。

优先选择

　　许多妇女在医院的医疗环境下感到更安全，而另一些对医疗体系中不可避免的医疗设备和强光源感到恐惧则选择在家分娩。一些母亲选择在家分娩是因为感到家里的环境分娩更自然。

　　妇女选择在家生产的另一个原因是在这种情况下，可以允许她的伴侣或家庭其他成员都能参与到生产过程中。

越来越流行

　　在家分娩越来越流行是因为更多妇女喜欢控制自身怀孕过程，希望生产是个更私人的过程，而非一个医疗事件。

　　研究表明，在家分娩的妇女在生产过程中更放松，对镇痛的需求也会减少。

准备工作

　　当一位妇女初次见产科医生确认她已怀孕，会征求她的意见，选择分娩地点，这是她讨论意愿的一个机会。

风险

　　在大多数情况下，在家分娩和在医院分娩是一样安全的。然而，如果一个妇女有复杂的病史（例如以前有难产

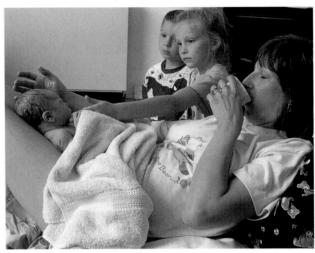

在家分娩对母亲和婴儿通常是安全的，然而，如果助产士或医生预见可能有并发症，就要求孕妇在医院分娩。

史），可能在分娩过程中有需要医学帮助的并发症（如臀位），产科医生会反对在家分娩。

　　一旦决定在家分娩，产妇需要指定一位对在家分娩有良好经验的助产士。这位助产士会在整个妊娠过程中帮助产妇并参与分娩。在有些案例中，甚至需要两位助产士进行分娩。

分娩的准备

　　在到预产期之前，助产士会拜访产妇以确定这是适合分娩的环境。进出房间要快捷无阻（万一需紧急送医院救助），良好的通风条件，足够的供暖，采光和自来水。

　　助产士通常会给妈妈一份所需物品清单，包括：

◆ 桶——可用来让母亲蹲坐，丢弃胎盘和清洗

◆ 干净的毛巾和法兰绒布

家庭分娩需要计划和准备，能使分娩尽可能舒适的用品需要一应俱全。

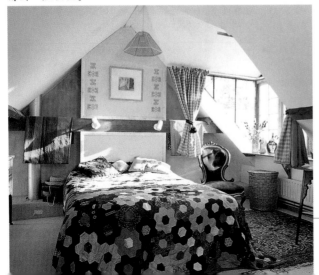

◆ 一个万向灯或手电筒

◆ 一个温度计

◆ 消毒剂和厨房纸巾

◆ 塑料垃圾袋和床单

◆ 个人需要：在分娩过程中能帮助方式的舒缓音乐和蜡烛。

助产士的装备

　　在分娩时，助产士会携带大多数分娩所需的装备，但在孕36周左右，她会在孕妇家中准备一个装有夹断脐带的器具以及无菌衣和无菌垫的分娩包。

　　在分娩的当天，助产士会携带监测胎儿心率的超声仪用来检查胎儿的心率，和一个测量母亲血压的血压计。

　　助产士会携带一氧化氮桶用来减轻分娩的疼痛。如有需要，可携带杜冷丁。

　　为防有紧急情况，助产士会携带所有新生儿复苏所需设备，包括：氧气，插管（为了建立一个通畅的气道），以及一根导尿管和吸痰器（清理婴儿的气道）。

进入产程

分娩开始就会联系助产士。在产程早期，母亲可以在家随意走动和放松。

当分娩开始，就会联系助产士。助产士会到产妇家，评估子宫收缩情况。

如分娩仍处于极早期，助产士会离开，固定间隔时间打电话确定产程进展。

确定临产

当母亲确定要分娩了（当宫颈扩张到4厘米或更大），助产士为了帮她分娩而守候在她身边。

分娩的指导和在医院完全一致，除了母亲自己有更多的控制外。

在分娩过程中，不必将产妇局限于一张床或一个房间，她可按意愿走来走去，洗个澡，甚至在花园里散个步。

站立的结果可加快产程，因重力的作用可以使胎头向下推挤，促进宫颈柔软和加快扩张。

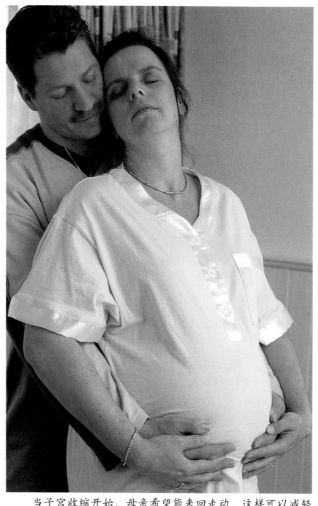

当子宫收缩开始，母亲希望能来回走动，这样可以减轻疼痛和加速产程。

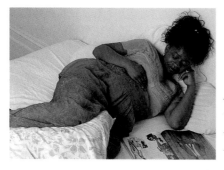

在产程早期，助产士会监测母亲的进展情况。助产士无须全程在场，但需定时探视。

转到医院

如果在家分娩的过程中产生并发症，助产士会立即联系医院。根据她汇报的症状，当值工作人员会建议将母亲送至医院接受紧急的医疗照顾。

社区助产士对于发现分娩中的异常很有经验。

监护

需严密监测母亲的心率、体温、脉搏、血压和胎儿的心率，同时也要记录子宫收缩的强度、频率和持续时间。

需定期检查来评判宫颈口的扩张和在产道中胎儿的下

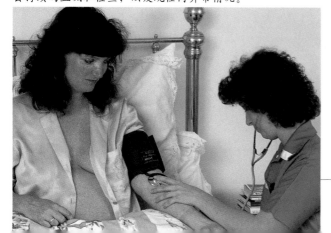

如果在分娩中出现并发症，母亲会被送到医院，助产士会持续的监测和检查，以发现任何异常情况。

降情况。严密的观察能发现任何异常情况的警告体征，以便于在并发症发生危险前就送到医院。

并发症

在分娩或分娩后出现以下并发症，需转至医院：

◆ 羊水中出现胎粪（羊水变绿色或黑色）——提示胎儿宫内窘迫。吸入胎粪可使胎儿呼吸困难。

◆ 胎儿窘迫——如产程延长，胎儿可能出现胎窘（显示为胎心不规则）。

◆ 出血——虽然有些出血是正常现象，但有些可能是胎盘早剥的征象。

◆ 母体衰竭——偶尔产程会延长或困难，助产士会提供一定程度的镇痛，但转送至医院进行硬膜外麻醉（麻醉脊神经）也是需要的。

◆ 产后大量出血——可能发生在出生后子宫收缩乏力。

◆ 胎盘滞留——分娩后，可能需转至医院全身麻醉后取出胎盘。

◆ 胎儿呼吸系统的问题——虽然助产士为这种事件携带了复苏设备，但还是应立即叫救护车。

家庭分娩步骤

当产妇出现分娩的第一个征兆就联系助产士。助产士会尽可能少地介入，使家庭能分享一份更私密的经历。

和在医院的正常分娩一样，分娩可经历三个产程：

◆ 宫颈口的扩张
◆ 胎儿的娩出
◆ 胎盘的娩出。

当母亲感觉分娩开始（出现有规律的宫缩，或者甚至破水），她会联系她的助产士，助产士会到家检查母亲的血压和评判产程到达哪个阶段。

宫颈扩张

大多数情况下，第一产程需6～12小时，所以助产士最初无须守护一旁。

如分娩仍处于产程的非常早期，且她对母亲的产程进展状况很满意，助产士仅定期露面一会，与产妇家庭成员沟通情况。

在家分娩的其中一个好处是，在医院生产，产妇通常被局限于一个病房内，而在家里生产时，她可以在房子周围随意走动。这通常意味着这位母亲可以更放松，也可帮助分散对疼痛的注意力。

分娩

当母亲的宫颈口差不多完全扩张时，助产士会陪在她身边，监测产程进展，同时给予鼓励。

助产士尽量少干预，而是让孕妇和她的丈夫甚至家庭的其他人员参与分享分娩的过程。

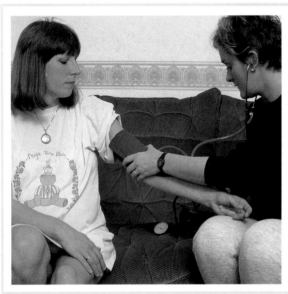

分娩发动

当母亲出现分娩先兆时，助产士接到召唤。

助产士会观察子宫收缩的频率和强度，以及宫颈口扩张的程度。

会测量母亲的血压，当助产士对产程进展满意时，她会离开，定时打电话确认母亲的进展情况。父亲会和她的伴侣坐在一起，在整个产程的早期安慰她。

助产士会给母亲做检查，测量血压。在产程的非常早期，助产士不会一直守候在旁边，而是定期检查进展情况。

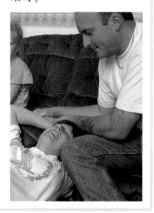

孕妇的丈夫在产程早期给予安慰，他抓住她的手，尽可能帮助她度过宫缩时。

破水

随着产程的进展，母亲的宫缩变得越来越频繁和强烈。母亲有包绕她胎儿的羊膜破裂后，羊水释放的强烈感觉，她破水了（塑料床单已被放置用来保护地毯）。

助产士会检查羊水，看是否正常。这可用来提示是否有胎儿窘迫。

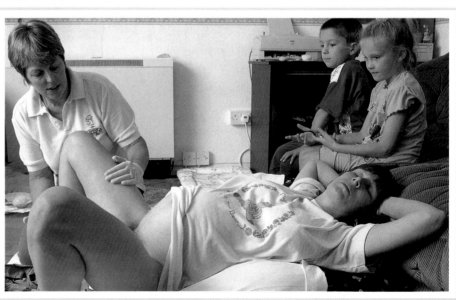

进入分娩几小时后，母亲破水了，羊水大量涌出。助产士检查羊水是否正常。

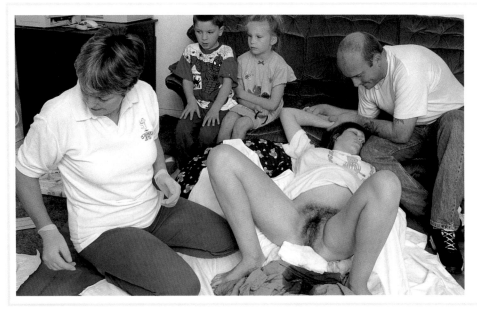

宫颈扩张

助产士对产妇的进展感到满意，进入产程已经几小时了，宫颈口几乎完全扩张。

在此阶段宫缩变得频繁和强烈，产妇在伴侣的鼓励下用力，同时助产士向孩子们解释发生的情况。幸运的是，他们的父母已经帮他们做好了充分的心理准备。

一旦宫颈充分扩张，母亲开始用力屏气，使胎儿娩出，助产士向孩子们解释他们的妹妹会很快出生。

着冠

当母亲屏气，胎儿的头开始拨露，同时阴道扩张，使其能通过。

家庭成员看着妈妈第二次屏力，胎儿的肩膀随后娩出。

父亲帮助扶住胎头，通过最后一次屏力，胎儿完全娩出。快速检查后，婴儿被交还给母亲。

助产士教父亲如何切断脐带。几分钟后，胎盘娩出，经常规检查后，助产士将其丢弃。

母亲和新生儿均健康。

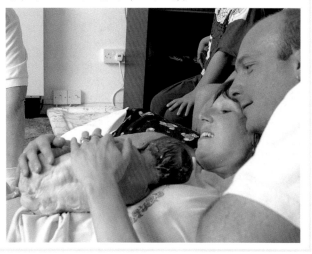

助产士将新生儿递给母亲前，需确认小孩有良好的呼吸。自豪的父母一起欣赏着新生的女婴。

当宫颈完全扩张后，母亲往下屏力。当胎头拨露，阴道扩张，母亲的几阵屏力后，小孩出生。

产后恢复

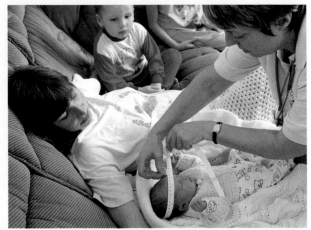

在家有足够多的时间用于产后恢复，助产士回访，检查产妇和新生儿是否恢复良好。

助产士检查新生儿，检查她的呼吸频率和脉搏，检查她的脐带有无先天异常，如动脉缺损，这可以提示心血管系统异常。

仔细检查胎盘，是否完整地从宫腔排出。当助产士仔细处置完胎盘后，产妇非常开心。

当母亲和新生儿情况都良好时，助产士非常满意，她离开了，让婴儿和家庭成员共处一起，然后开始清理工作。

当母亲休息时，助产士帮助父亲给新生儿洗澡。

家庭成员独自相处，直到助产士几小时后回来。助产士再次检查母亲和新生儿，并回答父母们可能有的问题。

在出生后的最初几天里，助产士天天来探视，会持续监测母亲和新生儿的状况至1个月。

最初，尽量减少亲朋好友的探望，以便妈妈和小孩有时间休息和恢复。

水中分娩

　　每年全世界范围内，大约 20 000 个婴儿出生在分娩池中。水中分娩的好处是放松和减轻产程和分娩中的疼痛。正是有这样的益处，水中分娩日渐流行。

　　有些妇女选择尽可能自然的方式分娩，不使用药物，不在传统的医院环境里分娩。而另一种越来越受欢迎的分娩方式就是水中分娩。

　　水中分娩是一个简单普通的分娩方式，通过妇女浸在温水中实现。水池的益处就是提供妇女一个减轻疼痛的选择方式，在水中妇女会感到更放松，更能控制分娩。

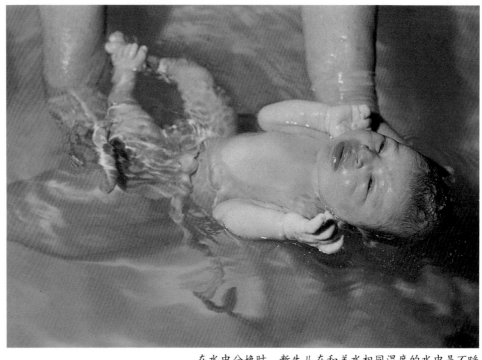

在水中分娩时，新生儿在和羊水相同温度的水中是不呼吸的。离开水后，新生儿开始在空气中正常呼吸，之后不能再浸入水中。

新进展

　　医学上，水中分娩相对比较新，最早出现在 20 世纪 60 年代，70 年代晚期在小部分医院开始实行。在英国，20 世纪 90 年代早期颁布了一项新的医疗服务指南，承认了母亲分娩愿望的重要性，给予了妇女选择在哪里分娩的权利。

　　指南的改变意味着孕妇可选择进行水中分娩，许多医院也把水中分娩作为常规医疗服务提供给妇女。并不是所有的水中分娩都在医院进行，然而，美国的研究表明，有计划的在家分娩比医院分娩更安全（虽然这可能由于有很多妇女选择剖宫产），在家里水中分娩是一个自然的进展。特殊设计的水池可租为家用，而助产士也经过培训，能处理母亲可能需要的任何特殊要求。

水疗法——分娩过程中水的好处

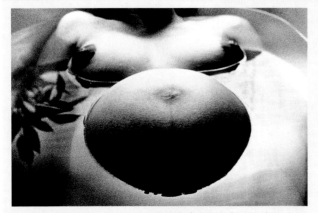

对于选择不用药物分娩的母亲来说，泡在温水中是个减轻疼痛的最好方式。分娩过程中，温水也可使宫颈扩张，舒缓疼痛。

　　除了提供一个新生儿出生的自然环境，水能提供母亲一个温和的镇痛方式。和妊娠有关的各种疼痛，特别是腰部和臀部的疼痛和内压力，可通过浸在温水中缓解，因为水能支撑增加的体重，舒缓压力。

　　温水同样可使母亲放松，升高温度能降低心率，增加静脉系统的压力。这是很重要的，通常分娩的疼痛会造成母亲肌肉向内收紧，使产程延长。

　　当分娩时，母亲在水池中可尝试各种可能的体位，还可以做温和的运动。母亲可选择跪，蹲坐，背靠着池壁坐或躺，找到最舒适的分娩体位。如果伴侣有计划在这天陪伴入池，他们也可在此期间进入浴池。伴侣可以应用产前学习班学会的背部疼痛减轻操来帮助产妇。

介绍一例水中分娩

在母亲确定水中分娩前，她需要了解所有的风险和好处，这些却要和一个受过训练的助产士进行讨论。

无论在家或是医院，许多妇女选择用其他或自助的方式减轻疼痛，而避免使用药物，她们主要的选择之一就是在水池中分娩。

水中分娩的益处

因为水中分娩相对比较新颖，关于这种方式的利与弊的研究非常少。因此，尽管有某些并发症妨碍水中分娩，每个案例都由该母亲的助产士和生育中心来评判成效。然而，水中分娩仍有一些确定的益处。

最主要的好处就是自然的减轻疼痛。温水的止痛特性意味着通常不需使用药物，由此称为"aquadural"。仅有10%的母亲放弃水中分娩而用药物止痛。母亲可以在池中吸入一氧化氮和氧气，但是要避免任何对婴儿呼吸系统的伤害。除非母亲离开水池，否则不能使用任何其他药物。

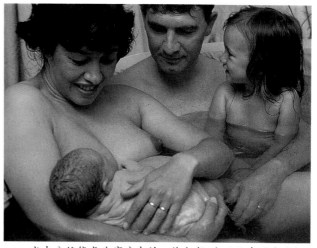
水中分娩能成为家庭中的一件大事，由于母亲压力减轻，整个家庭在水中积极参与到水中分娩。

放松的体验

另一个水中分娩的好处是对阴道、外阴和会阴的放松作用，减少身体这些部位的压力。温水也可以使宫颈口扩张，盆底肌肉放松，使产道放松。

最后，水中分娩能使全家共同参与，提高父亲，孩子们与新生儿的沟通交流。

水中分娩标准

在水中分娩前，由助产士判断母亲和胎儿是否满足各种标准。虽然标准会随监测分娩过程的产科诊所和助产士不同有所差异，但以下几项必须考虑：

◆ 必须是单胎——就是，双胞胎和多胞胎分娩都不能入水。

◆ 必须在妊娠期37～42周，早产和过期妊娠需到医院进行。

◆ 臀位分娩也不可实行，有可能会发生致命的并发症需要及时处理。

◆ 母亲生育超过4次。

◆ 以前必须是阴道分娩的（有过剖宫产的不能进行）。

◆ HIV、乙肝和丙肝的筛查结果必须是阴性，因为对共同参与水中分娩的人员有交叉感染的潜在风险。

◆ 胎儿的生长发育必须正常，同时在妊娠期的最后几周内，胎儿心率必须良好。

◆ 母亲超重——通常超过150千克（330磅），不能进行。

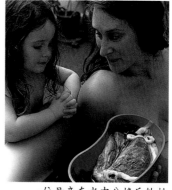
一位母亲在水中分娩后给她女儿展示胎盘。这是个很好的机会让新生儿的兄妹了解分娩。

水中分娩的准备

产妇和她的助产士讨论后才可决定是否水中分娩，母亲必须知道利弊，也要达到助产士设置的各项标准。一旦决定进行水中分娩，家庭就可以着手准备。

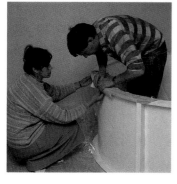
分娩池可以租用，产妇可在家水中分娩，分娩的环境是重要的，要仔细准备好水池和室内环境。

◆ 如果分娩池被家庭分娩租用，就必须事先很好的安装，并让母亲适应在里面移动。它的容量必须足够大，使产妇在里面伸展和移动，若伴侣进入也要有足够的空间。水温保持在36.5～37.5℃。当孕妇进入，水位必须与她的胸部齐平。

◆ 必须有足够的毛巾可用，可用来擦干新生儿。如果新生儿未被立即擦干，很容易出现体温降低。

◆ 空气会非常潮湿，通过空调系统使室温保持在21℃。

◆ 准备一个大的厨用筛子，用来将产妇分娩时排出的粪便舀出。

◆ 一个防水枕头，用来支持产妇的颈部。

◆ 供产妇饮用的水。

水中分娩步骤

在家水中分娩的过程与常规分娩十分类似。如果要让一切顺利进行，有些操作稍有不同，必须掌握恰当时机。

仅当孕妇临产时，才能进入分娩池中，同时必须符合以下条件：

◆ 不能人工引产。

◆ 母亲不能使用其他镇痛方式，除了电刺激神经法，一种对肌肉组织的电刺激镇痛法。

◆ 胎膜已破（又称破水）。

◆ 宫颈退缩（薄），初产妇（第一次分娩）宫口扩张大于4厘米（1.6英寸），经产妇（第二次或多次生产）大于3厘米（1.2英寸）。

在此阶段进入分娩池有最大的镇痛作用。

为确保胎儿的安全，需定时检查胎儿心率。某些病例中，助产士在孕妇进入分娩池前要评估胎儿心率20分钟。

离开分娩池

在整个分娩过程中，母亲和胎儿都要被监测。发现任何问题，孕妇会被要求离开水池。

离开水池的原因包括：体温或血压的升高，胎儿宫内窘迫的征兆，阴道出血，需要采用其他的镇痛方法。

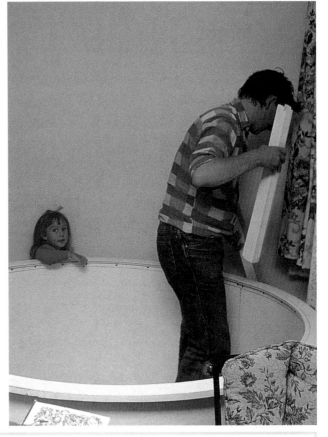

分娩池应该被建造在可以保暖和不要太亮的室内，能避免对新生儿太多的惊吓。

第一产程

产程开始，妇女进入分娩池中，家庭成员聚在周围给予支持。助产士伴随身边监测产程，对母亲和胎儿进行常规监测。

因为母亲在水中分娩比通常的意愿分娩更放松，没有明显的痛苦或药物反应，她的家庭成员更容易参与这个过程。可提供饮料、洗脸毛巾、按摩，给予鼓励的拥抱。热心的父亲也可以帮助助产士。

水可以支撑母亲，使她能随意移动。在等候婴儿出生的过程中，她能尝试不同的位置来找到分娩最舒服的体位，这些移动也能帮助婴儿的降生。

尽管各种体位都可行，由于重力是分娩最好的助力，蹲坐或跪的体位最可取。

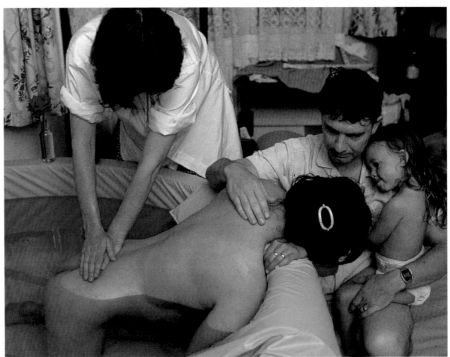

受过水中分娩培训的助产士，轻柔按压母亲的骶骨，按摩减轻背部疼痛。同时，她的伴侣和女儿提供精神支撑。

第二产程

因为温水可使宫颈很快扩张，助产士通过阴道检查确定宫颈完全扩张和胎头开始下降。母亲按照自己的节律向下屏气。

整个分娩过程中，助产士每隔15分钟检查胎儿的心率，每半小时检查母亲的脉搏，每小时测量一次母亲的血压和体温，水温也每小时测量一次。

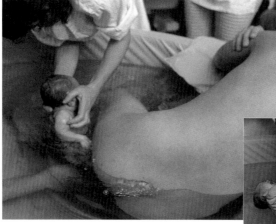

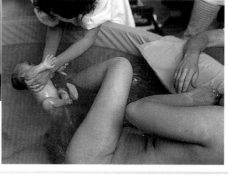

通过助产士温柔的引导，最后一次子宫收缩使婴儿娩出，婴儿出生时整个浸没在水中，随后被小心地提出水面。

一旦进入空气中，婴儿开始第一次呼吸和啼哭。然后又被放置回母亲在水里的手臂中，这样可以减少热量的丢失，使她更舒适。

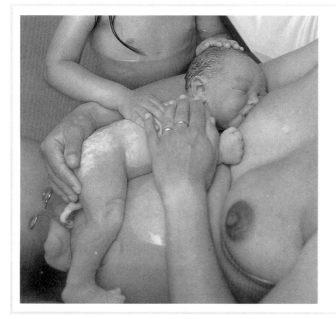

断脐和出生后检查

一旦离开水面，婴儿的生理系统启动，新生儿开始呼吸空气。婴儿被送到母亲胸前并断脐。过程可有不同，取决于个人状况和助产士，经常有些婴儿一离开水面就切断脐带，但出生后的检查都是相同的。在出生后1分钟会测量新生儿的体温、心率和呼吸，进行阿普卡评分。出生后5分钟后再次检查。

一旦新生儿出生，母亲可以将她放在胸前。助产士通常在婴儿出生3～5分钟后夹断脐带。

新生儿出生后几分钟内立即被毛巾擦干。否则会快速丢失体热造成低体温。

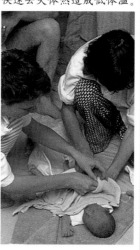

第三产程

产程最后的阶段是包绕胎儿的胎盘和胎膜娩出，通常需要母亲离开水池后进行。这确保能注意到任何并发症导致的大出血。胎盘的娩出是伴随出血的。如果在水中进行，大出血不容易被发现。

胎盘和胎膜会随着婴儿的出生最多半小时后排出，如果出血偏多，可使用药物促进胎盘娩出。

当母亲和婴儿被擦干后，他们在一起，继续已经在子宫内建立的亲密关系。如果母亲愿意，也可立即母乳喂养。

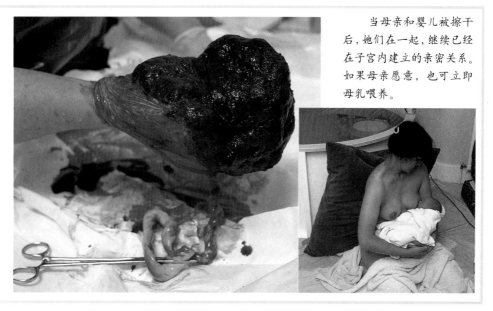

分娩镇痛

不同妇女对生产和分娩的疼痛有不同体验。不同产程的疼痛能用多种方法处理。

对一些妇女来说，分娩的疼痛是一个积极的体验——她们认为为一个健康的婴儿降生，这是值得的。妇女在分娩中所经历的疼痛通常是由子宫和宫颈发生生理性变化和激素生成的变化造成的，这种疼痛是分娩的一部分，很自然会出现。对婴儿的出生来说，这些变化是必须的。

◆ 子宫和宫颈的变化

分娩开始时子宫收缩使子宫形态改变为分娩做准备。子宫上部变得越来越短和越来越厚，子宫下端变成子宫体的一部分。当子宫收缩持续进行，子宫底部，即子宫的最顶端，对宫颈持续加压，使宫颈扩张直到子宫和宫颈形成连续性的产道。

◆ 激素改变

由于激素水平的升高，有些妇女可能感到不适。激素作用使韧带和肌肉放松，允许子宫在腹部内生长。在怀孕期间，关节也放松，脊柱也倾向于越来越松弛。

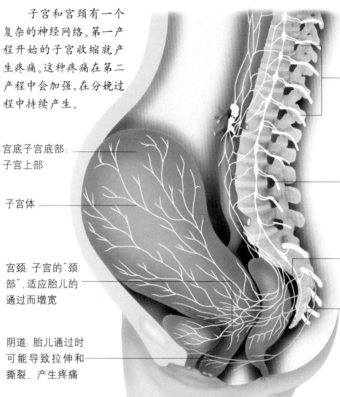

子宫和宫颈的神经分布

子宫和宫颈有一个复杂的神经网络。第一产程开始的子宫收缩就产生疼痛。这种疼痛在第二产程中会加强，在分娩过程中持续产生。

宫底子宫底部：子宫上部

子宫体

宫颈：子宫的"颈部"，适应胎儿的通过而增宽

阴道：胎儿通过时可能导致拉伸和撕裂，产生疼痛

第10、第11、第12胸椎：从此区域发出神经分布于子宫。子宫收缩痛会牵涉到背部此区域

第3、第4腰椎边界：在第3、第4腰椎间是通常进行硬膜外麻醉的部位

阴道下部和会阴神经供应：产道下部的拉伸对直肠和膀胱造成压力产生疼痛

子宫颈和阴道上部神经：宫颈扩张引起疼痛

痛阈

妇女对疼痛的体验各不相同，有的妇女有很高的痛阈值，另一些有较低的痛阈，觉得分娩的疼痛是无法忍受的。由于每个妇女在这方面都是独特的，镇痛的基础是询问疼痛感，根据个体差异进行处理。

疼痛预期

在分娩前，一个母亲关于分娩疼痛的预期往往和事实相反。她们会发现想法会有很大变化。有的觉得疼痛比她

强烈的子宫收缩从分娩的早期开始，尽管在此阶段不需要镇痛，对孕妇的精神支持是很重要的。

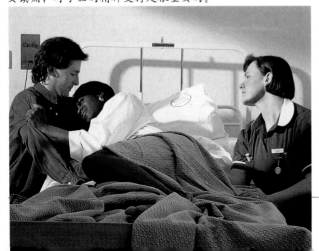

们想的严重的多，或者有的觉得不如她们想的那么糟糕。

一些妇女觉得如果她们寻求镇痛意味着失败的，因为分娩被认为是自然的过程，他们应该能妥善处理。这并不是事实，因为有各种分娩状况。70%～80%的妇女可以自发分娩，另一些分娩过程长而复杂，需要人工的引导或加速分娩，因此每个人的疼痛是非常不同的。

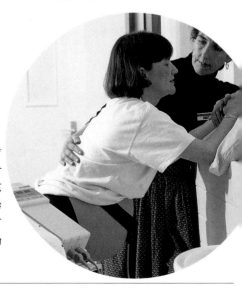

当宫颈持续扩张，疼痛会越来越加重。该妇女被接上胎心检测仪，它可以监测胎儿的心脏。

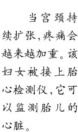

疼痛的处理

因为产程进展是复杂的，不同的产程疼痛是不同的。对镇痛的选择最大程度取决于孕妇的意愿。

分娩的疼痛开始是温和的，不会引起产妇焦虑，然后逐渐加强，到第一次产程的最后变得十分剧烈。

在第二产程（实际分娩），疼痛是持续的但有非常不同的感受。在这一产程中，当妇女在屏气排出胎儿，子宫收缩呈现一种妇女无法控制的，不自觉的屏出的动作；疼痛是持续的，同时她可以感觉需要将胎儿屏出。

这种感觉通常是由胎头引起的，因为胎头是个硬而实质性的物体，与身体的其他部分显著不同。当胎头娩出后，母亲感觉强烈的疼痛缓解，因为已度过最困难的阶段。然而，子宫收缩仍在持续且十分强烈，因为胎儿的其余部分尚未娩出。

当胎儿完全娩出，胎盘在第三产程中娩出，子宫收缩再次改变。这时的子宫收缩不像胎儿分娩时那样强烈。

一旦胎儿和胎盘已经娩出，分娩疼痛和子宫收缩就会完全停止。

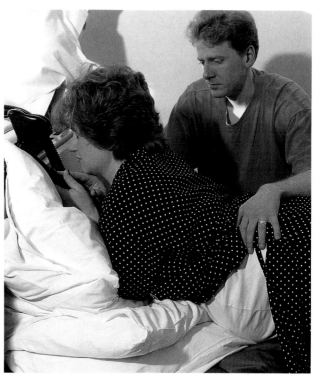

在第一产程中，经常会吸入一氧化二氮来减轻疼痛。此妇女在分娩过程中戴着面罩。

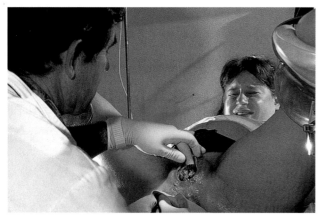

分娩最困难部分是胎头的娩出，看这里刚刚拨露，妇女通常在此时痛感最强。

选择镇痛

在怀孕初期，妇女被鼓励参加为分娩做准备的产前父母班。在这些班里，他们有机会讨论在生产过程中他们所希望的镇痛方式。他们也可以和他们的助产士讨论，哪一种是最适合的镇痛方法。

在一些产科医院，一个孕妇可和麻醉师交流关于全麻（对整个身体起作用）镇痛，这是麻醉师的专业技术领域。在生产中用硬膜外麻醉是普遍的，麻醉师可以提供不同选择利弊的信息。

当下腹部的疼痛很强烈时，孕妇发现蹲坐可能减轻一些不适。

镇痛的方式选择

分娩时镇痛可分为两大类：药物和非药物。

药物

药物镇痛即使用药物，这些包括吸入一氧化二氮（气和空气），提供一种不丧失意识的麻醉。或用于肌内注射哌替啶，然而硬膜外麻醉是最常用的镇痛方法。

非药物

这些类型的镇痛方法不用药物，包括如下方法：支持、按摩、保持体位、移动、放松呼吸、水疗、电刺激神经法（TENS）。

也会用补充疗法，例如顺势疗法、芳香疗法、针灸、音乐、催眠和瑜伽，这种形式越来越被大家接受。所有这些选择的目的是为了确保妇女能够应付疼痛。

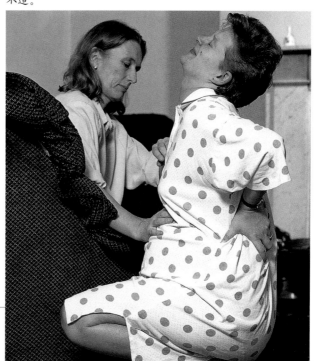

分娩中非药物镇痛法

因为有些孕妇在分娩时不选择药物镇痛法，可以有很多非药物方法来控制疼痛，有呼吸技术和辅助疗法。

无论孕妇在家或在医院分娩都可以使用非药物镇痛方法。大部分镇痛法是分散孕妇分娩时的注意力，而不是实际减轻疼痛。然而，它们能更好帮助孕妇克服疼痛，直到分娩来临。非药物镇痛方法也更倾向于依靠分娩伴侣的支持。

放松和呼吸

通常在产前班教授放松和镇静的技术。孕妇和她们的伴侣们学习如何用呼吸和放松技术来应付分娩中的疼痛；例如，哪种呼吸方式在宫缩开始时，持续进行时和结束时最能帮助缓解疼痛。

水疗法（浸入温水中）也经常用来在第一产程中进行放松肌肉，减轻疼痛。

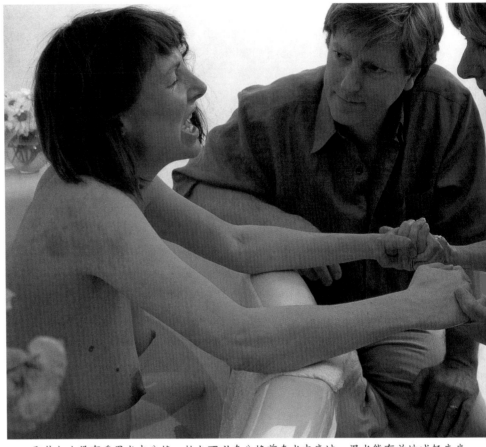

即使妇女没有采用水中分娩，她也可以在分娩前在水中度过，温水能有效地减轻疼痛。

姿势和移动

有些方式允许妇女采用一个舒适的分娩姿势，利用重力来减轻对子宫的冲击和疼痛对孕妇的影响。如果她站着、蹲着或四处走动，子宫收缩可以变得更有效能促进分娩，反过来，又能使宫缩更有效，可能会缩短产程。

电刺激镇痛法

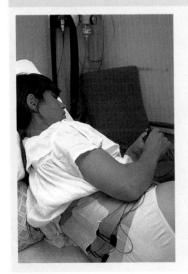

经皮电刺激神经疗法（**TENS**）是通过一个仪器产生低电脉冲来减轻疼痛的一种方式，这是通过放在孕妇后背上的电极来传递的。

通过脉冲刺激孕妇背部神经来干扰痛感信号传递到大脑来达到镇痛目的。同时也加强了体内天然镇痛化学物质（内啡肽）的产生。

孕妇可以通过手提式经皮电刺激神经疗法机器来控制脉冲的强度和节律。除了孕妇洗澡和淋浴时，在孕37周后和整个分娩过程中都可以使用经皮电刺激神经疗法。此仪器可以在医院使用也可以租借在家使用。妇女们经常发现在产程的早期在家使用此机器特别有用，这时能达到最佳效果。

使用经皮电刺激神经疗法的最大好处是妇女可以自己控制脉冲。这种镇痛方式在分娩早期使用最有效。

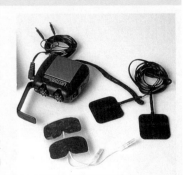

经皮电刺激神经疗法仪器包含电源和可按在皮肤上的电极，通常在第一产程开始使用。

选择非药物镇痛分娩

孕妇对可用的镇痛和控制疼痛各种方法作出选择是令人困惑的。准父母们要知道每个方法的优缺点。

非药物镇痛方法或自助方法的优点是无临床副作用，产妇可以自己使用这些镇痛方法，且她们的分娩伴侣可以起到重要的作用。此外，这方法可以和其他方式一起使用，这样缓解疼痛更容易。

更大的好处是这些方法显得更自然，并且在家和医院都可以运用，对分散妇女对疼痛的注意力非常有用。产妇会感到分娩更可控。她们会感到由于使用很少的药物来镇痛，更有好处。

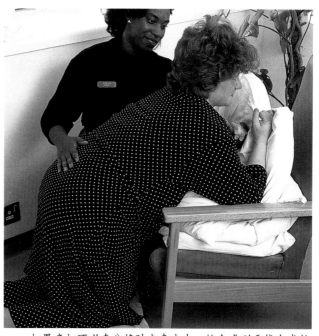

如果产妇可以在分娩时走来走去，她会感到更能自我控制疼痛。向前斜靠在椅子上可能会有好处。

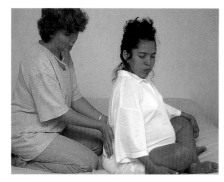

常用的简单方法如按摩疼痛的背部可以帮助忍受疼痛，这是分娩陪伴者可以协助的。

弊端

一个缺点是非药物镇痛法实际并未减轻疼痛，仅是分散对疼痛的注意力。疼痛可以更容易应对，但没有像药物方法那样实际减轻疼痛。在分娩开始前，也要学习和练习放松和呼吸技术，但是这对一些孕妇和伴侣并不可行。

辅助疗法

在分娩时有些供产妇的辅助疗法。助产士可以提供这些方法的信息，告诉孕妇如何运用及效果的局限性。虽然其准确效果未被证实，但越来越流行。

针灸

这是刺激身上特殊的点，用一种特殊的针加强被称为经络的通道中"能量"的流动。在一些医院有受过针灸培训的助产士，通常在产前和分娩准备期能提供帮助和建议。如果在分娩中需要针灸治疗，有些机构允许产妇带自己的针灸师。

针灸用针刺激神经通路，有人认为针灸对产程和分娩有效，也可以使孕妇镇定下来。

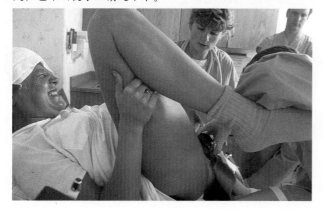

穴位按压

这和针灸的原理一样，包含用按压的方式提高体内内啡肽（天然减轻疼痛的化学物质）水平。

芳香疗法

把精油按摩在皮肤上，香气进入皮肤或吸入，可以起到兴奋、提神、抚慰和愈合的作用。在分娩中，能减轻压力和疼痛。

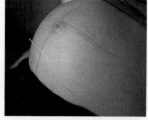

许多孕妇希望尽可能自然分娩，如果孕妇是健康的，几乎没有并发症的危险，一般医院的医生还是将努力保证其自然分娩。

顺势疗法

在分娩中使用顺势疗法取决于孕妇的生理和心理状态。

催眠疗法

催眠疗法可能被用于诱导专注状态，结合放松来减轻疼痛的感觉。

按摩（整骨疗法）

包含对脊柱、关节和肌肉的拿捏来使孕妇放松，使生产变得容易。

足底按摩

这和足部的反射区有关，它们被认为和身体的不同部位相对应。按摩这些反射区来增强体内循环，减轻紧张不安，并放松。

会阴切开术

在分娩时，有时要切开会阴进行医学干预来帮助分娩。此过程称为会阴切开术，要进行仔细的外科切开和缝合。

会阴切开术是分娩时在会阴（环绕阴道的组织）做外科切开。85%的阴道分娩会有外阴的损伤，可能是自发的（撕裂）或人为的（会阴切开术）。撕裂和外阴切开术根据引起损伤的程度不同分类：

一度撕裂——损伤皮肤。

二度撕裂或会阴切开术——会阴肌肉损伤。

三度撕裂或会阴切开术——部分或完全的肛门括约肌破裂。

四度撕裂——肛门内、外括约肌和表皮完全破裂。

在全世界，外阴切开术比例有很大差异。在荷兰占阴道分娩的8%，在英国占26%～67%，在有些东欧国家占99%。

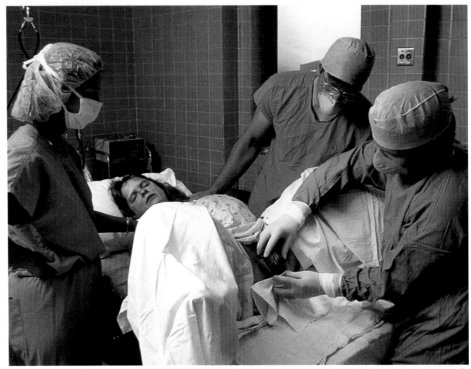

在分娩中实施会阴切开术可以避免分娩中可能发生的更严重的外阴撕裂。外科切开加宽阴道口。

倾向因素

有许多情况和危险因素增加了会阴切开术的可能性。

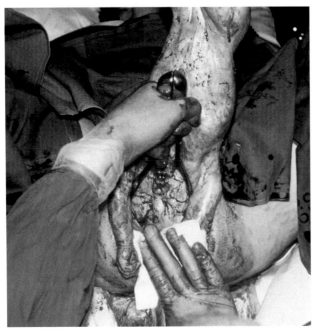

助娩技术，例如使用产钳，经常需要会阴切开，使阴道出口增大，允许手术器械的安全使用。

危险因素

如有以下情况，更可能实施会阴切开术：

◆ 由于会阴过紧引起第二产程延长。如婴儿过大，头部不充分俯曲或是第一胎更有可能发生。第二产程延长也可由肩难产造成（肩通过的通道被阻塞）。

◆ 会阴有撕裂的危险。然而，另一学派认为撕裂恢复比外科切开术愈合更好，因此会阴应该是可以撕裂的。

◆ 要实施器械分娩。

◆ 胎产式和胎方位需要骨盆内更大的空间。如果胎儿在一个不利的位置，例如臀先露（臀位），会阴切开术是有用的。

◆ 早产儿——选择性的会阴切开可以减少胎头创伤。

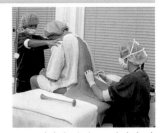

对脊柱实行硬膜外麻醉经常在分娩中实施，能有效阻断会阴切开术引起的疼痛。

硬膜外麻醉

在分娩时的硬膜外麻醉本身并不是会阴切开术的风险因素，但它增加了器械分娩的可能性，从而需要会阴切开术。

会阴切开术的操作

为了实施会阴切开术，需做到：

除非硬膜外麻醉已实施，需在会阴皮肤上注射局部麻醉。

在阴道里用手指抬起会阴皮肤，使其离开胎儿先露部位。在子宫收缩的顶点，在阴道口向外作个切口。

有不同会阴切开术的方法，哪个更好还没有共识。可从阴道口向肛门沿着中线作一个直向下切口，或者作一侧切（对角方向向下）。

切开盆底组织的组成部分，阴道、会阴皮肤和会阴肌肉，很少累及肛门外括约肌和肛提肌。

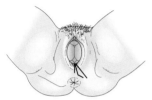

根据不同选择，切开术的方向可有不同。大多数医生会更喜欢采用向外侧切，而不是向肛门口向下直切。

切口的修复

会阴切开术的修补：

◆ 阴道口放置棉塞阻止血液流出从而干扰视线。

◆ 缝合从阴道切开顶端开始向下延伸到阴道口。

◆ 会阴的肌肉和皮下组织首先被缝合，然后缝合会阴的皮肤。

当缝合结束后，要做一个直肠检查确保直肠黏膜层（直肠内层）没被缝入，否则以后会产生并发症。最后，记住取出止血棉，检查有无出血征象，这很重要。

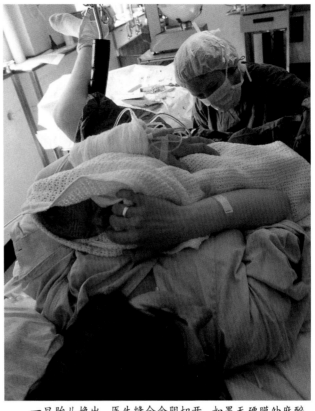

一旦胎儿娩出，医生缝合会阴切开。如果无硬膜外麻醉，有时需要局麻。

愈合和并发症

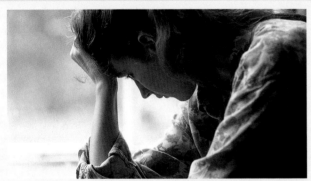

会阴切开术后，应该理解产妇会为能否恢复性生活而焦虑，这是由于对疼痛和瘢痕及损伤的恐惧。

会阴切开术有非常严重的损伤，不易于很好的修复，这时更会发生并发症。并发症的类型可分为术后立即发生和延后发生。

近期并发症

早期并发症包括：

◆ 会阴的疼痛和不适：可通过冰敷和止痛剂治疗。在英国，23%～42%的妇女主诉产后10～12天仍有疼痛，至多有10%妇女疼痛持续至3～18个月。

◆ 出血：严重的出血首先要使产妇的状况稳定，然后再检查伤口和重新缝合。这可能要在手术室里全麻下进行。

◆ 血肿（由血液凝固形成的固体肿块）：它可以导致疼痛，需要在手术室里全麻下切开引流。

◆ 感染：可能会延迟愈合，延长疼痛并增加远期并发症的机会。可用抗生素治疗。

远期并发症

远期并发症包括：

◆ 表面性交困难（性交疼痛）：有23%的妇女在产后3个月发生。疼痛可能导致自身延续恶性循环，对疼痛的恐惧造成肌肉紧张，导致更疼。修复伤疤治疗在全麻下进行。

◆ 直肠阴道瘘（直肠和阴道间形成一个异常通道）：可通过当时仔细的修复预防。症状是持续产生阴道排出物和粪便漏入阴道。必须进行外科修复。

◆ 肛门括约肌损伤和可能大便失禁。

◆ 脱垂——会阴肌肉愈合不佳，会减少对盆底的支持。更年期后萎缩更一步恶化，以后可能引起问题，例如子宫脱垂，膀胱或直肠膨出（直肠突出到阴道）。脱垂的风险可通过产后盆底组织的锻炼减少。

当会阴切开术愈合很差，伤疤需要外科重新探查，不做处理，会导致持续疼痛。

引 产

　　引产是指当继续妊娠可能会对母亲和胎儿产生潜在危险时，进行的一种医学干预。引产的成功率很高，但是并非没有风险。

　　在英国，大约有10%的孕妇需要引产，最主要的原因是过期妊娠。

　　尽管进行了很多研究，但是引起自然分娩开始的原因还不能真正了解。不过对于引起分娩的一些因素认识得很清楚，引产的过程就是复制这些因素。引产成功率大约在95%。

为何需要引产？

　　通常需要引产的原因包括：

◆ 过期妊娠（孕41～42周）

◆ 母亲高血压

◆ 胎儿生长不好

◆ 母亲有糖尿病

◆ 无法解释的妊娠末期的出血

◆ 由于胎儿的原因需要计划性分娩（即刻新生儿手术的需要）

◆ 多种非严重的情况，如高龄产妇、既往产科的原

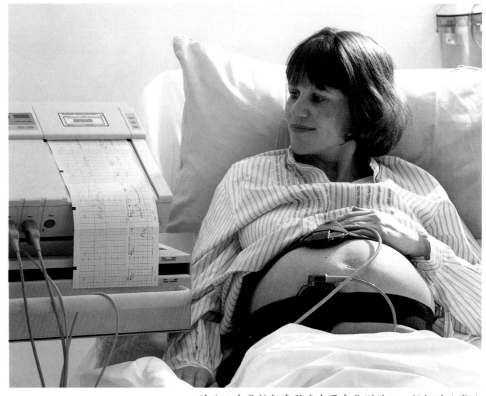

胎儿心电监护仪在引产中用来监测胎心。任何胎儿窘迫征兆都可能导致产科医生的干预，如剖宫产术。

因、持续性的胎动减少。

　　引产可能使产程延长，增加剖宫产和助产的发生率。

分娩如何开始

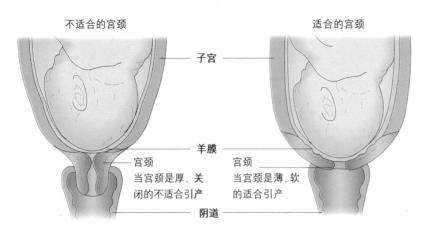

不适合的宫颈　　　　　　适合的宫颈

子宫

羊膜

宫颈
当宫颈是厚、关闭的不适合引产

宫颈
当宫颈是薄、软的适合引产

阴道

厚而紧闭的宫颈不利于引产，因为宫缩时不能使宫口有效扩张。在助产士人工破膜前应该使用前列腺素。

柔软、薄和富有弹性的宫颈变成产道的一部分，能保证引产的成功率更高。羊囊突出，在产程中容易破膜。

　　妊娠期，宫颈是长而厚，并且是关闭的。但在妊娠37周以后，生理性宫缩（临产后宫缩的强度逐渐变强，持续时间逐渐变长）会使宫颈变软。

　　在这过程中，在分娩早期，宫颈会逐渐缩短、变软，使得宫口扩张，这一过程会使羊囊鼓出。羊膜往往会自破，或者由助产士人工破膜。

激素的触发

　　由于前列腺素释放，宫颈发生变化。紧紧关闭的宫颈不易引产成功，因为当宫颈变短、变薄、有弹性时，如果收缩开始，这时才能有效地打开宫颈。

引产的药物应用

引产的方式取决于检查时宫颈是否扩张适合引产。一旦选择了合适的方法,产程的进展就能按通常的方式进行。

进行阴道检查了解宫颈的状态。如果发现条件欠佳,可以应用前列腺素凝胶或栓剂来改善宫颈条件,准备宫缩。如果宫颈状态很好,可能不应用前列腺素,宫缩也可能很快产生。

引产监测

在引产开始前,助产士需用胎儿心电监护仪监测胎儿心率20分钟。宫缩也要监测。在前列腺素使用后,需监测40分钟胎儿心率。当宫缩开始后需持续监护。

前列腺素的应用

轻柔的阴道检查能提示医生和助产士该孕妇是否需要

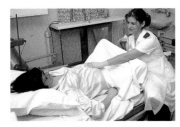

阴道内检查可以了解宫颈情况。厚、长并且紧闭的宫颈不利于宫口的扩张;前列腺素治疗可使宫颈软化。

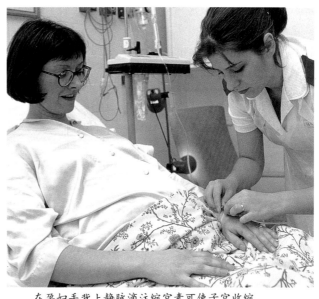

在孕妇手背上静脉滴注缩宫素可使子宫收缩。

前列腺素的引产。给前列腺素只要用一个小的敷栓器就可以了,不需要像治疗阴道霉菌感染,在阴道内放置前列腺素栓。一般在放置前列腺素6~8小时后起作用,24小时最多使用3次剂量。

不少孕妇在使用1次或2次前列腺素凝胶后会临产,有一些只需要单次前列腺素即可。大多数应用前列腺素的产妇在分娩前会发生较为强烈的阵痛。在临产前使用前列腺素能使引产更加自然,并能缩短产程,使阵痛减轻。

诱导宫缩

由静脉点滴缩宫素诱发的宫缩应当与一般的产程进展是相同的。缩宫素引产时应全程监测胎儿情况。

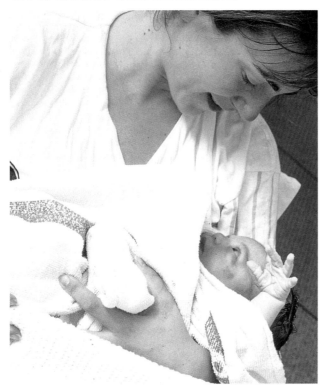

当宫颈条件很好,适合分娩时,应当使用细长的"羊膜钩"进行破膜,羊膜钩经阴道将羊膜囊刺破。

滴注缩宫素,分娩开始。缩宫素是一种天然的激素,可使子宫收缩,通过缓慢地增加缩宫素的剂量来引产。如果宫缩太频繁,可减少缩宫素的剂量。助产士调节缩宫素的剂量找到适合分娩的剂量。

一旦临产发动,就可以按正常的产程进行。如果需用缩宫素滴注,还需对胎心进行监护。

缺点

引产仍然有其缺点:

◆ 非自然临产。

◆ 可能需要几天时间才能引产成功。

◆ 可能疼痛,孕妇更需要硬膜外镇痛。

◆ 如果宫颈条件不理想,可能导致产程时间延长、剖宫产和助产的发生率。

◆ 若引产失败,则剖宫产不可避免。

一个塑料的羊膜钩用来刺破鼓出的包绕胎儿的充满液体的羊膜囊。

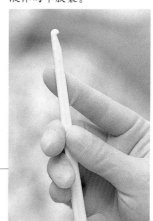

助产术

当阴道分娩有困难时，产妇会需要助产，可选择产钳助产或胎吸。后者因其有效性和安全性，应用更为广泛。

助产术是在当母亲或胎儿发生危险，需要加快分娩才采用的一种技术。无论是胎吸（吸引帽）或是产钳，它们都已经应用了相当长的时间了。

目前的数据显示助产数量正在增加。尽管有许多"自然分娩"的计划，但仍有大约10%的分娩需要助产。即使有的妊娠并不是孕妇所希望的，但是孕妇的最大愿望永远是生一个健康的宝宝。

助产的指征

下列情况可能提示需要阴道助产：

◆ 第二产程延长或停滞。这种情况往往发生在胎头位置欠佳（胎位不正）或母亲宫缩乏力。也可能是硬膜外镇痛的结果。

◆ 某些原因致母亲无法用力，如心肺疾患、子痫前期或子痫。

◆ 在第二产程时发生胎儿窘迫。

◆ 第二产程时脐带脱垂。

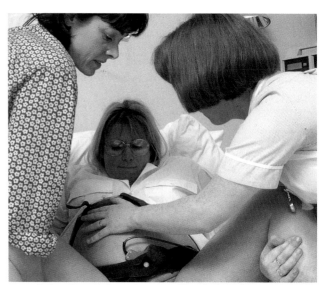

多数孕妇不愿行阴道助产，然而在某些情况下，为了母胎的安全，助产是必须的。

助产方式的选择

基本助产方式主要包括产钳和胎吸。在行助产之前，需要达到以下条件：

◆ 孕妇膀胱排空。

◆ 宫口完全扩张（胎吸时可能在宫口完全打开前实施）。

◆ 宫缩有效。

◆ 胎头已入盆（胎头已下降至母亲骨盆），或至少达到坐骨棘水平。

◆ 不会由于胎头过大而难以通过骨盆（没有头盆不称）。

◆ 胎头在骨盆内未压缩变形。

产钳

产钳有多种形状和型号，应用何种产钳取决于胎位和产程情况。放置产钳时须将左、右钳叶分别置于胎儿头部

无论产钳还是胎吸，镇痛都是必需的。除了气体吸入外，还有局部麻醉、神经阻滞麻醉和脊柱麻醉经常可以使用。

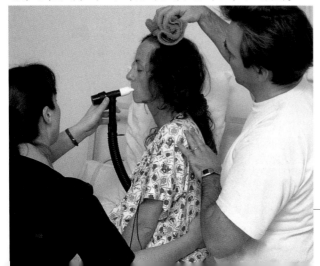

的耳屏前方，然后左叶和右叶交合扣上，这样能保护头盖骨，通过一定的力量，轻柔地将胎儿牵引出产道。产钳助产往往会有风险，许多情况下，更倾向于使用胎吸。

胎吸

胎吸是通过负压吸引将罩杯与胎儿的头部紧贴，在母亲向外屏气时，通过轻柔的牵拉将胎儿娩出的过程。在这过程之中，有效的宫缩是必需的。

镇痛

无论使用何种助产方法，麻醉都是必需的。麻醉的方式包括：

◆ 局部会阴麻醉——适用于胎吸和出口产钳。

◆ 神经阻滞麻醉——有

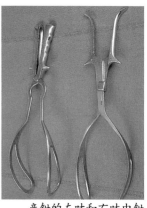

产钳的左叶和右叶由钳扣连接，分别置于胎儿头部的两侧。通过一定的力量，轻柔地将胎儿牵引出产道。

更好的麻醉效果，特别是需要进行胎儿倒转时使用。

◆ 硬膜外麻醉——这是一种全身麻醉的方法，特别是在如果助产失败需要行剖宫产时使用。

只要有可能，都应尽量使用阴道助产，如果助产成功，就可以避免行剖宫产术。胎吸较产钳优点更多，因为胎吸对孕妇会阴的损害较小，但有时可能增加胎儿损伤的风险，如胎儿头颅血肿（血液积于头皮下）。

助产

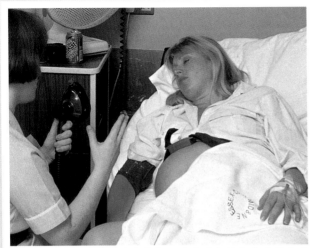

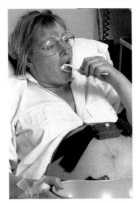

助产士会对母胎进行监护，会和孕妇讨论生产的方式和可能的选择。

在产程早期，产妇可以梳洗，甚至可以短时间洗澡。

第一产程

当正常分娩产程开始，出现有规律的疼痛性的宫缩或见红，这时孕妇被允许进入产房。

由记录其整个病史的助产士检查她的血压和脉搏，并进行尿检。助产士通过检查产妇的腹部，了解胎儿的大小、胎方位、胎动和胎心率，并做胎心监护（电子监护胎心率）。助产士通过阴道检查，了解宫颈条件和胎儿先露。然后，助产士会审查拟定好的分娩计划，检查评估各种可选择分娩方案，并和孕妇一起讨论可能出现的问题。

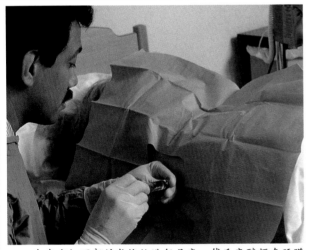

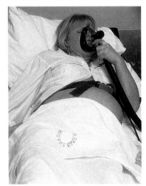

先在产妇下部的脊椎处进行局麻，然后麻醉师在硬膜外放置导管，加药麻醉。

镇痛

在产程早期，气体吸入镇痛能有效地减轻疼痛。

随着宫缩在强度和频率上的逐渐增强，气体吸入不能达到镇痛的效果，产妇会要求硬膜外麻醉，这是一种椎管内麻醉，能阻断下半身的神经传导。硬膜外麻醉是一种非常有效的麻醉，但其缺点是产妇无法动弹，而且可能在生产时影响产妇用力屏气。

宫缩加强，孕妇感到气体吸入能帮助她应付疼痛。医护人员会持续监测胎心。

早期胎儿窘迫

在有效的镇痛麻醉下，产科医生在宫缩时会再次进行检查，并观察胎心变化。医生会评估宫缩时缺氧对胎儿大脑的影响，如果不正确处理，可能会使胎儿大脑受损。

医生会解释，产程的最后1小时速度会减慢，当有胎儿窘迫征象时，最好的处理是应用胎吸术进行阴道助产。医生会讲解如何操作过程，并帮助胎儿通过盆腔。

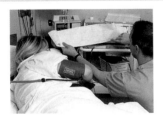

产科医生会对产妇解释胎心监护情况，告诉产妇这表示胎儿有早期窘迫情况发生。

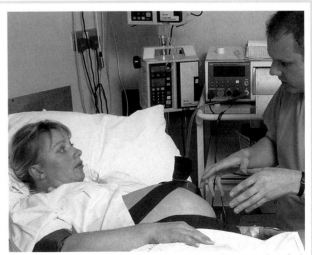

产科医生会解释生产的方式，会推荐使用胎吸术，并讲解实施的过程。

放置胎吸的罩杯

医生会告知孕妇胎吸术可能的风险，并告诉产妇，由于头部有负压的罩杯，胎吸后胎儿的头部会有轻微的变形。孕妇放好体位准备胎吸。

一些产妇可能会被插入导尿管，将膀胱中的尿液导出。因为充盈的膀胱会阻碍胎头的下降。如果当时的情况允许，可能会用一点硬膜外麻醉，因为这能使产妇在胎吸时放松，在分娩时能更好控制，以利于手术操作。

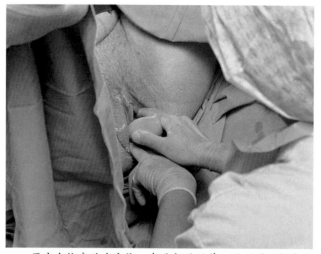

医生会检查胎头方位。在进行胎吸前，胎吸的罩杯会被仔细地放在胎儿的冠部。

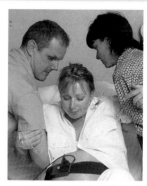

医护人员会给产妇生理和心理上的支持。而此时伴侣和朋友的支持也是非常重要的。

胎吸的压力

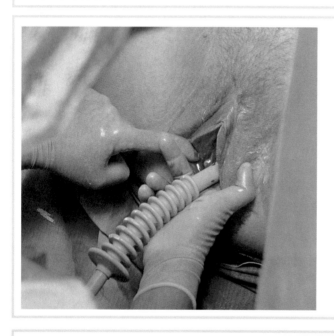

当再次检查了胎头上罩杯的位置后，产科医生会缓慢地增加负压，使罩杯和胎头紧贴。医生会轻柔地用力，帮助胎儿顺利娩出。

每次宫缩都需要产妇用力向外屏气。在整个分娩过程中，要不断缓解产妇对胎儿健康的担忧。

需要再次检查罩杯在胎儿头部的位置。然后医生会增加负压，帮助胎儿顺利娩出。

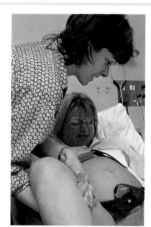

在正常的分娩中，产妇在每次宫缩时都要向外屏气。胎儿向外娩出的力量大部分来源于宫缩。

胎头着冠

当胎头在产道内缓慢下降到达会阴部时，需要监测胎心。如果这时发现胎吸效果不好，或发生严重的胎儿窘迫，这时就可能需要重新评估，或考虑使用其他的方式。

一旦胎儿的头部娩出，就要检查脐带的位置，同时检查清理胎儿的气道。

这时，产妇会被允许将手放下，来感觉胎儿的头部。

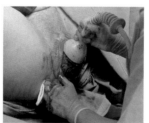

当胎儿的头部娩出后，会看到与胎儿头部紧贴的罩杯。在负压的作用下，胎儿的头部可能有轻微的变形。

当胎儿的头部娩出后，要检查脐带的位置。同时要清理胎儿的气道。

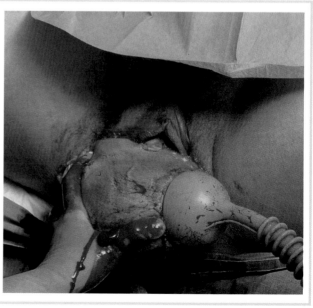

胎儿娩出

当胎儿前肩娩出后，会给产妇肌内注射缩宫素或麦角新碱。这些药物能帮助子宫收缩，有利于胎盘的娩出，减少产后出血的危险。胎吸的罩杯会被移开，产科医生会帮助娩出后肩。根据先露的方位，可能需要医生徒手做一些小的操作娩出胎肩。

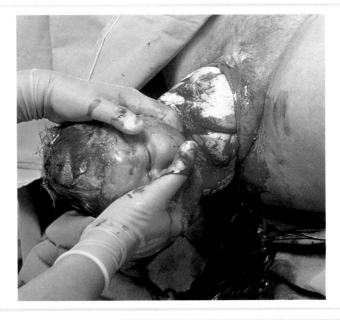

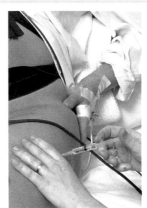

产妇肌内注射缩宫素或麦角新碱能帮助胎盘的娩出。

将罩杯移开，从而给医生更多的操作空间。某些时候需要徒手操作。

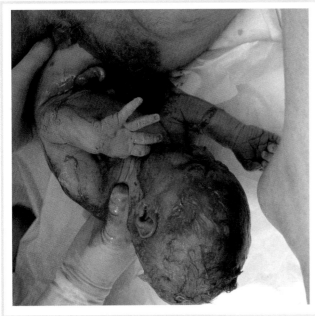

断脐

胎肩娩出后，胎儿的最大径线就娩出了，胎儿剩余部分的娩出就十分容易了。

抱着新生儿后，用夹子夹住脐带并且断脐。胎儿头上负压吸引的胎吸痕迹是很明显的，但通常只有非常小的损伤，并且头皮的水肿通常会在几天之后消退。有时会有一些擦伤。

新生儿会被抱到儿科医生处接受检查，而产科医生则准备胎盘的娩出。

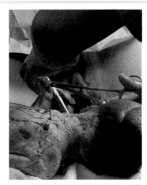

由夹子夹住脐带，然后断脐。之后，胎盘就会娩出，然后要检查胎盘

胎儿最大径线是双肩径，一旦胎肩娩出，则胎儿剩余部分的娩出就十分容易了。

产后检查

儿科医生会用阿普卡评分对新生儿进行评分。一般在新生儿娩出后1分钟和5分钟各评一次。一共有5项，每项0~2分，包括活动度（肌张力）、心率、反射、外表（皮肤颜色）和呼吸。7~10分是正常的，4~7分提示可能需要干预，而小于3分则马上需要行复苏术。

在这一阶段，在新生儿的脚踝上会挂有一个表示孩子身份的标签。

如果阿普卡评分满意，就会给新生儿洗一下，然后用毯子包裹好，再给母亲抱。产妇可将她的孩子抱在胸前。

新生儿情况用阿普卡评分来进行评估。阿普卡评分在生后1分钟和5分钟各评一次。

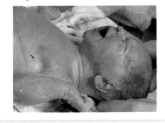

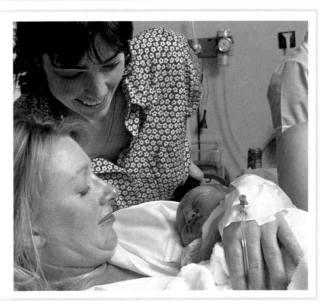

剖宫产术

目前剖宫产术是一种非常常规的分娩方式，但仍然是一种手术。除非在非常危重的情况下，通常手术中产妇是清醒的。

剖宫产术就是在腹部和子宫上各切一个口子，将胎儿娩出的一种手术。在英国，教学医院中大约有1/5的胎儿是剖宫产娩出的，而非教学医院大约是1/6。也就是说，英国每年有大约100 000例剖宫产。

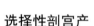

有两种类型的剖宫产，一种是选择性的手术，另一种是急诊手术。

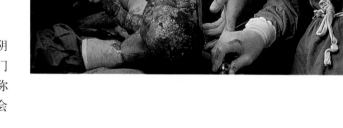

选择性剖宫产

某种情况下需要进行选择性剖宫产，包括：

◆ 头盆不称

可能是相对于母亲的骨盆来说，胎儿太大，无法经阴道分娩。这种情况往往在临产前就能判断。在产前检查门诊，医生会判断胎儿与母亲骨盆的相对大小，头盆不称时，会提示胎儿头部无法顺利通过骨盆。臀位分娩，也会产生这种情况。

当无法确定是否有头盆不称时，往往会行"试产"。就是在真正临产后，看胎儿的头部是否会下降。

如果试产成功，表示可以阴道分娩；如果在临产后数小时，胎儿没有下降或者胎儿或母亲出现窘迫的情况均提示试产失败。

◆ 前置胎盘

这种情况是指在胎先露之前胎盘覆盖产道。可能会有显著和危险的出血，甚至威胁到母婴的安全。

前置胎盘可以通过超声检查较早诊断出来。母亲往往

早在孕30周时就会被告知有前置胎盘，这种情况下剖宫产是唯一安全的分娩方式。

◆ 胎先露异常

这是指胎儿先露的位置异常，例如胎儿的先露不是头或臀，而是胎儿横在母亲的子宫里。

◆ 某些慢性疾病

某些情况下，如心脏疾病，就是剖宫产的指征。即使这些孕妇希望阴道分娩，也无法预测有心脏疾患的孕妇是否能承受临产的负荷。

急诊剖宫产术

若在生产过程中出现了没有预料到的突发情况，就必须采取剖宫产的措施。这些情况包括：

◆ 胎儿窘迫

生产过程中可能会对胎儿产生损伤，有时就会导致胎儿窘迫的情况发生。往往通过胎儿的心跳异常来诊断。

◆ 脐带脱垂

有时胎膜破裂（破水）会突然发生，脐带也会随着羊水而流出。这种情况是非常紧急的，唯一的选择就是采取快速的剖宫产，否则胎儿会窒息。脐带脱垂在发生前几乎无法预先诊断出，但是如果胎头已完全入盆则不会发生。此时可能需要全身麻醉。

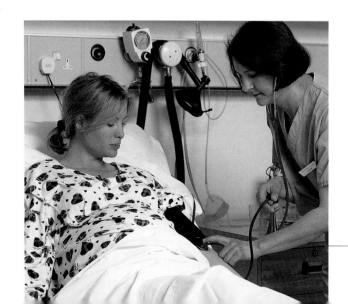

手术过程

孕妇需被收治入院并做好与其他手术一样的术前准备。手术过程会被详细地向孕妇和在场的家属介绍。

实施麻醉

剖宫产术一般实施全身麻醉或脊髓硬膜外麻醉。在脊髓硬膜外麻醉下，孕妇在整个手术过程中都是清醒的。脊髓麻醉是将针插入下端的脊柱内，那里充满着脑脊髓液。硬膜外麻醉时，针头并未深入脊髓，麻醉剂顺着附着的导管进入神经根部。这两种方法合称脊髓硬膜外麻醉。

硬膜外麻醉的实施大约需要20分钟。为在手术中为预防膀胱损伤，还要插导尿管排空膀胱。

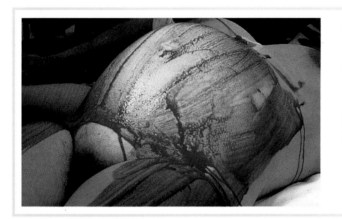

许多麻醉师选择孕妇在接受麻醉时侧躺。这样可以避免体位性低血压。

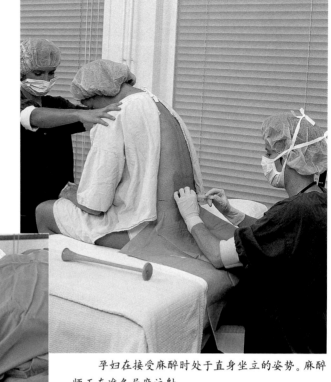

孕妇在接受麻醉时处于直身坐立的姿势。麻醉师正在准备局麻注射。

手术程序

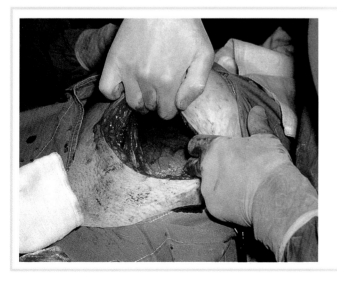

手术准备

在孕妇被麻醉后并推入手术室后，需要对她下腹部到大腿上部之间的皮肤进行消毒，为手术作好准备，通常使用用含碘的消毒剂。

然后进行铺巾，铺巾时在孕妇的手术部位留有开孔。胎儿通常从阴毛发际线上方或略高一点处的切口处娩出。阴毛在手术前（通常是进手术室之前）会被剃除。

孕妇的整个下腹部会用消毒剂仔细消毒，消毒剂会在皮肤表面留存直至手术结束。

做腹部切口

孕妇下腹部的切口是横向的。当切开皮肤时，出血的血管立即被电凝止血。接着切开下面的脂肪层。

然后会看到一层银色的鞘（筋膜层）；在它下面是肌肉组织。可以用剪刀快速将其剪开，筋膜层就和肌肉分离了。肌肉是垂直方向生长的，医生必须将它们分离开，以便留有一个足够大的空间让胎儿通过。接着就是腹膜，也就是包裹整个腹腔的膜状组织。可以用刀或者剪刀切开它，之后就可以接触到子宫。这时要放入一个器械以便医生辨认膀胱于子宫前壁的附着处。下推膀胱，做子宫切口，这个切口在术后，膀胱充盈后，可被膀胱覆盖。

医生轻轻撑开腹壁上的开口以确保暴露子宫，并能使胎儿可以顺利从中安全娩出。

切开子宫

在子宫下段做子宫切口。此时非常重要的是将胎儿尽快地取出。必须非常小心不能损伤胎儿。羊膜用剪刀或手术刀尖划开。

医生将手置于胎头之后，以便胎儿自切口处娩出。如果胎方位相反，则应先将胎儿的腿取出。

膀胱拉钩将膀胱下推，保护膀胱。在子宫被切开后，通常使用吸引器吸出血液和羊水。

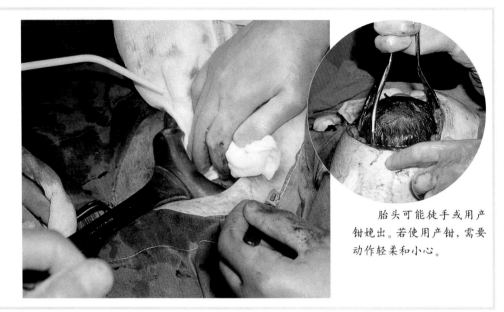

胎头可能徒手或用产钳娩出。若使用产钳，需要动作轻柔和小心。

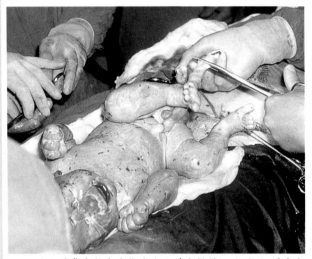

胎儿通常在整个身体产出之前会做第一次呼吸，并在完全娩出立即啼哭。

胎儿娩出

通常与自然分娩一样，当胎头娩出而身体其他部分还在子宫里时，胎儿会做第一次呼吸。接着剩下的身体部分才被娩出。

如果母亲是清醒的，会把新生儿给母亲及家属看，他们或许甚至可以抱着新生儿。然后医生断脐，并取出胎盘胎膜，并交给护士，让护士检查胎盘胎膜的完整性。

胎儿娩出后，会使用宫缩剂，在宫缩剂作用下，胎盘胎膜会缓慢娩出。

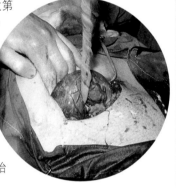

检查新生儿并缝合伤口

儿科医生或助产士负责确保新生儿呼吸正常，如果存在呼吸问题，新生儿会放置在复苏床上，根据需要可能还会将氧气管插入其呼吸道以确保婴儿的肺部能充满氧气。有时需要从新生儿的呼吸道吸出液体或黏液。

如果母亲清醒，新生儿又会被交给她（和家属），甚至将其放在胸前。

一旦胎盘胎膜排出，医生就会缝合子宫切口。他会使用能在几周内溶解的缝线或其他可吸收的材料。

子宫需经过两层缝合以确保瘢痕处的坚实程度，使其能承受下次妊娠及分娩。接着膀胱被提起至原处，遮盖伤口部位。

然后缝合肌肉，再仔细缝合手术开始时切断的筋膜层，最后缝合皮肤，腹部关闭。

根据医生的经验和手术的难度的不同，手术一般需要20～45分钟。

手术过程中，父亲可以选择陪伴在旁，并可以在新生儿娩出后马上抱他。

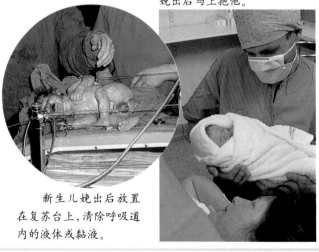

新生儿娩出后放置在复苏台上，清除呼吸道内的液体或黏液。

手术后

尽管剖宫产手术是个较大的手术，但是产妇如果没有并发症，一般几天后就可以出院。

手术结束后，产妇会被送入恢复室，接着进入产后病房并接受细致的监护，以确保不发生意外。在剖宫产术后，子宫的恢复和正常分娩是一样的，即子宫一天天收缩，几周后就能恢复到孕前大小。

术后母婴护理

手术后新生儿的护理和顺产分娩的婴儿没有不同，因为使用的脊髓硬膜外麻醉药物对新生儿没有影响。

术中使用的控制麻醉剂量的硬膜外导管还可以用于术后镇痛。目前较为常用的方法是在将硬膜外导管取出前注射吗啡等麻醉剂到硬膜外腔中。取出导管的过程没有痛苦。

硬膜麻醉对剖宫产术来说是一种十分好的麻醉方法，因为孕妇感觉较好，很少发生恶心等不良反应，并且和全身麻醉相比，硬膜外麻醉在术后几天中，疼痛感较轻。

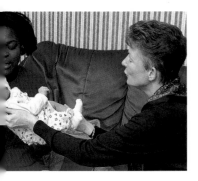

全身麻醉一般在十分紧急的情况下才会使用，因为硬膜外麻醉需要 20 分钟而全身麻醉只需要 3 分钟。如在

母婴出院后，助产士或健康顾问按常规进行上门服务。

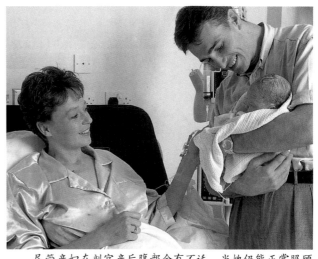

尽管产妇在剖宫产后腹部会有不适，当她仍能正常照顾婴儿，包括哺乳。

大量出血的情况下，如前置胎盘，或者脐带脱垂等非常紧急的情况，会选择全身麻醉。

通常需要留置导尿管，并手术后保留一天左右。在膀胱恢复感觉后拔出导尿管了。产妇接着就可以轻松地排尿了。

出院

多数产妇在手术后几天后就可以出院回家，有时甚至只需 3 天就能出院。此时他们在家里获得足够的帮助和支持是非常重要的，助产士或健康顾问通常会在产后的几周内上门拜访母婴并提供帮助。

产后数周内产妇就能够完全恢复。某些产妇在剖宫产术后 10 天就能恢复正常的生活。

剖宫产的历史

剖宫产手术已经有超过 2000 年的历史，但是早期的手术总是在母亲死亡的情况下进行的。剖宫产的英文单词 Caesarean 多半源自 "caedere" 的拉丁文 "caesus"，也就是"切开"的意思。尽管是有争议的，传说朱利叶斯·恺撒就是这样出生的。然而这个手术的名字也可能是来源于一项由恺撒重新颁布的古代的法律，这项法律规定，如果在分娩中的孕妇已经濒临死亡，则应当切开孕妇腹腔取出胎儿以尽量挽救胎儿生命。

1610 年对活着的孕妇实施了一次剖宫产手术，但是她在 25 天后死于感染。当时没有麻醉技术，伤口处于开放的状态。

剖宫产手术将胎儿从孕妇子宫下段取出，已经变得安全许多。随着麻醉技术的发展及抗生素的发现，手术的安全性进一步得到提高。

目前剖宫产手术已非常常见，有些医院的剖宫产比例在 20% 左右。同时，硬膜外麻醉的增多，而不是使用全身麻醉，也意味着母亲可以全程参与手术过程，并在分娩后很快照顾婴儿。

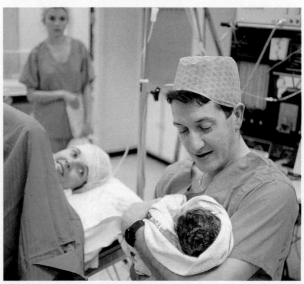

父亲参与分娩过程也越来越普遍。这样父母双方可以分享分娩的经历。

双胎分娩

双胎分娩尽管也不少见，但是对于母亲和胎儿都具特殊的危险。通常需要一个专科医生的医疗团队积极地处理分娩，避免可能的风险。

双胎妊娠可能有两种原因：

◆ 卵巢排出2个卵子并同时受精，产生2个不相同的双胞胎（双卵双胎）。

◆ 单个受精卵分裂成2个，形成2个胎儿，产生2个基因上相同的双胞胎（单卵双胎）。

发生率

自然怀孕的双胎并不罕见。在1980年，英国平均每50个出生的婴儿中就有一对是双胎。到了2001年，这个数字上升到每35个新生儿中有一对是双胎，这是由于越来越多的人使用辅助怀孕技术如试管婴儿，以及35岁以上生育的妇女人数的不断提高。

孕期可能发生的问题

大多数与怀孕有关的小问题在多胎怀孕的情况下更容易发生。

在孕早期（妊娠的头3个月），各种与怀孕相关的激素的水平比平均值要高。这可能会出现比较明显的恶心、呕吐现象，有时甚至需要住院输液。

双胎孕妇对自身心血管系统的要求更高，她需要更多的休息。因此双胎孕妇很可能较早地需要请产假。

当妊娠继续，腹部隆起越来越大及子宫对周边器官的压迫加重，双胎孕妇发生背部疼痛、消化不良、痔疮和静脉曲张的概率大大提高。

在妊娠晚期，孕妇会觉得非常辛苦，需要更多的休息。

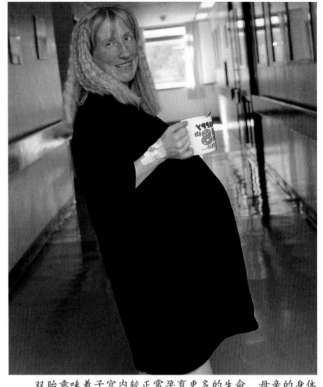

双胎意味着子宫内较正常孕育更多的生命，母亲的身体也承受更大的压力。

处理

多胎妊娠需要严密仔细的监护，需要更频繁的产前检查以监测母婴的安全。

并发症

几乎所有主要的并发症在多胎的情况下都普遍发生，特别是：

◆ 母亲贫血（铁离子和叶酸缺乏）。

◆ 子痫前期（妊娠诱发的高血压）——可导致胎盘早剥（胎盘剥离），如果不处理的话，可引起致命性的出血。

◆ 先露异常——第二个胎儿可能会被第一个胎儿影响而处于横向的位置。

这张超声图表示是20孕周的双胎妊娠（胎头画圈）一个横躺着，右边一个是纵向的位置。

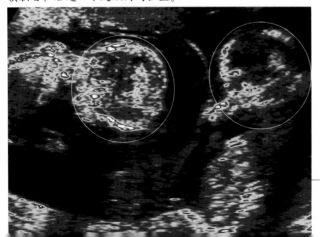

◆ 胎盘功能不足——当两个胎儿共享一个胎盘时可能会出现氧气和营养成分供给不足。

◆ 前置胎盘——胎盘附着于子宫的下段。

◆ 胎膜早破和早产——由子宫过度膨胀或先露异常引起。

◆ 脐带脱垂——脐带脱出，位于胎儿先露部分的下面或旁边，导致胎儿缺氧。

监护

双胎妊娠需要严密的超声检查胎儿的生长发育，以便尽早发现可能的问题。

不可避免的，双胎会更容易发生早产和低体重的情况，也容易出现新生儿并发症。因而，双胎的新生儿死亡率是单胎的4倍。

分娩

第一个胎儿的生产通常可以自然分娩。然而在脐带脱垂或胎位不正的情况下，为了第二个胎儿安全，可能需要实施剖宫产。

产程

双胎的第一胎的产程和分娩过程与单胎是相同的。双胎分娩的潜在风险多数出现在第二个胎儿的分娩过程中。

与单胎临产一样，通常的分娩可能首先是由以下几种征兆开始的：

◆ 见红，宫颈黏液流出。

◆ 当羊膜囊破裂而"破水"。

◆ 有规律的宫缩，至少每10分钟一次。

由于子宫扩张以及子宫承受的压力较单胎大，多胎妊娠常会出现早产。如有胎盘功能不足或孕妇的并发症，如子痫前期，可行引产。

在分娩前一天，孕妇应至医院做最后一次产前检查：

◆ 称体重和做腹部检查。

◆ 测量血压、体温和脉搏。

◆ 监测胎儿的心率。

◆ 配血型以备输血之用。

那些需要引产或者剖宫产的孕妇需要留院。

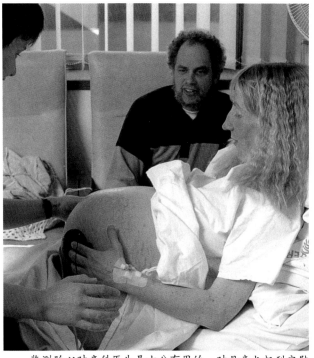

监测胎心对产科医生是十分有用的，对母亲也起到安慰的作用。每个胎儿都需接受监护。

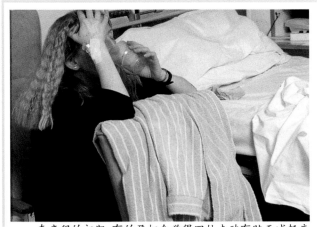

在产程的初期，有的孕妇会觉得四处走动有助于减轻疼痛和加速生产。

入院

孕妇在陪伴者的陪同下入医院进行评价。

在双胎分娩的第一产程早期，有规律的宫缩会使宫颈缩短、胎儿下降并使宫口扩张。

此时，母亲可以坐着、侧躺或四处走动来减轻疼痛。当产程进展时，根据需要也可给予温和的镇痛措施。

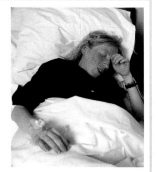

当宫缩开始，母亲可能会需要镇痛措施。此时母亲休息可为之后的分娩保存体力。

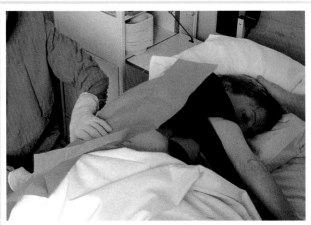

麻醉师会给皮肤进行消毒。消毒后，局麻药物被注入到椎骨间的软组织里。

硬膜外镇痛

双胎分娩也推荐使用无痛分娩，在第一个胎儿娩出后，第二个胎儿可能需要徒手倒转，至合适的位置以便分娩。如果第二个胎倒转不成功，则需要实施剖宫产。

孕妇侧躺，麻醉师将硬膜外导管插入硬膜外以便注入麻醉剂。

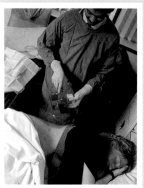

局麻起效后，就可以实施无痛分娩。此时一根导管被插入硬膜外腔，注入麻药。

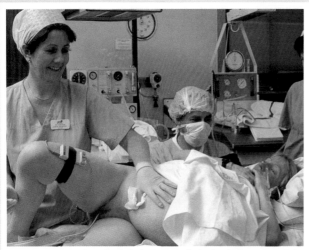

预测双胎分娩中的潜在危险是重要的,在产程早期监护二个胎儿的心率是最基本的。

第一产程

在整个分娩过程中母婴都受到监测,判断是否有窘迫的现象。在麻醉开始前,先将一个头皮电极放置在第一个胎儿的先露部,同时在孕妇腹部用探头监测第二胎儿的胎心情况。

为了确保分娩过程的安全,孕妇的宫缩的频率和强度、产程的进展、孕妇的血压脉搏和一般情况都需要实时监测。

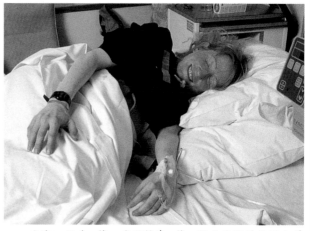

当宫口开全,第一产程结束,第一胎儿分娩的处理与单胎分娩相同。

在宫缩期和间隙期,都要监测胎心。持续时间较长的胎心减速和缺乏胎心搏动变异都说明存在胎儿窘迫。

相较于单胎的情况,对双胎更多采用主动干预,尤其对风险较高的第二个胎儿。监视仪将不停地监测缺氧的迹象,一旦发现就必须马上采取干预行动。

尽管孕妇已经接受了硬膜外麻醉,但她仍需十分努力地生产。控制呼吸有助于保持母婴血流中的氧气含量,并让孕妇感觉一切尽在掌握中。

有的孕妇会发现在宫缩的间隙坐起来有助于分娩。

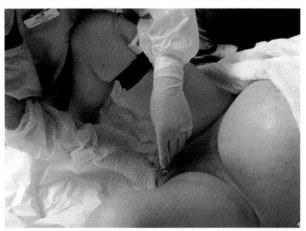

当第一个胎儿的胎头着冠时,或许需要调整胎头上监测探头位置。监测应持续到胎儿完全产出。

第二产程

对于单胎分娩而言,宫口的完全扩张预示着第二产程的开始。

此时第一个胎儿头部已经下降,并将直肠挤压着脊柱下方。会阴部的软组织会受胎头的挤压而被撑开变薄。当胎头着冠时,医生需要评估是否需要进行会阴切开。也就是将阴道开口切开以便胎头娩出。头皮电极可能需要变换位置。

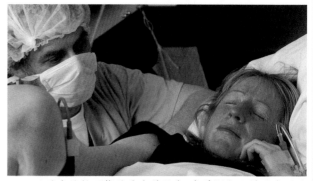

双胎分娩很可能需要产科医生、麻醉师和儿科医生以及多达3个助产士的共同协助。这些取决于各个医院的习惯。

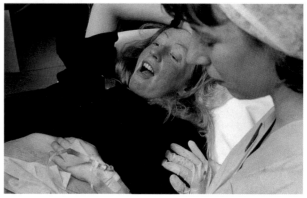

产程中,宫缩强度会逐渐增强、持续时间也会增加。当第一个胎儿胎头显现时宫缩达到高潮阶段。

胎头着冠

第一个胎儿的胎头出现时，要鼓励母亲用力，将胎儿的身体剩余部分娩出。及时清理胎儿口、鼻中的黏液以便胎儿更好呼吸。必须马上断脐，以避免一个胎儿过多的血液流入另一个胎儿的血液循环中。脐带的两端都附上标签。

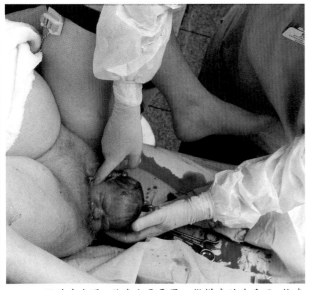

一旦胎头出现，助产士需要用一指摸索胎头后面，检查是否有脐带绕颈的情况。

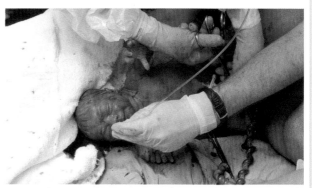

即使分娩顺利，也需要及时清理积聚在胎儿的口和鼻中的黏液。

母婴

在单胎的情况下，胎儿娩出后会给母亲注射宫缩剂，如麦角新碱，帮助子宫收缩和胎盘娩出。而对于双胎，这一处理要等到第二个胎儿娩出之后。

当母亲与第一个孩子享受短暂的美好时光的时候，医生会在母亲的腹部继续检查以确定第二个胎儿的位置。根据需要可能会做外倒转，以使胎儿处于正确的胎位。偶尔这种操作会失败，那么必须采取剖宫产以保证第二个胎儿的安全。

在第一个胎儿产出后要立即断脐。这将避免血液在双胞胎之间的血液循环中流动。

在第一个胎儿产出后，宫缩会暂停几分钟。母亲可以利用这段时间和婴儿待一会儿。

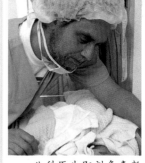

儿科医生即刻负责新生儿监护。医生必须快速评估可能的问题或者是否需要特殊处理。

阿普卡评分

在娩出后5分钟内，儿科医生将使用阿普卡评分对新生儿做全面体检。

主要是观察新生儿的心肺和神经系统功能，并通过下述指标来评估：

◆ 皮肤颜色（灰白、蓝，粉红色身体和蓝色四肢，或者全身粉红色）

◆ 呼吸（无，微弱或大哭）

◆ 每分钟心率（无，慢或快）

◆ 肌张力（无力或自主动作）

◆ 反射反应（无，弱或强）

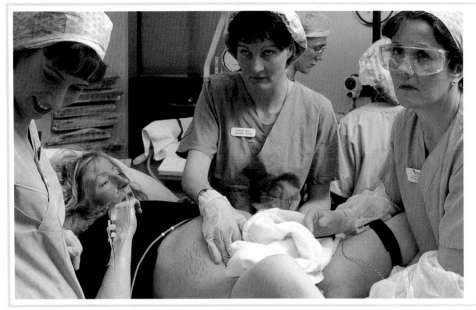

双胎第二个胎儿

如果第二个胎儿处于纵向的体位，同时先露部分（通常是头部）露出来之后，需要对产道进行检查，并人工刺破第二个胎儿的胎膜。

医生将手伸入产道避免脐带脱垂同时引导胎儿的先露部位。当羊水缓慢流出时有时需要将胎儿监测器放在胎儿头皮上，以监测胎儿有无窘迫。

两个胎儿相继娩出，中间几乎没有间歇。任何的延误都会增加并发症的可能性，如缺氧。

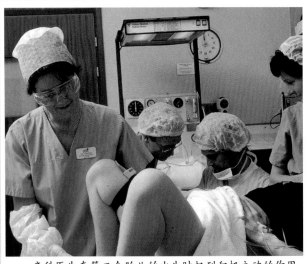

产科医生在第二个胎儿的出生时起到积极主动的作用，当羊水流出时在骨盆的边缘握住胎儿先露出的部位。

等待胎儿娩出

如果胎位好，宫缩就会使得胎儿娩出。

第二个胎儿的娩出必须尽快，因为胎儿承担极大的因胎盘剥离或胎盘部位的收缩而造成的缺氧。

如果在过程中发生任何延误，那么可能需要干预，如产钳或胎吸。如果头部位置对于产钳太高，就需要实施外转胎位术，产科医生通过触摸孕妇的腹部来倒转胎儿。

在第一个胎儿娩出后宫缩会短暂平息。接着强烈地宫缩又再出现，开始娩出第二个胎儿。

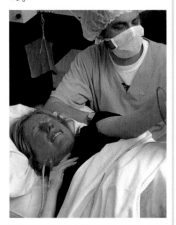

第三产程

第二产程在第二个胎儿娩出为止，娩出的胎儿被交到一旁的儿科医生手中。

第三产程中胎盘会排出。因多胎造成子宫过度扩张，会使得母亲处于危险的境地，因为偶尔会出现因子宫收缩乏力而造成子宫脱垂或大出血等情况。因此，当第二个胎儿的肩膀产出的时候会给母亲使用宫缩剂如麦角新碱，促使子宫立即收缩，使胎盘剥离。

当医护人员检查第二个胎儿，并且确认胎盘娩出是完整的，母亲就可以放松了，并可抱着新生儿。

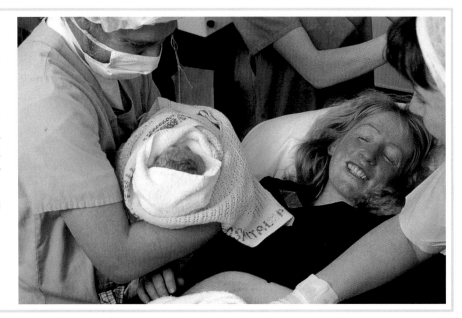

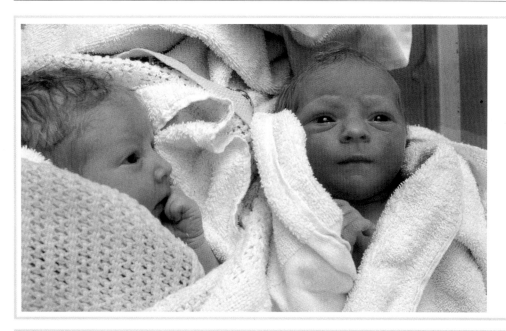

检查

当母亲最终可以休息时，双胎会被一起放置在婴儿床上，时间越长越好，婴儿们可以互相习惯对方的存在。

此时需要检查双胎是用两条脐带共享一个胎盘还是有两个胎盘。仔细检查胎盘和胎膜后，还会有一些其他检查，如血液检查等。

这两个双胞胎女孩看上去不太一样，很可能是双卵双胎(含不同遗传基因)。需要通过一些检测来证实。

新生儿护理

大部分的双胎自妊娠32周后就会发生生长迟缓的问题，即使不是早产，也会导致出生低体重。如果怀孕持续到38孕周则生长迟缓在第二个出生的婴儿身上更明显。双胎的低体重意味着他们很可能需要特殊的新生儿照顾。

第二个出生的婴儿发生呼吸困难的概率是第一个婴儿的3～4倍，同时先天性畸形的发生率也高很多。

极个别情况下会发生一些情况如双胎输血综合征，即一个婴儿失血，血液通过相通的胎盘血管流入到另一个婴儿的血液循环系统。这会导致一个婴儿贫血，另一个多血症(并伴有异常宽大的血管)。

新生儿的温度调节功能尚发育不完善，因此需要对其进行体温监测以确保新生儿不至于体温损失。如果双胎被放在婴儿床上，则他们可以相互取暖并互相熟悉。

只有在所有的检查都完成，吃奶习惯已经形成，不需要医护人员的介入，这时新生双胎才能回家。

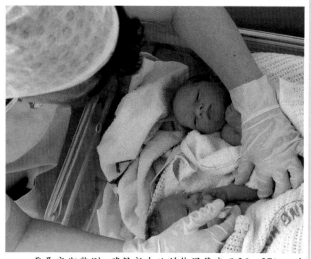

需要定期监测，确保新生儿的体温稳定于36～37℃，呼吸频率处于正常水平。

产后

双胎母亲在产后最初的6周内需要特别的帮助。这对剖宫产的产妇更是如此。

回家后，照顾双胎对于父母来说是巨大的压力，特别是当喂养习惯没有同步的情况下。

母亲也许会希望交替使用母乳和奶瓶喂养，这样比母乳喂养两个婴儿更方便些。可以让父亲接过半夜喂养一个婴儿的职责，母亲可以和母乳喂养的婴儿同时睡觉。

如果母亲希望同时母乳喂养两个婴儿，她需要特别的技巧指导。同时母亲还必须忍受严重的睡眠不足，所以在白天给予母亲足够的帮助是非常必要的。

支持团体

产后抑郁症对于双胎母亲更常见。这促使英国成立了许多支持团体，经验丰富的双胎母亲可以对正疲于应付婴儿早期各种需要的母亲提些建议。

社区助产士及健康顾问将在最初的6周内定期上门访问母婴，也可以提供有价值的帮助。

胎儿先露异常

在怀孕的后期，胎头通常处于子宫最低的位置。若除胎头枕部以外的其他身体部位进入了产道则被称为胎儿先露异常。

在怀孕和分娩的习惯用语中，"先露"和"胎位"被用来描述胎儿在子宫中的位置。最理想的情况是头先露，即胎儿的枕骨（头的后部）正对着母亲的骨盆前部。除此之外任何的胎位都称先露异常。

正常胎位

约80%的阴道分娩都是胎头的后部正对着母亲的骨盆前方或略偏向一侧娩出的。

通常，胎头在下降过程中，胎头的后部逐步旋转到母亲骨盆的前方（枕前位），因此能顺利地滑出骨盆。

确定枕骨位置

助产士通过阴道检查来确定胎儿枕骨的位置并记录下来。枕骨用小的三角形表示，胎头的前部用菱形来表示。这些记号分别表示后、前囟门（胎儿或婴儿未完全骨化颅骨上的膜覆盖间隙）的相对位置。

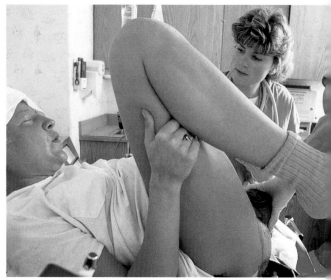

在正常分娩时，胎头娩出时其后部正对着母亲的骨盆前方。从产科的角度来说，任何其他情况都称为先露异常。

额、面先露

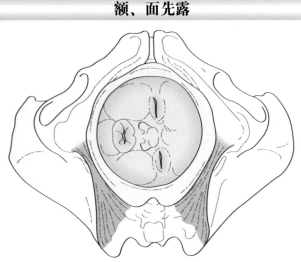

面先露时，胎头没有充分屈曲到胸口。但通常面先露都可以实现阴道分娩。

在正常分娩时，通常胎头充分俯屈，胎儿的下巴紧贴胸口。如果屈曲程度不足（1‰概率）就会发生额先露的情况。此时因为产道尺寸不够大而无法阴道分娩。

额先露可以通过产前B超检查胎儿畸形（如脑积水）时被发现。

面先露比额先露更普遍，但也是偶尔发生的情况。在临产前很难发现面先露，通常是肿大的脸部出现在母亲阴部的时候才被发现。这种情况下帮助胎头俯屈，阴道分娩还是可能的，但是如果下巴向后旋转，则必须实施剖宫产。

枕后位

当胎头在产道内下降的过程中，枕骨朝着骨盆后方的情况是比较常见的。在分娩中，它需要顺时针旋转约135°以便对准骨盆前面。之后，阴道分娩就比较容易了，不过胎头还是可能被卡在横向的位置，需要医生将其旋转，有时需用产钳或胎吸帮助其娩出。

胎吸是将吸引器附着在胎头上，当医生牵拉时，胎头通常会朝着应该处于的位置旋转，就会旋转到枕前位的状态。而在某些情况下胎头也可能朝相反方向旋转。

5%～10%枕后位的情况需要行剖宫产。

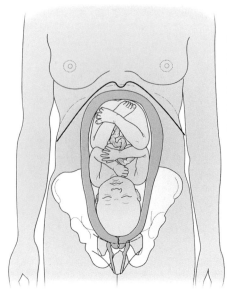

在胎头朝后的情况下，胎头入盆时枕骨朝着母亲骨盆的后面。有时可以通过旋转胎头来调整。

臀位

产科医生用"臀位"来表述胎儿的屁股或者腿先于其他身体部分进入母亲骨盆里的情况。

在臀位的情况下胎儿头部是位于子宫上部的,受过培训的检查医生可以通过胎儿头部的连续性和形状及通过在母亲腹部轻轻按压,胎头的浮球感来判定臀位,并可通过超声和 X 线检查进一步证实。

或许是因胎儿的头挤压母亲的肋骨而导致的消化不良和不适,母亲常常能感觉到胎儿的位置的异常。

产科医生过去常寄希望于通过旋转的方法使胎儿恢复正常的体位,但这种做法大多数情况下没有效果。

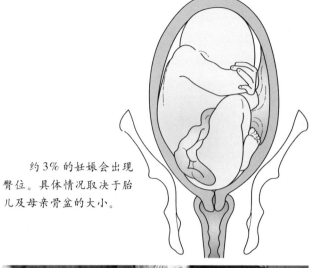

约 3% 的妊娠会出现臀位。具体情况取决于胎儿及母亲骨盆的大小。

产程中诊断臀位

医生或者助产士在产程中偶尔会发现先露是胎儿的屁股而不是胎头在下降。此时就必须决定是否做剖宫产。这一决定取决于产程进行的进度、孕妇是否顺产过的经产妇以及估计的胎儿大小。

如果孕妇没有做产前检查或臀位之前未被发现,那就会遇到意外的臀位的情况。臀位阴道分娩的危险在于当胎头入盆的时,要安全的娩出胎头,需要相当的技巧才能做到。

多胎的情况

在双胎或更少见的三胎的情况下,第二个或者第三个胎儿以什么位置先进入产道是很难预测的。

以双胞胎为例,胎儿在子宫里面的位置可能是两个都是头位或者是一个胎位头另一个横位。有些是一个头位一个臀位,甚至两个胎儿都是臀位。如果在产程发动前就

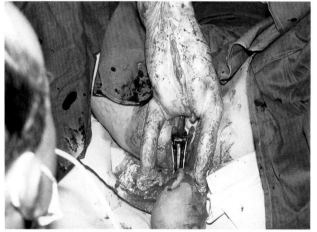

臀位分娩,出头时有危险。必须由有经验的医护人员来操作。

做出了诊断,医生可以决定何种分娩方式是最佳的。当今,多数情况下都会选择剖宫产。

横位

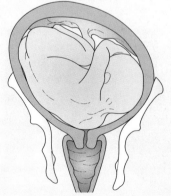

临产前的横位

横位是指胎儿在子宫里占有子宫的宽度。如果产程发动,胎肩常会是先露部。如果无法有效旋转胎儿体位则必须采取剖宫产。

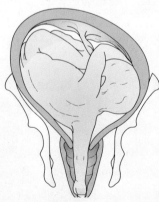

手臂脱下的横位

有些横位是临产后发生的,因胎儿的手臂垂落于阴道而更复杂。这种情况很危险,必须马上实施剖宫产。

横位是指胎儿在子宫里处于横向的位置,发生的概率大约是0.5%。横位的不同情况包括胎头是朝向母亲的左侧还是右侧,以及胎儿脸部朝向子宫上方还是下方。

横位还可能发生最糟的情况,也就是可能胎儿的四肢之一、胎盘或者脐带有相当大的机会处于子宫的下段。偶尔产道会被母亲骨盆里的某些东西阻塞,如子宫肌瘤或卵巢囊肿。在此情况下如果相应的处理措施无效则通常会采取剖宫产。

脐带先露

对胎儿来说,脐带先露可能是最危险的情况。这种情况非常少见,常发生在胎位异常的孕妇中。其危险在于当胎儿下降的过程中,脐带可能受压而导致胎儿窒息。一旦诊断为脐带先露,必须立即行剖宫产术。

臀位分娩

臀位在孕早期比较常见，但在临产前大多数胎儿的位置都会转正。臀位也可以安全分娩，但需要产科医生在一旁指导。

臀位时胎头处于子宫的上部，因此分娩时胎儿的臀部会先出来。成功的臀位分娩需要母亲积极的配合、经验丰富的产科医生的指导和整个生产过程中对母亲的关爱。

臀位在孕早期非常常见，而到了孕37周时，只有3%～4%的情况是臀位。

一旦确定胎儿是臀位，医生应与母亲商量采取何种分娩方式。

胎儿的评估

超声可对胎儿的大小进行评估，如果胎儿过大或过小可能会建议剖宫产。其他要考虑的因素包括孕期并发症和既往的生产史。如果孕妇在以前的妊娠中有并发症或者是初产妇，医生多半会建议剖宫产。

实施外倒转也是可采取的一种方法：在临产前胎儿会被小心地转到胎头朝下的正确体位。这样可以降低剖宫产的机会，对胎儿和母亲都是更安全的选择。

大多数孕妇会选择分娩时硬膜外镇痛，因为臀位的情况下剖宫产的概率较正常分娩要高。

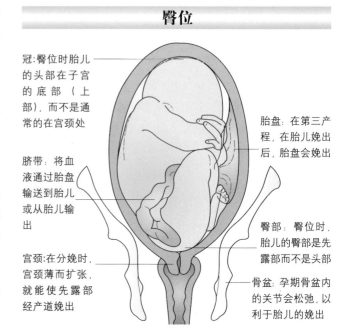

臀位

冠：臀位时胎儿的头部在子宫的底部（上部），而不是通常的在宫颈处

脐带：将血液通过胎盘输送到胎儿或从胎儿输出

宫颈：在分娩时，宫颈薄而扩张，就能使先露部经产道娩出

胎盘：在第三产程，在胎儿娩出后，胎盘会娩出

臀部：臀位时，胎儿的臀部是先露部而不是头部

骨盆：孕期骨盆内的关节会松弛，以利于胎儿的娩出

臀位的情况下，胎儿的臀部是先露出的部位，而正常时胎头是先出来的部位。

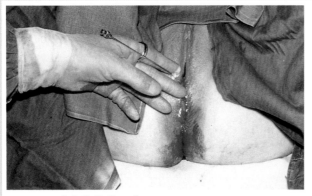

一旦确定是臀位，产科医生应与母亲讨论选择分娩方式。此时母亲可能会决定采用剖宫产。

产科医生在整个生产过程中都会在场，但是在胎儿身体出来之前一般不会进行干预。此后才会根据情况进行干预。

第一产程

在第一产程，随着宫缩强度增强和频率增高促使宫颈扩张。臀位分娩的各个阶段时间与正常分娩相同，其痛苦程度也不比正常分娩大。

一旦宫颈完全扩张，就可以清楚地看到臀部，此时需要做好接产的准备。产科医生需要在一旁监护。

宫缩

当胎儿的臀部进入阴道的顶部时，会促使催产素的分泌，使宫缩更强，从而有助于胎儿的下降。

安全的臀位分娩的关键在于先由胎儿自然生产，直到胎儿身体出来时才进行医护人员的辅助。

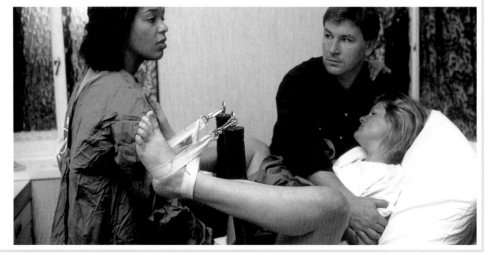

扩展会阴

通常胎头会逐渐扩展它前面的组织，但在臀位的情况下由于最大的部分是最后出来的，没有足够的时间来完成这一过程。

如果未使用硬膜外麻醉镇痛分娩，会使用局麻先麻醉相应部位。

可能会采取会阴切开术，即将会阴处（阴道和肛门之间）皮肤和肌肉切开以扩展产道的出口。

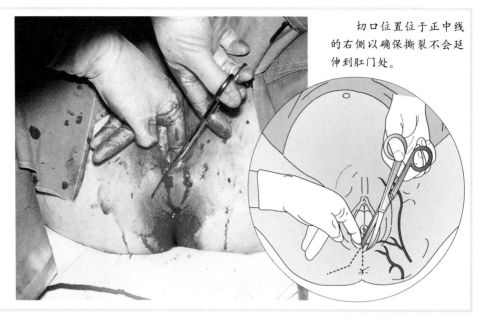

切口位置位于正中线的右侧以确保撕裂不会延伸到肛门处。

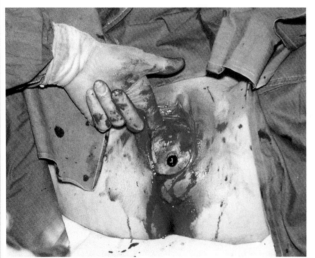

当胎儿的大腿出现时，产科医生轻轻用手指置于胎儿的每个膝盖之后以便使腿部从会阴部脱出。

臀部和腿的娩出

在宫缩作用下母亲持续屏气，胎儿的臀部会在阴道口出现。在此阶段胎儿常常会排出一些胎粪。

如果胎儿的腿没有自然出现，需要用一根手指置于胎儿的膝盖之后将胎儿的腿轻轻弯曲使得膝盖贴近胸部，然后朝向外，接着牵拉胎儿的腿将其从会阴部牵拉出来。

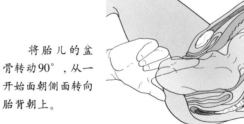

将胎儿的盆骨转动90°，从一开始面朝侧面转向胎背朝上。

身体的娩出

接着产科医生就会看到脐带，并将其拉扯出形成一个松的环，确保当身体其他部分出来时脐带不会被过度拉伸。

此时需要母亲再做进一步的努力使得胎儿的身体娩出，到达上臂的水平。此时胎儿的手臂通常是蜷缩在胸前，并随胎儿的娩出而自然娩出。

有时胎儿的一只或者两只手臂都高举到头甚至伸展开来，致使手在胎头的后面，这被称作颈背臂，必须采取做一些手法以确保顺利分娩。

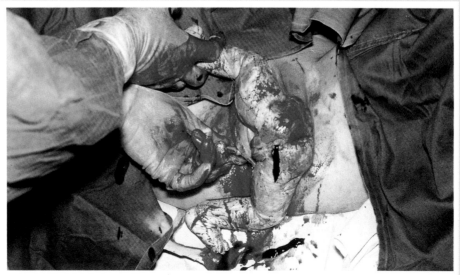

一只手在颈后，即手臂放在头后面。此时，需要做一些手法以便胎儿能够顺利生产

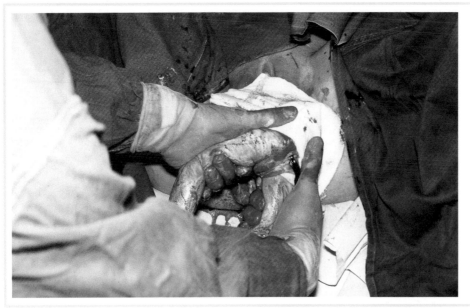

处理颈背臂

产科医生会在胎儿的身上裹一条毛巾，并仅牵拉胎儿的骨盆，同时避免扎紧胎儿的腹部，因为如果腹部抓得过紧极易损伤。

如果发现颈背臂的情况，胎儿会被轻轻转动90°以便产科医生将手指伸入胎儿的左侧的肘关节处，同时将胎儿的手臂向下移至胸前。

在将胎儿旋转90°前医生将手指顺着胎儿的颈项部至其中一个肩膀处以判定手臂的位置

胎儿的旋转

如果胎儿的另一只手臂也高举过头顶，需要朝着相反的方向重复旋转过程。

这个操作的整个过程应在宫缩间歇进行，通常持续几秒钟。在必须做旋转操作时，最好同时选择硬膜外镇痛分娩，否则操作时母亲向外屏气的力气是很大的。

胎儿第一只手臂娩出后，位置旋转了180°。现在胎儿已娩出至胎肩，也没有使用向下的牵拉力。

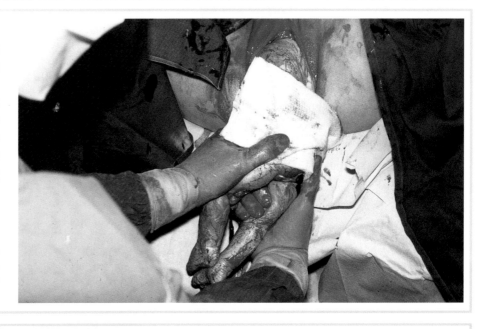

胎头屈曲

现在胎头已经进入骨盆，下巴蜷缩在胸口。这被称为胎头屈曲，这种位置对于安全分娩十分重要。

有些胎儿的产前超声就能看到胎儿的脖子处于伸展状态。对于这些"抬头看星星"的胎儿，明智的措施是采取剖宫产，因为处于这种姿势的胎儿很容易损伤到他的颈椎。

产科医生还必须确认胎头是屈曲的，这对顺利分娩至关重要。

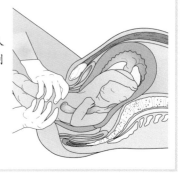

产科医生摸到胎儿的右肩以辨明另一只手臂的位置。

娩出右臂

现在胎儿已经被旋转，接着娩出右臂就比较容易了。下一次宫缩时胎儿的头部就会脱出，此时要决定采取何种措施来帮助娩出胎头。

一旦两只手臂都已经脱出，接下来就娩出胎头了。这是臀位分娩的关键点，产科医生必须决定采取何种措施来帮助娩出胎头。

胎儿被逆时针方向旋转，在这之后右臂的娩出就比较容易了。

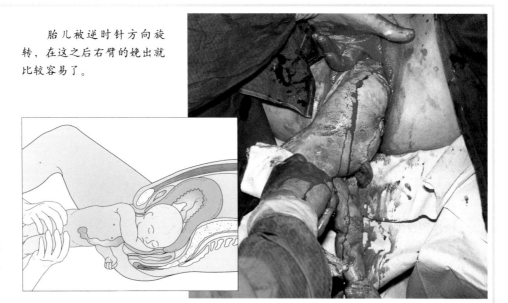

胎头的娩出

通常采用两种方法娩出胎头。目的是将胎头在可控的方式下缓慢地娩出。

一些医生会使用产钳控制娩出胎儿，而其他医生喜欢将手指伸入胎儿的口中帮助胎头屈曲。而同时用另一只手在母亲的耻骨下面从后面托住胎头。

在助手帮助下使用产钳将胎头向上提起。随着下一次宫缩胎儿就会完全娩出。

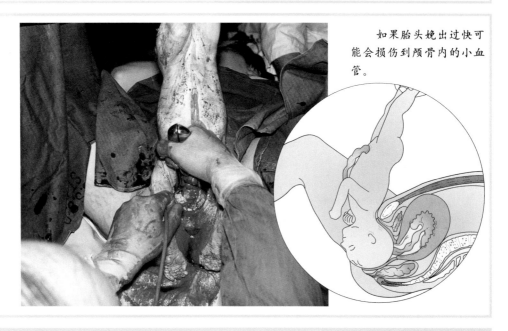

如果胎头娩出过快可能会损伤到颅骨内的小血管。

产后

产程的最后阶段是娩出胎盘及胎膜组织，胎盘和胎膜在孕期起到保护胎儿和给胎儿提供营养的作用。这一阶段可能持续5~25分钟。

分娩后检查

在母亲和婴儿做了初次亲密接触后，母亲需要接受检查以确定她的子宫变硬并且收缩良好。同时切开的会阴伤口会被小心地修补。

在新生儿清洗并送到母亲身边之前，新生儿会接受检查以确定其肢体是否健全以及有无其他异常。

在助产士的初步检查之后，新生儿在回家之前还要接受儿科医生的专业检查以排除先天的臀部问题，因为这在臀位胎儿中更常见。如果婴儿髋部有问题，有时会使用塑料夹板固定几个月来避免婴儿的髋关节的脱位。

和正常分娩一样，助产士将对回家后的母婴做回访以确保他们都健康。

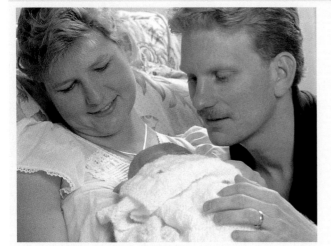

在母亲的会阴伤口缝合的同时，新生儿也会得到儿科医生仔细的检查，之后才会被送到父母怀抱。

胎盘的解剖结构

胎盘是提供胎儿生长所需养分的器官。这是一个在子宫中由母胎双方的组织共同形成的临时性结构。

胎盘对发育中的胎儿起到肺和肠道功能的作用。胎儿的血液循环和母亲的血液循环在胎盘内部十分靠近，血液进行交换向胎儿提供氧气和营养成分，同时排出代谢产物。

分娩时胎盘脱离，在第三产程，胎儿娩出后胎盘组织就从子宫中娩出了。医生会检查胎盘，看其是否完整，以及是否有可能危害胎儿的异常或病变。

胎盘的外观

足月的胎儿，胎盘是一个深红色，呈圆形或者椭圆形扁平状的器官。重量约500克，或者一般是它所营养胎儿重量的1/6。娩出的胎盘有两个面：

◆ 母面（附着在母亲子宫内膜的一侧）——从这一侧可以看到胎盘组织被纤维状条带组织（隔膜）划分出的胎盘小叶。深红颜色，摸上去像海绵一样富有弹性。

◆ 胎面（脐带附属的一面）——这部分被胎膜包裹。它的表面光滑并有较粗的脐带血管。

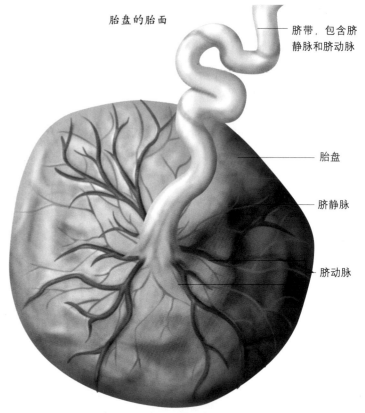

胎盘的胎面

脐带，包含脐静脉和脐动脉

胎盘

脐静脉

脐动脉

胎盘有两面：母面和胎面。胎面（如图所示）有较粗的脐带血管。

胎盘的变化

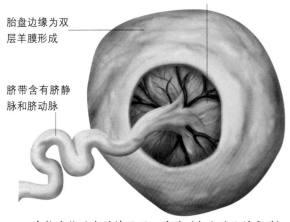

胎盘组织覆盖一层羊膜（下面露出血管）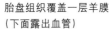

胎盘边缘为双层羊膜形成

脐带含有脐静脉和脐动脉

在轮廓状胎盘的情况下，羊膜（包裹胎儿的囊膜）折叠起来，在胎盘大部分表面形成双层的结构。

胎盘的形状和排列发生许多的变化。从临床上讲它们没有大的差异，对母胎都没有影响，但极个别情况下也可能会有问题。

胎盘的变化

可能的变化包括：

◆ 副胎盘——多余的或胎盘的附件组织，即位于膜内距离主胎盘很近距离的胎盘小叶。

◆ 球拍状胎盘——当脐带位于胎盘的一端而不是通常的中央位置。

◆ 帆状胎盘——脐带没有和胎盘直接相连，而是与相对较远的胎膜相连，这是一种非常罕见的情况。脐带的血管也因此分叉进入胎盘。

◆ 轮廓状胎盘——当胎膜有大量的皱褶时会发生这种情况，这通常与分娩时出血有关。

胎盘内部

随着胎盘的发育，胎儿的血管会形成绒毛膜绒毛（类似指状的突起），以便从母体的血管里面吸取氧气和营养。同时胎儿产生的代谢物也排放到母体的血液中。

胎盘的功能是为生长的胎儿从母体血液循环中吸取营养和氧气同时排出废物。因此，胎盘具有非常丰富的不仅来自母体而且来自胎儿的血液供应，以便营养和废物的交换功能的实现。

从胎盘的横截面图可以看出，它是由部分来自母体和部分来自胎儿的组织形成的。胎盘的螺旋动脉源自母体子宫的动脉，并将血液输送到胎盘的基底部。接着这些血液将离开动脉填充进许多"池子"（绒毛间隙）中，在这些绒毛间隙中存在许多悬垂的胎儿绒毛。之后母体的血液通过数不清的静脉返回自身的循环系统。

胎儿的绒毛形似指状的突起，包含通过脐带连接胎儿的血管。这些血管不断地分叉以形成尽可能大的覆盖面积以便能有效地同母体交换氧气、营养和排泄废物。

尽管胎儿和母亲的血液循环非常接近，但是两者的血液却并未混合，而是由绒毛的薄壁分隔开来。

胎盘的功能

胎盘具有好几项对胎儿生长发育至关重要的功能：

◆ 呼吸——胎儿血液中的氧气是通过胎盘从母体循环中获得的，胎儿排泄二氧化碳废物也通过这个途径。

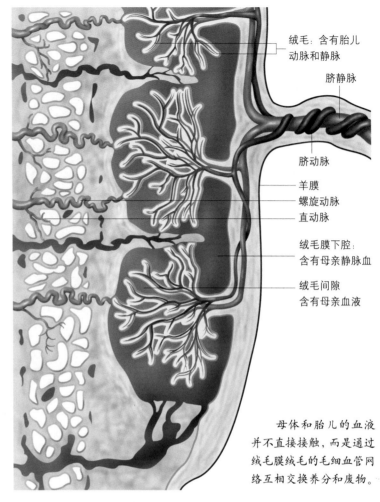

绒毛：含有胎儿动脉和静脉

脐静脉

脐动脉

羊膜

螺旋动脉

直动脉

绒毛膜下腔：含有母亲静脉血

绒毛间隙含有母亲血液

母体和胎儿的血液并不直接接触，而是通过绒毛膜绒毛的毛细血管网络互相交换养分和废物。

◆ 营养供给——母体血流中的养分也通过胎盘传递给胎儿。

◆ 废物排泄——胎儿产生的废物通过两条脐动脉传递给绒毛，最终由母体循环排出体外。

◆ 产生激素——胎盘还能分泌多种激素，特别是雌激素和孕激素。这些激素不仅有助于维持妊娠状态，同时还为分娩作好准备。

胎盘的异常情况

孕期有可能会碰到几种与胎盘有关的问题。其中最常见的是前置胎盘，指胎盘位于子宫下段的异常位置。

前置胎盘的情况下，由于胎盘处于子宫较低的位置，胎盘可能会在胎儿和宫颈之间，导致阴道分娩非常困难。前置胎盘常常会伴有妊娠晚期的出血。

胎盘早剥

胎盘早剥是指胎盘与子宫壁（部分或完全）的剥离。由于这种情况会造成胎盘和子宫壁之间的出血，因此潜在风险很大。

这种出血可能会留在子宫内，或者顺着宫颈流出而表现为阴道出血。尽管母婴的生命安全会受到威胁，但是只要处理得当，还是能安全分娩。

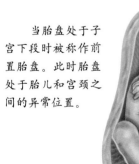

当胎盘处于子宫下段时被称作前置胎盘。此时胎盘处于胎儿和宫颈之间的异常位置。

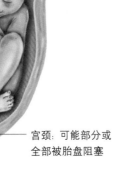

子宫

胎盘：胎盘位于子宫下段为前置胎盘

宫颈：可能部分或全部被胎盘阻塞

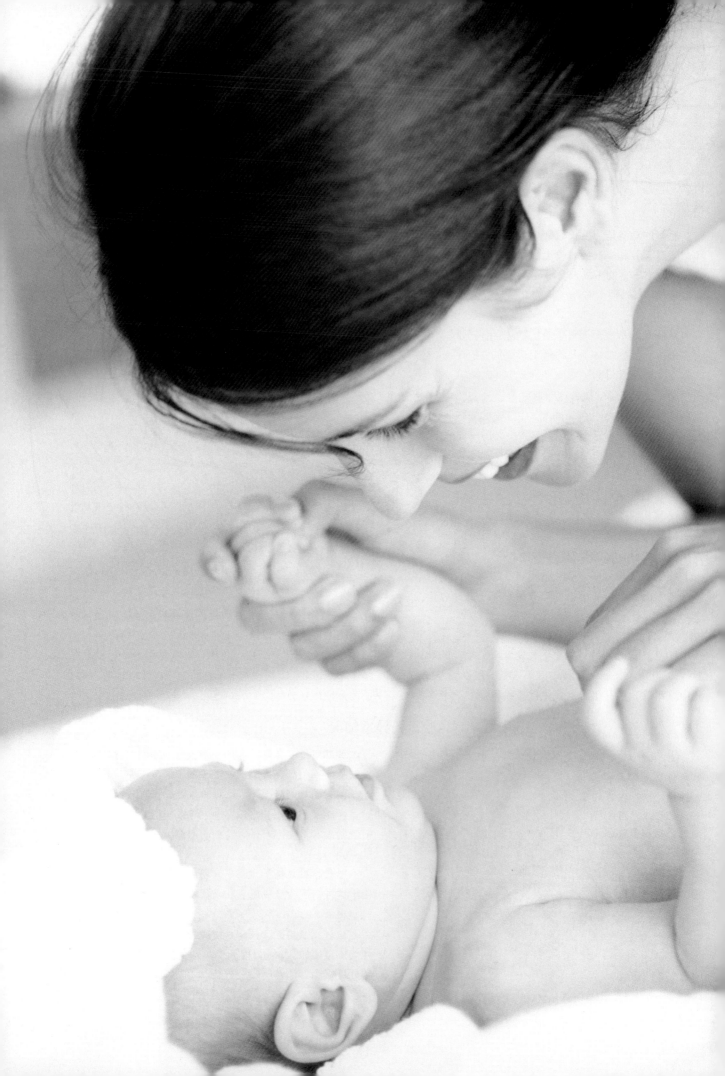

第四篇

出生以后

尽管期盼中的父母已经用了9个月甚至更多的时间来做准备,新生儿的到来还是不可避免地让他们感到焦虑。在婴儿出生后,新生命给夫妇带来的种种感受很快就会与筋疲力尽的感觉交织在一起。

尽管父母很快对他们的婴儿倾注了强烈的爱,但也需要一段时间来适应生活的变化。当婴儿降临时,原来的孩子也会变成很难应付,因为他们往往觉得新成员与他们竞争父母的关爱。

当原来的孩子适应了家庭来了新的成员,新的父母很快学会了照顾婴儿的技能。更重要的是,作为一个父亲,他的职责已经从一个强大的支持者转变为一个在身体和情感上都与婴儿密切联系的人。

左图:新父母需要学习与他们的孩子交流,孩子与父母的纽带很快建立起来了。

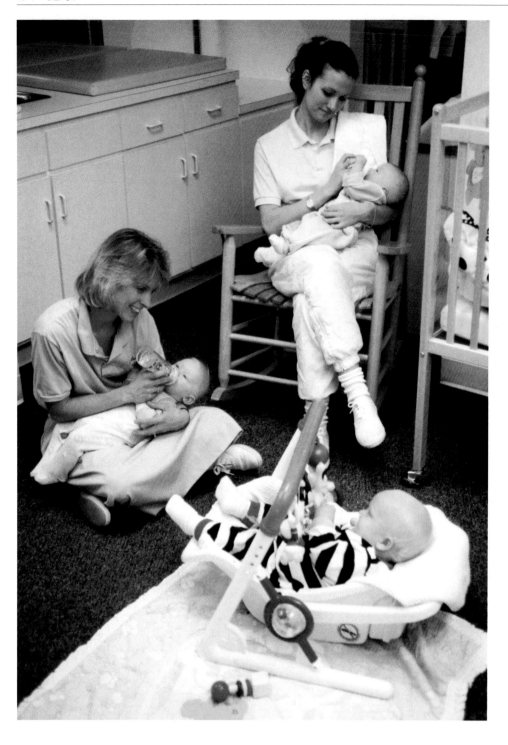

很多新生儿出生时会有一些轻微的"不完美",尤其是皮肤上的瑕疵,如胎记和蒙古斑。新生儿会因为生产方式的不同而受到一些暂时的影响,如使用产钳或吸引助产可能会改变头颅的形状或是在皮肤上留下痕迹。黄疸是一个常见的现象,它引起皮肤和眼睛发黄,但它常常能够自愈或是经过一个疗程的简单治疗而好转。在新生儿出院前以及他们满6天时还会进行2次例行检查,那时要对新生儿的血样进行格思里(Guthrie)检测,以鉴别是否患有2种可治疗的精神障碍。在出生后6周,所有的新生儿要进行全面的体格检查和生长发育的评估,这多数由全科医生来实施。

生产后的变化

当产妇的子官开始收缩回到正常的大小时,内膜脱落形成血性分泌物从阴道排出,成为恶露。这是一个正常现象,持续几周会消失。如果产妇在分娩过程中有过医学损伤性介入的伤口:如会阴切开术或剖宫产,只要保持干燥和清洁,伤口就会很快愈合。剖宫产后恢复的时间通常要更长一些,医生也会建议在一段时间内不要拎提重物或驾驶车辆。

在心理上,父母也要积极适应新情况,要适应给宝宝们喂奶—换尿布—睡眠这一持续的过程。通常产妇在分娩后几个星期会感觉情绪低落,这种"婴儿带来的忧郁"会因为产后的睡眠减少以及生产时的

对初生婴儿的检查

在最初的几周里面,新生儿需要进行一系列重要的健康检查,阿普卡评分用来评价新生儿出生时的状况,它评估包括心率、呼吸、肤色、肌张力和反射5项指标。即使有些新生儿出生时需要助产士或医生给予呼吸方面的帮助,通常他们并不会有长期的不良后果。然而,有些新生儿有心脏缺陷或是其他方面需要诊断治疗的问题,需要早期发现,越早治疗越好。

损伤加重。如果这种低落的情绪非常明显，可能就是患上了较少见的与分娩相关的"产后忧郁症"。尽早认识抑郁的症状并给予支持和帮助十分重要，因为它会对母亲和宝宝的关系发展产生重大影响。

母乳喂养

在宝宝可以吃固体食物之前，也就是在宝宝出生4~6个月内给他吃什么，这也许是要做的最重要的决定。实际上这个议题在分娩前应该已经有些想法了。尽管不是每一个母亲都能做到，但母乳喂养在实际操作上和母婴情感培育都有很大的优势。

最初几天分泌的初乳是黄色的黏稠的液体，它富含蛋白质和抗体，这些物质可以加强新生儿的免疫功能，因此就算你打算用奶瓶人工喂养，也应该在最初几天给婴儿母乳喂养。经过婴儿的吸吮刺激，几天以后就开始产生成熟的母乳了。母乳是婴儿最完美的食物，包含了他（她）生长发育所需的所有营养元素。同时母乳喂养也是母婴建立亲密关系的良好契机。在实际生活中，母乳喂养可以减少外出时携带大量喂奶器具与消毒用品，当然在公共场所母乳喂养也会给一些女性带来困扰。

适应家庭生活

一旦一个家庭适应了新宝宝的到来，很重要的就是要形成一个生活规律，尤其是那些已有其他孩

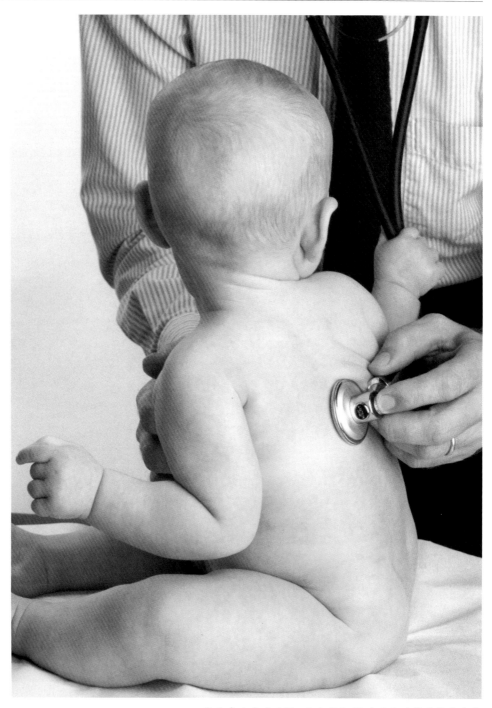

婴儿在出生后6周、8个月和18个月大时接受健康咨询者或医生的健康和发育的检查。

子的家庭。初期的生活就是永无停止的哄宝宝入睡、喂奶和清洁沐浴，让人感到精疲力竭，所以花时间和伴侣在一起是（特别是白天伴侣不在家而在外工作的夫妻）十分需要的。对于照顾婴儿感到孤独无助的父母，可以参加相关的团体，那里能提供有用的帮助，当然小心地平衡社交生活和家庭生活之间的关系也是十分重要的。

初生婴儿的检查

所有的新生儿在生后数分钟内就要接受常规的检查以鉴别有无危及生命的疾病、确定是否健康,使父母放心。在第一周内,新生儿要进行多达4次检查。

新生儿的初次检查由助产士或者医生在生产后马上进行。新生儿要及时自主呼吸,医务人员要对其呼吸及其他功能依照标准程序进行评估,并在出生后1分钟和5分钟对新生儿进行阿普卡评分。

阿氏评分

5个项目分别被检查:呼吸、心率、肤色、肌张力和反射,每个项目评0分、1分或2分,最高分为10分,7分以上都是正常的。评分5分及以下的新生儿需要供氧以帮助他们建立呼吸。

当新生儿缺氧时,呼吸不规律或是没有呼吸,心率低于100次/分,并且皮肤青紫或者苍白。

检查

出生后不久,所有新生儿都要称体重、量头围和身长,同时助产士快速检查一下有无明显的先天性畸形。

新生儿的体重可以预示有无潜在的健康问题。出生体重在2 500~4 000克(5.5~10磅)之间都是正常的。低出生体重儿需要特别的监护,巨大儿则提示母亲可能有糖尿病。

表

表:阿普卡评分是由美国的儿科医生弗吉娜·阿普卡创建的,它提供了一个判定新生儿状况的标准方法。

呼吸	规律,哭	2
	慢 不规律	1
	无呼吸	0
心率	>100次/分	2
	慢,<100次/分	1
	无心跳	0
颜色	粉红	2
	躯干红润 肢端青紫	1
	青紫 苍白	0
肌张力	活动有力	2
	只有四肢活动	1
	松弛	0
反射(用鼻	咳嗽或喷嚏	2
导管经鼻	表情痛苦	1
吸引时)	无反应	0

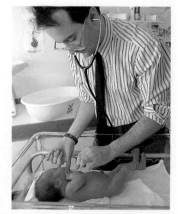

医生用小指放在新生儿嘴里检查新生儿的肌张力

所有的新生儿出生后要称体重,这可作为基本标准,医生在以后的检查中可以知道婴儿的体重是否在增加。

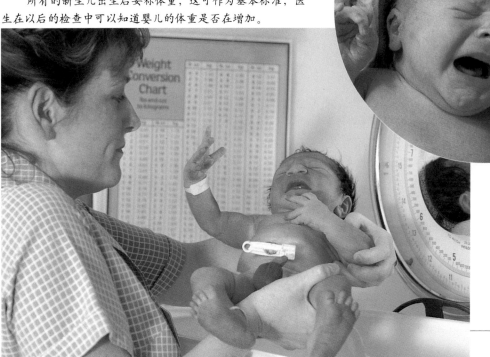

头围的测量:头围大小与体型大小有关,但体重为3.4千克(7.5磅)的新生儿头围平均约为35厘米(14英寸)。头围太大和太小都提示新生儿可能有脑部疾病。

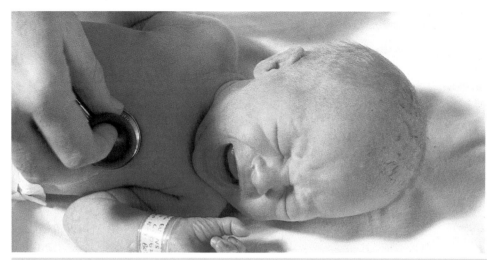

常规检查新生儿的心跳，少于1%的婴儿存在结构上的畸形。

第一次医学检查

每一个新生儿在生后第一个24小时内都要进行一次仔细的全身检查，一般这是由儿科医生负责的。对于分娩后6小时出院的产妇，这个检查也可能由助产士完成。

疾病史

先查看母亲孕期的医学检查记录，是否曾经发现有先天性畸形的情况；再询问产妇家族有没有遗传疾病史；然后对裸露的新生儿从头到脚进行仔细的检查。

心脏

在婴儿惊扰并开始啼哭之前先用听诊器听诊心脏，以免那些反应改变了心脏的基础心率。

血流

检查腹股沟处的脉搏以确定没有主动脉血流受阻，主动脉是人体最主要的动脉，如果受阻称为主动脉缩窄。

黄疸

黄疸近来普遍出现，它会损害脑的功能，因此可以通过检查新生儿的眼白是不是黄染来进行黄疸的检查。

畸形

一些先天性畸形如手指缺失是显而易见的，但是有一些更危险的问题却不是能直接看得到的。腭裂常常伴随唇裂发生，但后腭裂却十分容易忽视。为了能够彻底检查，医生需要很仔细地用木制压舌板下压婴儿的舌头才能看得清楚。

闭锁

消化系统内的任何部位闭锁都是严重的问题，肠闭锁需要急诊手术治疗。食道闭锁会导致唾液回流，如果婴儿出现唾液从口中溢出的现象，可试插一下胃管以鉴别有无阻塞。解剖结构再向下的消化道的闭锁，如十二指肠（就在胃的下方）闭锁，会导致婴儿呕吐绿色胆汁。再往下的消化道梗阻则会引起腹胀。体检时要检查肛门是否存在并且是开口的。

髋关节

髋关节是一个球囊关节，可能存在脱位。在生命早期发现的话很容易治疗，它常发生于女孩、有家族遗传史及臀位分娩的人群中。要很轻柔地检测所有婴儿的双侧髋关节以确定没有脱位，如果检查出来有任何疑问，现在可以通过超声来进一步评定。

外阴

要很仔细地进行外阴检查，以确定女孩有阴道，男孩有正常的阴茎，双侧的睾丸已下降。如有任何的畸形都需要外科医生来整形。

出院检查

婴儿离开医院时，要进行一次出院检查。也可以由家庭医生在家完成。这个检查是为了确定没有遗漏任何问题，没有出现新病情。比如黄疸是由于血液中有过多的胆红素所导致的。这在母乳喂养婴儿，或是早产儿中非常常见。可以进行血液检查确定胆红素的水平。

脐带

脐带残端在婴儿生后3天至2周脱落，如果脐部有感染，脐根部会变红肿并出现分泌物。

喂养

建立母乳喂养对婴儿的健康成长是十分重要的，这在出院时也要检查评估。

格思里检查

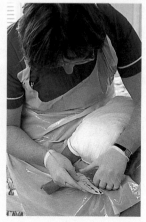

所有的婴儿在出生6天内要进行血液的检查，这个检查称为格思里（Guthrie）检查。针刺足跟部，将数滴血滴在特制的卡片上。这个检查用来筛查2种可以治疗的精神障碍。甲状腺缺失可以使血液中出现高浓度的TSH，苯丙酮尿症是苯丙氨酸这一氨基酸体内代谢出现了障碍所导致的，给这类婴儿喂养特殊配方奶粉，可以避免脑损害。

新生儿黄疸

皮肤颜色发黄，经常发生于正常的新生儿，它会很快消失。然而，全科医生要定期检查有黄疸的新生儿来排除任何严重的疾病。

黄疸是由于体内胆红素浓度增高引起的。胆红素是由于红细胞中血红蛋白被分解产生的废物。新生儿肝脏的酶发育不成熟，不能够有效对胆红素进行化学转化，使它们最终排出体外。低出生体重儿和糖尿病母亲的婴儿，更加容易出现黄疸。

经历了困难分娩的婴儿，有时候会出现头皮下血肿，如果再吸收过多的血，就可能出现黄疸。如果脐带没有迅速夹断，太多的血细胞会进入婴儿体内造成多血症，这也会造成黄疸。

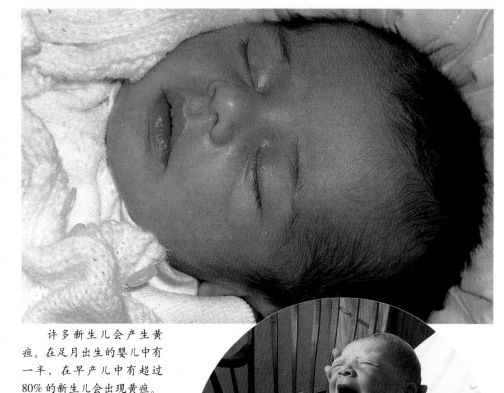

许多新生儿会产生黄疸。在足月出生的婴儿中有一半，在早产儿中有超过80%的新生儿会出现黄疸。

生理性黄疸

没有经过代谢的胆红素在体内自然堆积，造成了生理性的黄疸。这是由于在出生后几天，红细胞数目自然减少，而同时，新生儿肝脏的酶还不能够完全处理这些代谢产物。

正常的生理性黄疸，常出现于第一个24小时后，现在产妇和婴儿经常很早出院，因此黄疸常在婴儿回家以后再出现。

轻度的黄疸，看上去像被太阳晒过的，常在头部开始，慢慢发展至足底，严重的病例，眼白部分也会发黄。

全科医生在产妇和婴儿出院后，需要进行探视。如果婴儿出现了黄疸，需要检查有无贫血或是肝脏肿大。如果婴儿尿色发黑或大便发白，需要紧急进行血液和尿液的检查。

很少一部分新生儿由于黄疸需要在重症监护室中进行治疗。

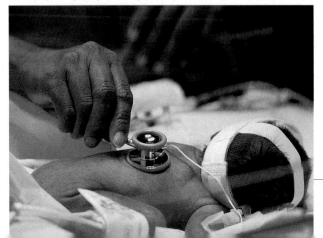

新生儿的脐带应该尽早夹断，否则太多的红细胞进入婴儿体内，会造成黄疸。

生理性黄疸常在婴儿出生2周后自动消失，最重要的处理方法是让婴儿能够获得足够的奶喂养。如果是母乳喂养，要鼓励母亲坚持喂养，并在困难时，得到有益的帮助。常规的给婴儿称量体重，可以帮助我们知道他们摄取的液体和能量是否足够。

如果黄疸很严重，或是婴儿表现萎靡，或是喂养困难，助产士应该进行血液的检查，以确定胆红素的水平。

病史记录可以帮助医生决定是否需要进行光疗帮助分解胆红素。

造成黄疸的原因

通常一些严重的疾病会引起新生儿黄疸持续不退，所以应进一步检查，以确定根本的原因。

出生后第一天出现的黄疸，通常是不正常的，它经常是由于溶血，造成新生儿的红细胞的破坏所引起的。这个疾病可以通过一项称为Coomb试验来确诊。

新生儿溶血病发生于母亲与婴儿血型不合的病例（ABO或Rh血型不合），在妊娠期，母亲产生抗体通过胎盘进入婴儿体内，这个疾病的发病现在已经减少，是因为Rh血型阴性的母亲在孩子出生后已注射抗D血清阻止产生抗体。

相关因素

有时，黄疸有家族史。许多黄疸延迟不退的病例发生于母乳喂养的婴儿，其原因还不甚明了。母乳喂养婴儿，有5%会发生母乳性黄疸。它的危害性不大，所以母亲应继续母乳喂养。然而，持续不退的黄疸，可能由于严重的疾病所导致，所以要进一步检查。

病因的检查

首先，要进行血液检查，以确定胆红素是结合型还是非结合型。同时，尿液也要检查。如果胆红素是结合型的，需要进行包括肝脏超声和肝活检的检测。

如果婴儿的黄疸在2周内没有消失，其潜在的病因需要进一步检查。

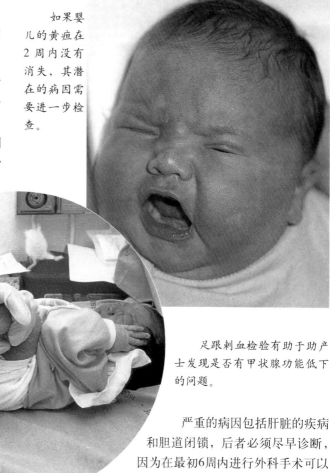

足跟刺血检验有助于助产士发现是否有甲状腺功能低下的问题。

严重的病因包括肝脏的疾病和胆道闭锁，后者必须尽早诊断，因为在最初6周内进行外科手术可以挽救生命。通常这些婴儿需要肝移植。

慢性的先天性感染，如巨细胞病毒，弓形虫病原可以引起黄疸持续不退，黄疸也可以由于遗传性的代谢性疾病如胆囊纤维化、半乳糖血症造成。

婴儿黄疸的治疗

光疗的原理是黄色的胆红素吸收蓝光后，改变了原来的结构，成为无毒性的副产物。因为光疗要将母亲和婴儿分离，有时会产生一些不良反应如脱水，大便溏稀，所以需要额外补充液体。

现在有一种能够发出蓝光的婴儿套装，是新发明的治疗装置。把它穿在婴儿的衣服里面进行光疗，可以避免母婴分离的困扰。

经过肝脏代谢的结合胆红素，没有危害性，然而，如果未结合胆红素水平很高，一部分会进入脑部，毒害脑的功能（核黄疸），核黄疸可以导致耳聋和脑瘫，通过立即换血可以避免这种情况的发生。

换血是临床上用来预防核黄疸的最后的方法。已经分别与母婴血型进行交叉配型的并事先已经预热的Rh阴性血型捐赠者的血液，通过婴儿的脐静脉输入婴儿体内，同时婴儿自身的血以相同的速率抽出。这种换血方法不仅去除了毒性的非结合胆红素和婴儿体内的抗体，而且也纠正了婴儿的贫血状况。

光疗时，婴儿和母亲必须分开。

生命最初的 6 周

生活的环境发生了巨大的变化，而小小的新生命还能如此平静，这简直就是个奇迹。这些相对无助的婴儿非常快地适应了光线、声音和气味的阵阵打扰。

新生儿的各种感觉适应和其他人进行交流，新生儿的听觉适应人类的声音，他会区分熟悉的声音，尤其是在很小的时候就能识别母亲的声音。小婴儿尤其是母乳喂养的婴儿，可以很快识别出母亲的气味。

与新生儿令人惊讶的感觉系统的发育相反，他的运动能力与其他哺乳动物幼崽相比如羔羊，牛犊，发展要慢得多，那些小动物在出生后几个小时就能站立和行走了，而一个新生儿在出生时甚至不能抬起头，毫无疑问他也不能伸手拿东西。

这个新生儿出生不到24个小时，脐部有脐带夹，它能阻止脐部再出血。

反射行为

婴儿当然也存在一些生理反射（不随意运动，如成人的膝跳反射），随着婴儿的正常发育，有一些反射在6个月时会消失。

有一些反射是生存所必需的，比如如果有人触碰他的脸颊，他会自动地转过头来张开嘴巴，这称为觅食反射，用来寻找乳头和吃奶。此时的新生儿不需要学就会吸吮和吞咽。

有一些反射是原始的，他们的作用目前还不清楚，一个是握持反射，当一个手指放在婴儿的掌心，他会紧紧地握拳抓住手指，甚至能把婴儿整个提起来。拍击他的手背，婴儿会松开手指。当婴儿揪住你的头发时，这招很管用。

虽然这个反射对新生儿来说没有用，但对于一个趴在母猴身上的幼猴来说却非常有用，这可以让它们在母亲攀爬时不致跌落，由此可以推断，这个反射反映了共同的生物进化史。

小婴儿每天大部分时间都在睡觉，每次2~3个小时，随着慢慢长大，睡眠时间延长。

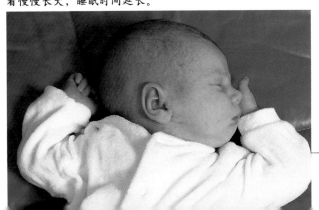

睡眠模式

尽管许多筋疲力尽的父母会不同意，其实出生后的婴儿还是在睡眠中度过他的大部分时间，这是因为婴儿经常会在喂饱后最多睡2~3个小时。新生儿一开始不能区别白天和黑夜，但几周后，婴儿慢慢的可以睡更长的时间，有些每天能睡8个小时，有些则能睡22个小时。很少有婴儿能在6周时安睡整个晚上，而有一些直到1岁时才能这样。

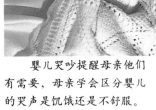

婴儿哭吵提醒母亲他们有需要，母亲学会区分婴儿的哭声是饥饿还是不舒服。

哭吵的原因

起先所有婴儿的哭声听上去似乎都一样，然而父母在不久以后就能区别不同的哭声，是因疼痛而发出的惊哭，还是因为饥饿而发出的轻快有节奏的哭声。

婴儿哭吵是为了生存，这是婴儿需要得到母亲关注的最直接的方法。婴儿不能够自己调控体温，所以太冷和太热时他就会哭吵，并以此表达饥饿、疲倦、疼痛和不舒服等感受，然而有时哭吵却没有任何的原因。吃饱的、适宜温度下的婴儿不断地哭吵，通常是因为肠痉挛（空气积聚在肠中），这让年轻的父母手足无措。

肠痉挛的发作通常在出生后2周左右出现，而在3个月时停止，它的发病原因以及缓解的方法知之甚少，但是随着婴儿的长大常会自行缓解。

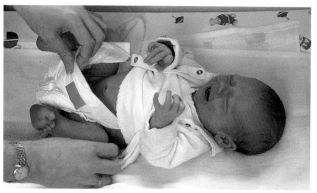

感到不适的婴儿四肢和头会出现快速的、不自主的运动，当喂奶和沐浴之后，婴儿感到满足，会盯住周围的东西并发出开心的笑声。

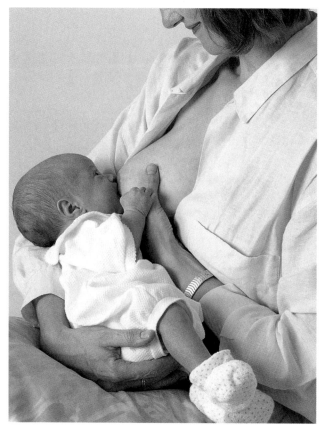

母乳喂养是连接母亲和婴儿的纽带，并且提供重要的营养素和抗体。

喂养

母乳喂养的婴儿肠痉挛的发作次数较用奶瓶喂养的婴儿少，另外一个选择母乳喂养的原因是母乳比奶粉的营养价值高。

这主要是由于初乳的关系，初乳是产妇在分娩后的最初几天分泌的乳汁，是一种淡黄色、稠厚、黏性而产量很少的母乳，它含有高浓度的蛋白质，少量初乳就能提供很多的营养。初乳也含有可以帮助婴儿抵御感染的抗体，尤其是肠道和肺部的感染。初乳还能够提供激素和消化酶。配方奶粉可以提供给不能或不愿母乳喂养的妇女。

婴儿最初每天要喂12次，渐渐的喂养的次数会减少，到6周时，平均每个婴儿每天需喂6次，喂养良好的婴儿每周体重增长150~210克（5~7.5盎司）。

社会适应性发育

到6周时，婴儿已经变得较为强壮，当牵拉婴儿的双臂保持坐姿时，他的头还会稍微有些后仰。

婴儿会对身体接触，家里人的声音，以及有节律的运动，例如轻柔的摇摆做出反应。会对父母的谈话声发出低低的声音，当他们高兴时喉咙会发出声音。

尽管大部分时间他们仍在睡眠，但在清醒时变得更为警觉，发出和善的微笑，把头转向说话的人。当有人与婴儿讲话或喂东西时，婴儿的目光会盯着他的脸，紧紧跟随。

当让婴儿俯卧把头转向一侧，他的手臂弯曲着，下肢成蛙腿样姿势，他很快会试着抬起头，抬高胸部，用前臂支撑自己。

从出生时无规律和不可预知的睡眠、进食和哭吵，渐渐的到一种规律开始形成，让人振奋的是，这种规律与其父母本身的规律非常相似。

就算是在生命最初的6周，婴儿也能与父母建立起独特的关系。这种睡眠、进食以及与父母交流的方式，是他形成个性和建立亲密情感纽带的开始。

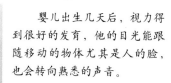

出生后6周，婴儿的手掌通常仍然握拳，如果手是张开的，触摸其手掌，他的手会紧紧地握住手指。

婴儿出生几天后，视力得到很好的发育，他的目光能跟随移动的物体尤其是人的脸，也会转向熟悉的声音。

6周时的检查

出生6周后，所有的婴儿都要进行一次全身的身体检查和生长发育的评估，目的是识别出可能在出生体检时还没有表现的先天性的畸形。

作为儿童健康促进项目的一部分，所有的婴儿都要在生后6～8周接受一次全身的身体检查和生长发育的评估，这项检查通常由对儿童健康有特殊兴趣的全科医生来完成，有时这项检查和产妇的产后检查同时进行，或是与婴儿初次免疫接种同时完成。

这项检查的目的是识别出可能在出生体检时还没有表现的先天性的畸形，尽可能早地识别出潜在的生长发育方面的问题或缺陷。检查的结果通常保留在婴儿的健康状况记录中。

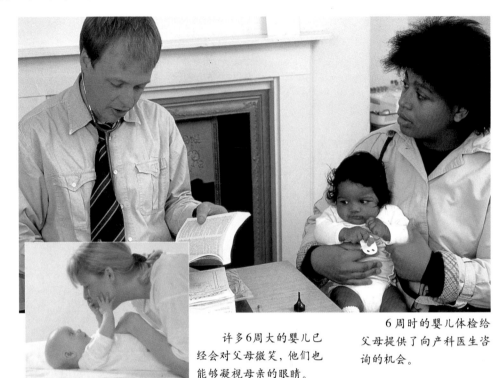

许多6周大的婴儿已经会对父母微笑，他们也能够凝视母亲的眼睛。

6周时的婴儿体检给父母提供了向产科医生咨询的机会。

检查

检查前医生已经详细了解了在妊娠期、分娩时出现的问题以及存在任何缺陷障碍的家族史。这个检查包括视力、听力、喂养情况的评估，也包括心脏杂音、髋关节不稳定和隐睾的检查。

有正常视力的婴儿头会转向灯光或在母亲凝视他时追随母亲而转动。如果他们有正常的听力这时也会因为突然的巨大的响声而惊跳。在检查时医生会观察婴儿的警觉性以及婴儿和母亲之间的互动。

喂养状况

医生检查前，婴儿已被称重，医生会在婴儿健康记录的体重增长曲线上做好标记，同时也要询问他（她）是母乳喂养、人工喂养还是混合喂养的。

如果体重增长有问题，医生会更详细地与家长讨论喂养情况，包括婴儿摄入的奶量、喂养次数和频率以及有无任何原因的呕吐。

到5个月婴儿平均体重增加1倍，到1年增加2倍。

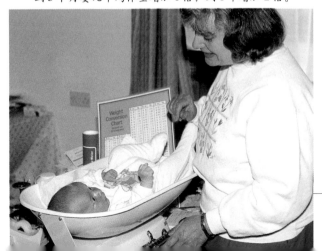

睡眠模式

婴儿的喂养和睡眠模式影响了父母的睡眠时间，通常超过母亲能应付的程度。医生要询问一些特别设计的问题，以识别母亲是否有产后抑郁症风险，并尽早给予支持和治疗。

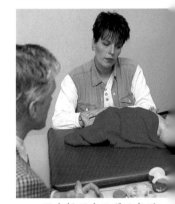

医生提醒应让婴儿仰卧睡觉，这可以避免婴儿俯卧睡眠时可能出现的呼吸障碍。

避免危险

医生会询问婴儿睡眠时是平卧还是侧卧的，因为已知婴儿俯卧睡眠会增加婴儿猝死综合征的发生。其他要宣教的问题包括不要让婴儿过热，并且劝阻父母不要吸烟。

身体检查

医生会常规检查婴儿的双手,查看手指的数目和掌心的纹路,婴儿通常(也不是所有)掌心有2条水平的掌纹。唐氏综合征的婴儿常常只有一条掌纹和缩短的大拇指。

医生也要检查婴儿头颅上的囟门,测量头围,排除脑积水的可能。

缺陷的检查

医生要仔细检查婴儿的眼睛,查看虹膜有无异常,或是有无先天性白内障。医生也要查看新生儿的口腔,以查明有无上腭的缺陷。医生还会检查婴儿的耳朵是否有微小的缺陷。

婴儿的视力检查是看他有无正常的视觉反应,以及双眼能否跟随物体移动。

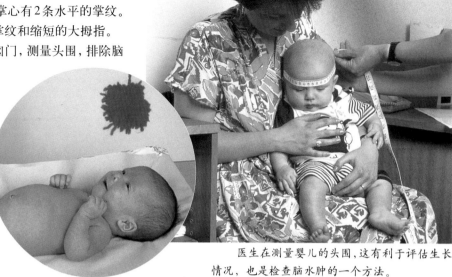

医生在测量婴儿的头围,这有利于评估生长情况,也是检查脑水肿的一个方法。

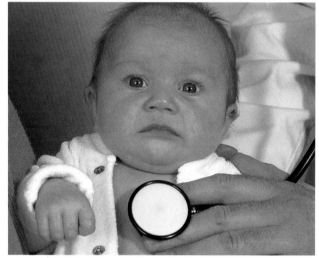

出生第6周的检查中,心脏检查是最重要的,这是由于在出生时循环系统经历了巨大变化。

心脏检查

心脏检查在出生后6周是非常重要的,它是为了查明有无在出生体检时还不能听到的心脏杂音。

心脏杂音

出生后循环的改变可以关闭心房间的小孔,在出生后几周内,这种改变是不易被察觉的。尽管轻微的心脏杂音在健康的婴儿身上也会出现,所有的有心脏杂音的婴儿还是会被转给儿科医生作进一步检查。这些检查包括胸片、心电图,必要时还要进行超声心动检查和超声扫描,它可以清楚地显示心脏的解剖结构。

有严重心脏问题的婴儿会出现一些症状,比如气喘吁吁、喂养困难,或者表现为唇色和舌头发紫的中央性紫绀。

脉搏检查

心脏听诊结束后,医生要检查婴儿腹股沟处的股动脉搏动,如果双侧不对称,往往提示有主动脉(人体最大的动脉)的缩窄。

腹部检查

医生检查婴儿的髋关节有无脱位,脱位的髋关节当股骨头进入髋臼时会产生"咯噔"声。

医生查看婴儿的腹部有无膀胱的肿大,髋关节的脱位,生殖器的畸形,如果有任何问题,医生会安排作进一步的转诊检查。

隐睾

出生时约2%的足月男婴存在隐睾,一般在第一年中会自行下降,如果睾丸没有下降,婴儿会转诊到外科进行修正。

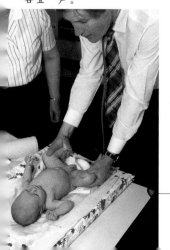

进一步检查

医生检查婴儿是否僵硬或是松软,这些往往是神经系统疾病的特征。医生也要检查婴儿的四肢的活动性和对称性。

儿科医生要告知父母检查的结果,并且要记录在婴儿的健康档案中。如果有任何的问题,可以进行转诊。

父母可以向医生询问免疫接种等方面的问题,如果没有问题,下次的常规检查,是在出生后8个月时的健康访视。

医生要检查双足有无畸形,许多畸形如果能早期发现是能够通过外科手术纠正的。

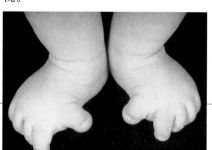

分娩后复原

在分娩过程中婴儿会有瘀紫和水肿这类身体上的损伤，虽然看上去十分令人担忧，但这是分娩过程中的自然结果。婴儿能迅速从这些身体创伤中复原，但皮肤问题是常见的。

许多父母从一开始就期望有一个完美的婴儿，但是恰恰相反，许多新生儿都有一些微小的不完美，尽管有些看上去很可怕，但肯定是正常的。大多数损伤会自然消失，有些甚至根本不需要医疗的干预。

常见的问题

无论性别如何，婴儿出生时都可能有乳房的肿大，这是受到母亲体内激素的影响，有时肿大的乳房甚至能分泌出少量的乳汁。肿大的组织不是病理性的，在出生几周后肿大的乳房会自行缩小而消失。

另一个常见现象是新生儿的双眼有黏性分泌物和泪管阻塞，只需轻柔按摩就能通畅了。新生儿的鼻子常常有鼻塞，这让父母过分地担忧，其实随着他们鼻腔的发育鼻塞会慢慢缓解。

许多新生儿皮肤会发黄，有些眼白也会发黄，这就是黄疸，在血液中存在超出正常范围的胆红素。判断是否正常取决于黄疸出现的时间以及皮肤黄染的范围。

有1/3的新生儿在生后第一周出现黄疸，如果它的出

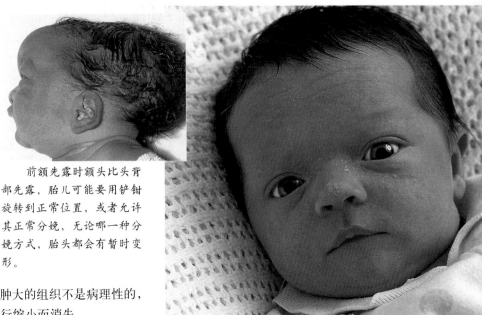

前额先露时额头比头背部先露，胎儿可能要用铲钳旋转到正常位置，或者允许其正常分娩，无论哪一种分娩方式，胎头都会有暂时变形。

剖宫产出生的婴儿看上去没受到创伤，而阴道娩出的婴儿则会有瘀痕等，这是十分常见的，尤其是用产钳帮助娩出的婴儿。

现时间在出生24小时后并能于生后10天内消退，那这种黄疸就是正常的。尽管这样，体内高水平的胆红素还是会对新生儿的脑部产生危害，那就是核黄疸。因此，要对高胆红素的婴儿进行光疗以恢复皮肤本来的颜色。

常见的皮肤问题

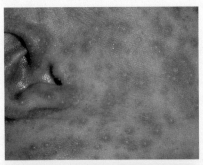

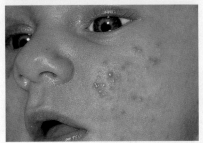

毒性红斑看上去可怕但却是无害的，这种突出皮肤表面的皮疹会在数小时内蔓延，常见于新生儿的脸颊、躯干和腹部。

粟粒疹是一种形态小，质地硬的小点，常发生于新生儿的脸部，有时也会出现于躯干，它是无痛性的皮疹。

皮疹在新生儿很常见。例如，毒性红斑是一种没有危害的、红色突起的皮疹，它常在生后第二天出现在婴儿的脸颊、躯干和腹部，之后会自行消退。在婴儿的鼻部及脸颊出现的白色丘疹（粟粒疹）也是正常的，它也会自行消退。有些婴儿在额部和颈部会出现热疹，只需让他们待在不太闷热和潮湿的环境里，这些皮疹就会消退。

婴儿的皮肤上也会有一些存在时间较长的，但并不造成危害的问题。血管聚集常发生在眼睑和颈后部位，也称为"毛细血管扩张斑"或"粉黄色斑"，一般会在1岁后消失。

"蒙古斑"是一种蓝黑色的色素沉着斑，常出现在臀背部，尤其常见于黑人的婴儿，它会在一年内消失。有些婴儿在这个部位会有一个小的褶皱，称为骶骨窝，这是由于皮肤凹陷周围边缘折叠形成的，如果仔细察看可以发现一个浅窦，但它没有孔道连通体内，是完全没有危害的。

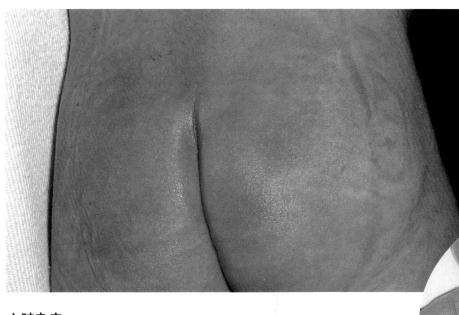

80%黑人和亚洲人的婴儿，和10%白人的婴儿有蓝斑称为蒙古斑，这是由较多的色素引起的。

黄疸在新生儿十分普遍，皮肤黄染是由于体内的胆红素引起，几天后它就会被肝脏代谢排出，有的婴儿需要紫外光治疗恢复皮肤的颜色。

心脏杂音

微小的异常经常是不能直接看得到的，而是需要通过医学检查才能确定。比如说心脏杂音是血流通过心脏瓣膜时产生的，告知父母他们的婴儿有心脏杂音常常会让他们非常地担心。

许多的心脏杂音是良性的，无害的。有1/3的人在儿童期有良性的心脏杂音，尤其在发热或是运动时血流加速，更容易听到。

对于婴儿来说，某些心脏杂音的特征预示它是良性的，比如杂音会随着婴儿的呼吸和体位而改变，杂音只能在特定部位才能听到的，或者杂音没有伴有心脏疾病的症状。这些婴儿要定期检查，他们的父母要相信这不是什么严重的问题。

医院内的检查

父母常常认为他们的新生儿有斜视，对小婴儿来说这种假性斜视是很普遍的，那是因为他们的鼻梁较大使眼睛看上去有内斜，一些相关检查可以明确这不是真正意义上的斜视。

健康检查

新生命的诞生给家庭带来了欢庆的快乐，同时也开始了对个体生命的关注。完全正常的、健康的婴儿也有一些微小的、局部的状况，正如我们前面提到的，这会引起父母不必要的焦虑。

在英国及大多数发达国家，婴儿出生后无论在医院内还是在家里都要接受正规的检查，在第6周时还要复查。这让医生或是健康访视者能够彻底地检查儿童，同时也给父母一个可以咨询有关疑惑的机会。随着婴儿的长大，父母的这些焦虑渐渐平息。

产钳助产分娩

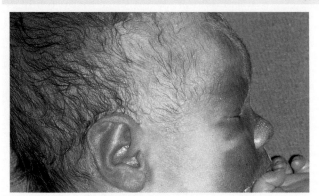

经产钳助产娩出的新生儿，他们的脸上常常有肿胀和瘀青，这些婴儿的头颅有些变形，但出生后几天婴儿的头颅就会恢复到正常的形状。

父母第一眼看到经过产钳助产娩出的新生儿时常常十分震惊，与剖宫产娩出的新生儿近乎完美的形象相比，许多经阴道分娩的新生儿看上去像是被"打"过。

他们的头颅经过长时间的产道的挤压而变形，圆形隆起，而他们的脸上常常有肿胀和瘀青，尤其当他们是产钳助产娩出的或是面先露出生的。头颅的水肿称为产瘤，在出生后几天后会消失。

有时产钳助产不仅会造成瘀伤，还会引起一侧面部的短暂瘫痪，看上去是歪斜的。有过难产经历的新生儿有时在头颅的双侧都可能有一个鸡蛋样的血肿。尽管父母们看了，觉得十分可怕，这种瘀伤不是长久的。不过是几个月的时间，婴儿的头颅就会恢复到正常的形状。

成为父母

新的父母很快发现婴儿的到来改变了他们的生活，很多技能需要学习，同时家庭成员间、朋友间的相互关系都发生了微妙的变化。

当第一个孩子诞生后，父母两个人的生活方式及他们对生活的全部的看法通常都会发生巨大的改变。没有一本照顾婴儿方面的书能够让他们做好足够的准备去发现：他们自身的需求和愿望从此要为另一个人让道，一切都是他们的宝贝优先。

新的技能

为人父母的最初几天需要学习一整套的技能，包括换尿布和给婴儿沐浴。

不久母亲就会意识到她不仅要照顾新生儿，她的绝大部分的思绪和情感及精力都给了这个新生命。每当孩子不在身边，母亲会一直挂念和担忧她的婴儿，而父亲此时必须接受他的伴侣对婴儿的强烈的关注，而不要认为自己被忽略了。

忙乱

分娩后通常母亲都会经历一次自己身份的危机，一会儿她们是有独立收入的职业女性，一会儿她们要全力照顾自己的孩子，她的伴侣成为了家里主要经济来源。

有2/3的母亲在产后10天会被这种"婴儿带来的忧郁"所影响，据估计有10%~20%的新母亲会发生更为严重的产后忧郁症，她们会感到想要哭泣、悲伤、以及对未来感到迷惘。

许多母亲在产后患上抑郁，这可能由于疲劳、分娩时的产伤和激素变化引起。

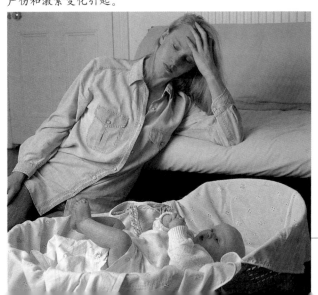

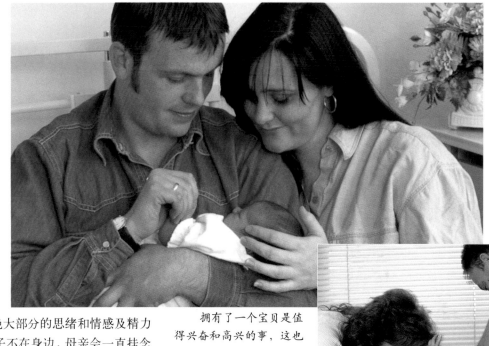

拥有了一个宝贝是值得兴奋和高兴的事，这也是一个有许多改变要适应的时刻，夫妻的生活要发生根本的变化。

初为父母需要掌握一整套的技能，换尿布只是其中的一项。

抑郁的母亲变得孤僻，她们会羞于承认自己的感觉，甚至害怕有人会从她们身边带走婴儿。

个人的外表

初为人母通常很少有时间关注自己的外表。她们为了让自己看上去有吸引力，花了很大精力挑选衣服和化妆，结果发现婴儿的口水滴下，弄得全身都是，所以似乎花时间打扮自己是不值得的。

其实他人对新母亲外表的反应会影响到产妇的自信心，也会使她感到自己缺乏吸引力。

性爱的问题

如果新母亲觉得丈夫的生活方式几乎没有什么改变，那他们的关系中就会变得紧张。他仍然每天都去上班，也许他还仍然期盼着充实的性爱关系。

分娩后，对一些母亲来说性生活成为一个困难。就算产后6周的检查以后，她们被告知可以继续做爱了，许多女性依旧觉得缺乏性欲。这种状况一般是由于长期的睡眠

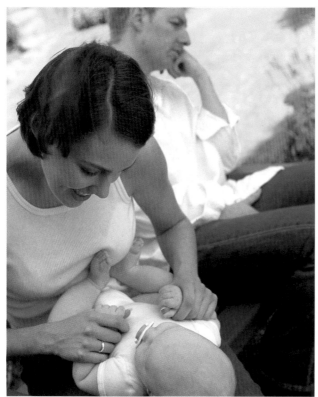

孩子出生以后，父母之间的关系有时会发生问题，丈夫会发现难以适应新的角色，并且感到自己被伴侣忽视了。

不足和自觉缺乏吸引力所致。当母亲的时间和精力都被婴儿完全占据时，是没有心思去满足另一个人的身体需求的。

男人觉得随着婴儿的到来他已被晾在一边，缺乏性生活更让男人感到挫败。对于一个曾经是关注焦点的父亲，他会非常惊讶的发现，他的伴侣的关注重点转移到婴儿身上。

交流

有些父亲会觉得非常难以适应他们的新角色，实质上是他们承担成人的责任有困难。他们可能会继续经常流连于酒吧或是运动场，这时交流对于感到恐慌和怀疑的父母双方都是相当重要的。他们需要共同克服眼前的困难。

一旦为人父母，突然想做什么事会变得不那么容易。比如他们在照顾睡眠中的婴儿的时候，突然心血来潮要外出吃饭或是出去寄信都会变得困难。外出远足需要精确的

重新工作的新母亲要勉为其难地应付工作要求和做母亲的责任，让她们长时间地工作是不实际的。

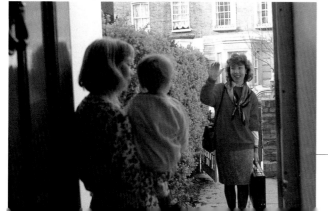

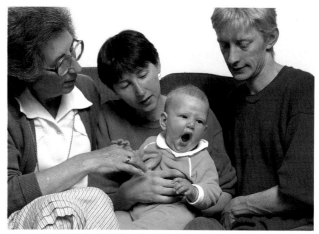

孩子的诞生会改变人们和他们自身父母的关系。两代人之间有了新的交流的话题。

计划，当尿布换好了，所有整理的装备和尿布还要再次更换，有时觉得这些努力不值得去做。

朋友和亲戚

一旦有了孩子，父母的社会圈子也会跟着变化，他们会发现与那些有孩子的人交流起来会更容易。新的父母会发现，除了聊关于孩子的话题外，其他都很难涉及。他们也会减少外出社交的频率而回家去代替保姆照顾小孩。对他们没有孩子的朋友来说，这种行为的变化似乎难以理解和接受。

一旦有了孩子，他们与自己父母的关系也发生了微妙的变化。新的父母现在有了自己的家庭，并将之放在最重要的位置，他们经常直到这时才第一次发现自己的父母曾经为他们付出了许多，也感到了父母之爱的伟大。那些与自己的父母无话可说的人会发现一个新的交流渠道被打开了，他们的父母非常高兴地看到孙辈们的到来。

许多被收养的人有了自己的孩子时，会想到自己的亲生父母，并会想办法去寻找他们。

家庭与工作的平衡

为了家庭的发展，父母必须在父母职责与事业成功之间分配他们的时间，工作使他们能为孩子的发展提供经济上的储备。

尤其是女性，需要做一个重要的决定，是否要重新上班。指导原则是快乐的母亲才是好母亲。有一些人，他们只有工作才觉得高兴，而另一些人觉得只有把所有的时间都花在孩子身上才感到快乐。

更换工作

想去工作的女性，这时会考虑改变职业。有婴儿或是年幼子女的妇女，很少能够承受过于繁重或无法确定工作时间的工作。她们会找寻那些能适应家庭的需求的工作，这样能够更好地兼顾事业和母亲职责。

产后的身体改变

在怀孕过程中，人的身体会经历许多生理改变，这些改变在产后6周后也就是产褥期会逐渐恢复。

随着胎儿和胎盘的娩出，机体在怀孕过程中保持的暂时性的激素平衡被打破。在妊娠期占优势效应的激素开始减弱，例如雌激素、孕激素、催乳素（会由胎盘分泌）。

产褥期

从婴儿出生后到分娩后的6周被称为产褥期，在此期间大部分由于怀孕而改变组织结构和生理状况恢复到怀孕前的状态，子宫也恢复到原来的尺寸。

在产褥期中，新妈妈由包括医生、助产士和健康随访员组成的产后初级医疗团队照看。

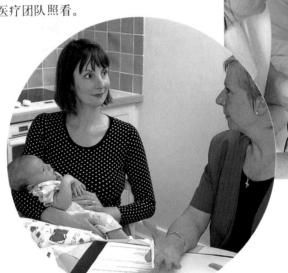

在产褥期，产后健康护理团队的成员会关心新妈妈们的状况，助产士会上门家访产妇。

婴儿刚娩出，产妇的身体就开始向怀孕前的状态复原。在孕期达到峰值的激素水平开始回落。

常见现象

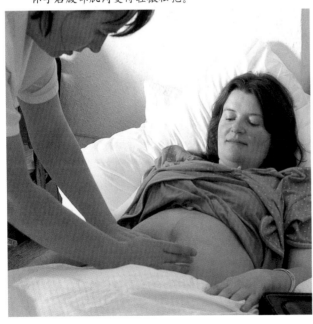

怀孕后腹部肌肉变得轻微松弛。

随着婴儿的降生，怀孕对身体的影响将开始消退，出现以下现象：

◆ 分娩后不久，怀孕时的激素对肾脏的影响停止，快速利尿现象出现，这是由于废物通过血液由肾脏滤过的速率增快。

◆ 由于利尿效应的出现，先前在怀孕中增加的血容量也恢复到正常，引起血色素水平的显著上升。

◆ 怀孕期的白细胞增多现象消失，白细胞总数下降回复到正常水平。

◆ 由于血小板和纤维蛋白原的增多，血液暂时变得黏稠，因此在血管里有形成血栓的危险。

◆ 基础新陈代谢率将迅速恢复正常，理论上，体重将在这期间减轻，尤其是那些进行母乳喂养的母亲。

◆ 怀孕中毛发和皮肤的情况很好，产后会变得缺少光泽，毛囊的萎缩引起头发的大量脱落。

◆ 大肠也逐渐恢复了正常活动，尽管便秘可能会是一个长期的问题。

生殖器官

妇女的生殖器官在新生儿出生后经历了快速改变，子宫和阴道收缩成正常大小，月经恢复出现，分娩时的各种损伤也得以修复。

在胎盘娩出后，雌激素循环水平迅速下降，子宫内残留组织自然剥落后子宫回缩，不过不能完全回复到未孕时的大小，胎盘的血管凝结成块并收缩。

剩余的子宫肌肉在产褥期中间歇性地收缩，以排出子宫内的残余组织。这种收缩在喂奶中最为明显，因为吸吮会刺激缩宫素的释放。

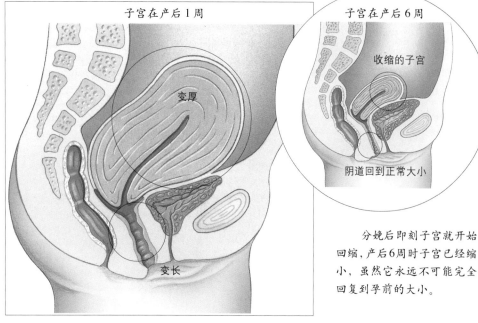

子宫在产后1周

变厚

变长

子宫在产后6周

收缩的子宫

阴道回到正常大小

分娩后即刻子宫就开始回缩，产后6周时子宫已经缩小，虽然它永远不可能完全回复到孕前的大小。

恶露

恶露是分娩后产褥期排出的分泌物和残留的组织片。起初，恶露主要包括血液和胎盘细胞，但是在一两周后恶露变为苍白和浅红色，最后变成正常阴道分泌物。

产伤

在分娩过程中，母亲经常要承受会阴和阴道的外伤，可以是细小的擦伤以及撕裂伤，也可能会进行会阴切开术，为的是分娩过程中扩大阴道开口。

皮肤的愈合

损伤也许需要即刻缝合或者可以通过简单的局部消毒清洁处理，无论何种方法，皮肤完全愈合需要6天时间，而深层组织损伤需要几周时间恢复。

阴道壁将出现收缩，正常的褶皱也将复现，子宫颈开口也会收缩，但不会完全回复到孕前状态。孕期子宫颈的内膜延伸到外表面的现象消失。

卵巢的功能

如果母亲进行母乳喂养，吸吮刺激催乳素的产生，这抑制了子宫内膜的再生长并且会延迟月经周期的恢复。

如果母亲不进行母乳喂养，或是中断母乳喂养，催乳素水平下降并且对卵巢的抑制衰退，卵巢功能重新恢复。子宫内膜在接下来的6周中再生，月经和生育功能恢复。

产后检查

大多数医生对产后6周的妇女进行产后检查，以确认所有的新妈妈没有不良的身体状况以及生理变化回复到正常的、未孕时的状态。

下面的问题在检查中需注意：
◆ 血栓的危险
◆ 母乳喂养的困难，包括喂养方法的不当、乳头破裂
◆ 感染
◆ 产后抑郁症
曾患有孕期相关疾病，例如高血压的妇女应仔细检查。

在孕期有高血压的产妇在产后要密切监护。

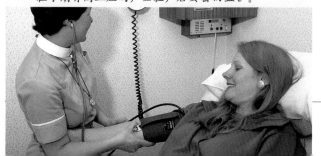

心理影响

高达80%的新母亲会经历产后抑郁，这也许是这段时间中发生的一种正常改变。

激素水平的波动、全身疼痛、缺乏睡眠、新的责任负担交织在一起，会造成一段时间的情绪不稳定，然而这种情况会在产后6周消失，而不应该错误认为它是产后抑郁症的开始。

胆固醇水平

有证据表明，产褥期胆固醇水平的快速下降可能造成产后心情糟糕，因此足够的营养对产妇是必要的。

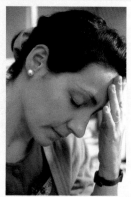

许多妇女在产后因各种原因造成情绪低落，这种状态一般在6周后消失。

女性乳房

妇女的乳房在一生中会经历结构的改变。最明显的改变发生在怀孕期间，因为这时乳房要为婴儿提供乳汁做好准备。

男人和女人都有乳房组织，但是只有女性的乳房才能完全发育。女性的两个乳房大致是半球形的，是由脂肪和腺体组织组成的，附着于胸骨两侧胸壁前的肌层。

乳房结构

乳房的基底大致呈圆形，范围上至第二肋，下至第六肋。另外，乳房组织还会向腋窝延伸，称为"腋尾"。

妇女乳房的大小相差极大。大小主要与脂肪组织的数量有关，因为通常来说每个乳房腺体组织的数量是相同的。

乳腺是由15～20个小叶组成的，是产生乳汁的分泌组织群。乳汁是从每个小叶通过开口在乳头的小管——泌乳管，送至乳房的表面。

乳头是一个突出的结构，周围有一个圆形的、色素沉着的区域，称为乳晕。乳头的皮肤非常薄弱，而且没有毛囊或汗腺。

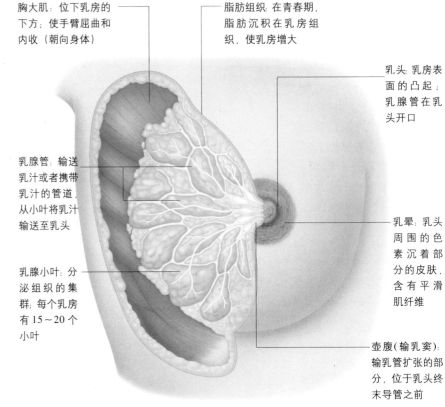

胸大肌：位下乳房的下方；使手臂屈曲和内收（朝向身体）

脂肪组织：在青春期，脂肪沉积在乳房组织，使乳房增大

乳头：乳房表面的凸起；乳腺管在乳头开口

乳腺管：输送乳汁或者携带乳汁的管道，从小叶将乳汁输送至乳头

乳腺小叶：分泌组织的集群；每个乳房有15～20个小叶

乳晕：乳头周围的色素沉着部分的皮肤，含有平滑肌纤维

壶腹（输乳窦）：输乳管扩张的部分，位于乳头终末导管之前

女性乳房是由脂肪和纤维腺体组织组成的。
乳腺是由15～20个乳腺小叶构成。

乳房的血管

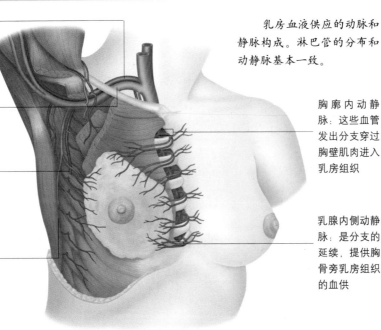

右锁骨下动脉：分支成胸廓内动脉和腋动脉

右锁骨下静脉：直接流入颈内静脉并汇成右头臂静脉

胸廓侧动脉：沿着身体的一侧分布，供应外侧乳腺支；提供外侧乳房的血供

胸廓侧静脉：乳房外侧的侧乳房静脉汇入

胸廓内动静脉：这些血管发出分支穿过胸壁肌肉进入乳房组织

乳腺内侧动静脉：是分支的延续，提供胸骨旁乳房组织的血供

乳房血液供应的动脉和静脉构成。淋巴管的分布和动静脉基本一致。

乳房的血供有许多来源，包括胸廓内动脉，它是沿着前胸廓的长轴行走的；胸廓侧动脉，提供乳房外层部分的血供；还有一些肋间后动脉。

浅静脉的网络位于乳房的皮肤下面，尤其是乳晕的区域，这些静脉可在怀孕期间变得非常明显。

血液从乳房不同方向的静脉汇集，和动脉血供相似，经胸廓内静脉、胸廓侧静脉以及肋间后静脉到大静脉，最后返回心脏。

乳房的淋巴引流

淋巴液，是从血管内渗漏出进入细胞间隙的液体，通过淋巴系统再返回血液循环。淋巴液会经过一系列的淋巴结，淋巴结可清除细菌、细胞和其他颗粒。

小淋巴管起源于组织间隙，聚合形成大的导管，将（通常所说的）清洁淋巴液从组织内携带至静脉系统。

淋巴引流从乳头、乳晕和乳腺小叶进入小的淋巴管网，即乳晕下淋巴管丛。淋巴液从这一淋巴丛被带入几个不同的方向。

引流模式

大概75%来源于乳晕下淋巴管丛的淋巴液引流至腋下淋巴结，大部分来自乳腺外象限。淋巴液经过一系列腋下区域的淋巴结后引流至锁骨淋巴干，最终进入右淋巴干，从这里淋巴液返回位于心脏上方的静脉。

另一部分淋巴液主要来自乳房的内象限，进入沿前胸正中线分布的胸骨旁淋巴结。少量来自乳房的淋巴导管将淋巴液引流入肋间后淋巴结。

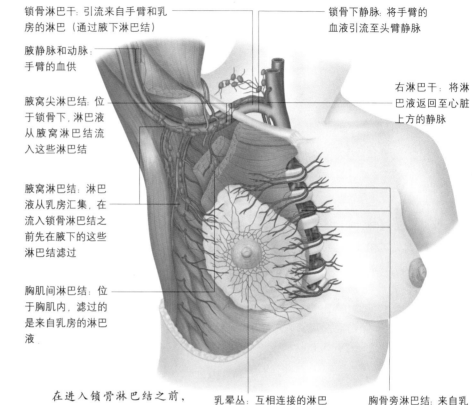

锁骨淋巴干：引流来自手臂和乳房的淋巴（通过腋下淋巴结）

腋静脉和动脉：手臂的血供

腋窝尖淋巴结：位于锁骨下，淋巴液从腋窝淋巴结流入这些淋巴结

腋窝淋巴结：淋巴液从乳房汇集，在流入锁骨淋巴结之前先在腋下的这些淋巴结滤过

胸肌间淋巴结：位于胸肌内，滤过的是来自乳房的淋巴液

锁骨下静脉：将手臂的血液引流至头臂静脉

右淋巴干：将淋巴液返回至心脏上方的静脉

在进入锁骨淋巴结之前，乳房组织的大部分淋巴液先汇入腋窝淋巴结。最后再进入静脉。

乳晕丛：互相连接的淋巴管网，接受来自乳头、乳晕和乳腺小叶的淋巴液

胸骨旁淋巴结：来自乳房中间和内部的大部分淋巴液流入这些淋巴结

淋巴引流和乳腺癌

这张乳房X线片显示的是一个乳房的恶性肿瘤。肿瘤在乳房组织内是显而易见的致密区（圆圈所示）。

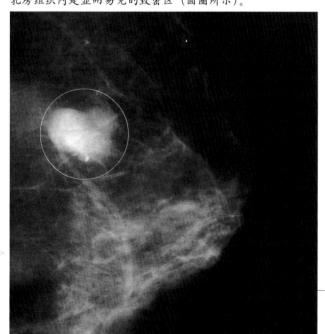

淋巴液含有细小的微粒，如细胞等，是从组织间隙清除而来的。如果淋巴液来自含有肿瘤生长的区域，就会含有从那个肿瘤脱落的细胞。这些细胞会被淋巴滤出，在那里它们可能集结并生长形成继发性肿瘤，或"转移"。

身体每个部位，尤其像乳房这样容易患癌部位的淋巴引流模式的知识，对于医生而言是非常重要的。如果发现乳房肿块，检查肿瘤细胞转移的相关淋巴结是十分重要的。

乳房摄像检查

乳房的检查除了依靠医生或妇女自身，乳房摄像检查（乳房的X线检查）也可以用作乳腺癌的检查。乳房X线检查有助于发现早期的乳腺癌，在此阶段的乳腺癌更容易治疗。

母乳喂养

母乳喂养是婴儿丰富又安全的食物来源。从第一次母乳哺育婴儿开始，母婴之间一种最重要的亲密关系就开始了。

每一个新妈妈不得不面对的一个直接的问题是她打算如何喂养她的孩子，是准备母乳喂养还是奶瓶喂养。

乳房改变

乳房的改变发生在妊娠期，为准妈妈生产乳汁做好准备，泌乳开始于分娩后不久。

怀孕期间，雌激素、孕激素和催乳素等激素水平升高，刺激乳腺的增长并在分娩后不久产生初乳。初乳是淡黄色的液体，富含蛋白质和抗体，保护新生儿避免各种感染。这种保护作用一直持续到婴儿自身的免疫防御变得有效。

营养物质

大概3天之后，母亲的乳房开始产生真正的乳汁，可以培育和支持婴儿。母乳为婴儿提供了最营养的物质，因为它是全面均衡的，富含蛋白质、脂肪、矿物质和维生素。

真正奇妙的是母乳的成分在喂养期间是会改变的，母乳会依据婴儿具体的要求而变化。

一个学习的过程

尽管母乳喂养似乎是最自然的反射之一，但许多妇女对此也感到焦虑。

有些母亲对乳房哺育孩子的想法感到不舒服。另外有些母亲已经决定母乳喂养孩子，但会发现她们自身身体条件不适合。这通常是因为触发刺激分泌乳汁的"泌奶反

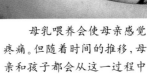

母乳喂养提供给孩子蛋白质和抗体理想的平衡。亲密接触使母亲和孩子更贴近。

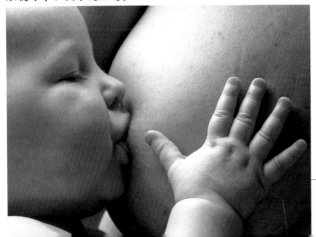

母乳喂养会使母亲感觉疼痛。但随着时间的推移，母亲和孩子都会从这一过程中获益。

射"的激素，受到诸如压力和焦虑等因素而被抑制。许多母亲，尤其是那些第一次哺乳的母亲，需要伴侣的鼓励和安慰。

母乳喂养可被视为本能、反射和学习3方面的结合，可能需要一段时间母亲才能自信和舒适地喂养她的孩子。

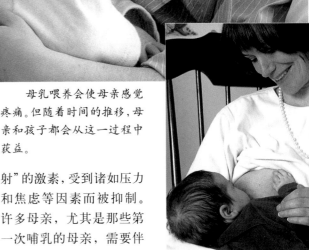

母亲乳房产生的乳汁随着时间不同在构成上会有所改变。在婴儿生命的最初几个月内，这一改变契合婴儿的营养需求。

母婴联系

母乳喂养不仅提供了一个理想的营养来源，而且也在母婴亲密关系形成过程中起到了无可估量的作用。养育后代的亲密时刻可以帮助母亲和她的孩子建立深刻的心理上的和身体上的联系。母性的本能被婴儿的气味、皮肤的触感所激发，彼此变得越来越熟悉。

不适的感受

有些母亲发现开始母乳喂养的前几天相当疼痛，这通常是由于喂哺不熟练引起的。这需要持之以恒，母亲喂哺的时间越久，就会为她们自己和孩子做的越好。

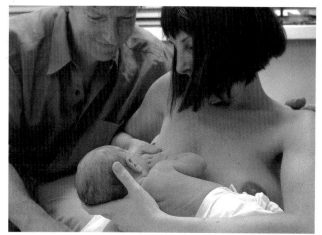

母婴联系非常紧密，而且很可能把父亲排除在外。积极地接近可以促进所有家庭成员之间的亲密关系。

此时刺激母乳分泌的激素也降低了性冲动，所以这个时期的母亲通常会性欲低下。

正是如此，有些妇女觉得很难在母亲和性伴侣的角色间协调，这会对夫妻的关系产生不良影响。

身体上的优势

母乳喂养的确会给产妇身体上带来一些好处，由于催乳素阻止了卵子的发育，母亲在这一时期可以没有月经，也就不会有与之相关的激素和情绪变化。

父亲角色

在母乳喂养时，父亲不可避免地会感到被排除在婴儿与母亲的亲密关系之外。

母亲会觉得自己无法双方都顾及，不论如何，在母亲喂奶时让父亲坐在身边能够让他感到自己也参与了对婴儿的照顾。

固体食物

许多母亲担心不知应该什么时间停止哺乳，其实这并没有一个确定的时间节点。一些母亲在婴儿4个月时断奶并开始添加固体食物，而另一些母亲会更晚一些时候断奶。

有的母亲在停止哺乳婴儿时会觉得悲伤，因为这标志着她与婴儿的亲密关联结束了。

4~6个月之后孩子要开始喂养固体食物。父母应该确认固体食物中富含维生素和矿物质。

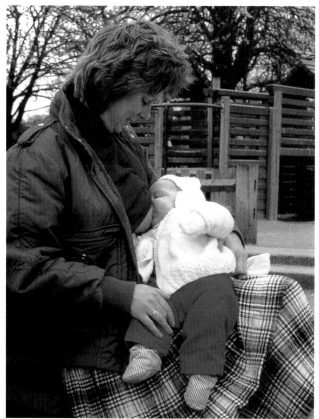

母乳喂养非常方便。它不仅提供喂养孩子的机会，而且不必担心卫生和消毒。

母乳喂养的优势

母乳喂养能满足婴儿的多种即时需求，包括喂养、保暖以及被母亲拥抱抚触。

母乳喂养对母亲也有许多优点。许多母亲赞同母乳喂养的便利性，母乳是随时可提供而且不用消毒的。当全家旅行的时候这尤其有用，因为他们不必为了带很多装备而操心。

母乳喂养的看法

尽管有许多好处，但不是每个人都是母乳喂养的拥护者。

有些妇女感到母乳喂养孩子的想法不舒服，甚至有被冒犯的感觉。还有些人觉得，在公共场所用母乳哺育孩子，对其他人是一种冒犯。哺乳的母亲在公众场合往往要尽可能谨慎一点，一次揭开一个乳房，而当喂好婴儿后要尽快将乳房遮掩起来。

这种看法通常是男人引起的，他们很难将性感的乳房和母性的乳房区分开来。有很多这样的例子，当妇女在公众场所喂养她们的孩子时被赶出餐馆。

性需求

许多母亲因为母性的天性使然，全神贯注于养育照顾她的初生婴儿。

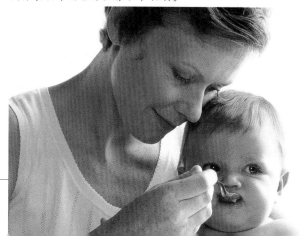

无母乳的应对

新生儿适合喝母乳。然而，有些宝宝不能母乳喂养，或者有些母亲不能分泌乳汁，因此，婴儿成长必须依赖人工营养。

选择人工喂养的家长有各种各样的理由。有些母亲喜欢用奶瓶喂养是因为这样就可以准确了解她们的宝宝喝了多少奶。奶瓶喂养也能让母亲得到更大的自由，因为这样就能和其他人分担喂养职责，如果产后很快就要工作的话尤其有用。

普遍的看法认为母乳喂养是对新生婴儿最好的，但这不是说奶瓶喂养就对他们不利。奶瓶喂养的婴儿能和母乳喂养的婴儿用一样的方式早期地接近、拥抱他们的父母。

虽然有人说母乳喂养加强了母婴之间的联系，奶瓶喂养的接触也能促进这种联系。

缺点

配方奶粉的主要缺点是胃肠炎的风险增加（胃和肠道的炎症是由于病毒和细菌感染引起的）。这就强调了对消毒设备和奶质的要求。奶瓶喂养的婴儿很容易过度喂养，其中较为普遍的问题是肥胖和呕吐。

每天提供的总奶量是根据婴儿的体重估算的。每日平均量为婴儿每千克150毫升，分成5～6次喂养。

胃肠炎常见于奶瓶喂养婴儿。对喂养设备进行消毒能减少这种风险。

因医疗原因选择奶瓶喂养

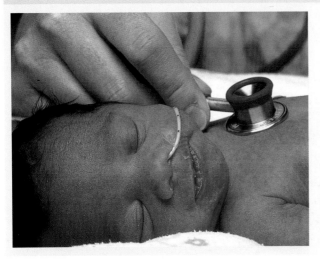

有些婴儿不能母乳喂养是有很多原因的：

◆ 产妇的疾病，有可能存在的活动性肺结核或HIV。

◆ 母亲可能服用药物或毒品，这些东西如果进入母乳，可能危害婴儿。

◆ 极早产的婴儿不能正常喂养的，但是可以通过插入他们胃中的一根细的塑料管给予挤出的母乳或者配方奶。

◆ 某些情况下，比如腭裂，使得婴儿很难吸吮。在这种情况下，可以使用一种特别设计的瓶子，用母亲挤出的乳汁，或配方奶进行喂养。

◆ 患有遗传性消化道或代谢疾病的婴儿不能用人乳或者普通配方奶喂养，他们需要特殊的配方奶。

早产儿常不能有效地喂养，取而代之的是使用一根经鼻进入食管的管子，这样乳汁就能进入胃了。

调配牛奶

配方奶粉经过多年的调配，已经尽可能与母乳相似了。但因为牛奶中含有过多的凝乳蛋白，可在婴儿肠道内积聚成块，导致肠梗阻。对于一个婴儿来说，牛奶中也含有过多的钠（盐），而且牛奶中有高磷水平，可使钙的水平降低，导致抽筋症状。牛奶过敏也会引起皮疹、呕吐及血便。

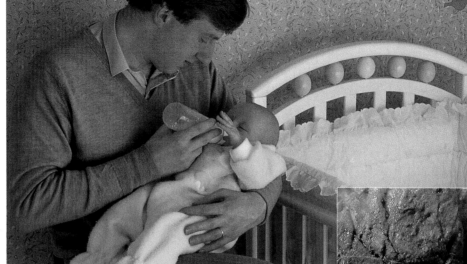

奶瓶喂养的一个好处就是父亲也可以参与婴儿的喂养，这为早期的接触提供了机会。

配方奶喂养

20世纪70年代以来，英国所有品牌的人工奶粉已被调配过。人乳的"生命要素"，如细胞和酶，不能添加，而这正是配方奶不能与人乳相比的地方。母乳含有抗体，特别是在肠道和呼吸道，可以使婴儿免受感染。

配方奶的种类

现有的配方奶粉有很多不同的种类。乳清蛋白为主的奶粉含有的乳清蛋白对酪蛋白的比例类似母乳，而这些往往作为新生婴儿的"第一牛奶"来销售。

酪蛋白为主的奶粉在婴儿胃内会形成体积较大的块状，更适合容易饥饿的婴儿。酪蛋白为主的奶会引起便秘，如果婴儿饿了，往往是简单地增加喂养量较好；或者如果宝宝4个月大了，最好是加入固体食物。

然而，有时候一个4个月以下的婴儿每2~3个小时就需要250克（9盎司）的配方奶，这样的话，换用酪蛋白为主的奶粉可能对更有效地满足婴儿有所帮助。

所有的配方奶粉都必不可少地添加了维生素A、维生素C和维生素D，以及微量元素如铁。只要产妇饮食是健康的，母乳喂养的婴儿会通过母乳获得这些维生素。

大豆为基础的配方奶粉

还有一些特别设计的奶粉，是专门为有疾病状况的婴儿设计的。大豆配方奶粉不含任何牛奶蛋白。因此，万一有婴儿对牛奶蛋白过敏就可以使用大豆配方奶粉，不过这种情况并不常见。尽管大豆奶粉营养充足，但有些对牛奶不耐受的婴儿也可能会对大豆配方奶粉不耐受。

更常见的是乳糖不耐受，这可能跟胃肠炎有关。在这种情况下，往往是肠道暂时无法吸收牛奶中的乳糖。大豆为基础的配方奶粉也可以在这些情况下使用。

婴儿的粪便可以有不同的颜色，从黄色到深绿色，取决于婴儿是母乳喂养或者是奶瓶喂养，还有是否摄取固体食物。

特殊配方喂养

早产儿在出生后的最初几周需要特殊的配方奶，含有成长所需的额外蛋白质及更多的热量。也有特殊的"元素奶粉"，含有糖、肽类以及氨基酸，是给那些由于疾病切除部分肠段后需要容易吸收的食物的婴儿用的。医院的营养师通常会为每个婴儿的特殊需要配好这些奶。

豆奶是可以买到的，如果父母们对于他们孩子的行为感到不满，并认为奶粉是产生问题的原因，他们会改用豆奶，这在目前也开始流行。

通过改变婴儿的饮食来希望改善他的情绪或使他睡得更好这是一厢情愿的想法。特殊配方奶粉喂养应该仅用于治疗特殊情况。改变孩子的饮食会引起疏忽，产生小孩的慢性饥饿，应该在改变奶粉种类之前寻求来自医生或健康访视者的建议。

对牛奶过敏的婴儿可选择大豆配方奶。在改变婴儿的饮食之前要先咨询健康工作者。

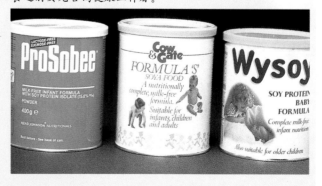

母乳喂养的困难

虽然母乳喂养对于母亲和婴儿来说都是一种自然现象，但可能还是会出现一些在身体上或是情感上的问题，因此，为了取得母乳喂养的成功就需要给予指导或是治疗。

以母乳或者母乳替代品喂养新生儿，是照顾新生儿的最重要的任务之一。虽然母乳替代品喂养是可以接受的方法，但母乳喂养带来的好处是无可否认的。

益处：

母乳不仅是婴儿最佳的营养来源，而且还含有免疫抗体可以提高孩子的免疫系统，这使得孩子不容易生病，这种作用甚至可以持续存在。

母乳喂养为促进母亲与婴儿亲密关系起到了很有价值的作用。

生理变化：

怀孕期间乳房会增大。脂肪沉积在乳房腺体部分的周围，激素变化可使腺管和腺泡（奶汁生产部位）的数量和大小有所增加。

在妊娠晚期，乳房会分泌淡黄色的初乳，富含有抗体。分娩后初乳会分泌增多直到被母乳完全取代。

在分娩前48小时，雌激素水平急剧下降，引起腺泡细胞分泌母乳。婴儿的吸吮引发"下奶反射"，即母亲的腺垂体因吸吮刺激触发产生缩宫素，缩宫素使腺泡周围的肌上皮细胞收缩，从而使乳汁从乳头喷出。

可能出现的问题

尽管母乳喂养是一种自然的生物反射，一些母亲未必会选择亲自哺乳自己的孩子，而那些希望母乳喂养的母亲

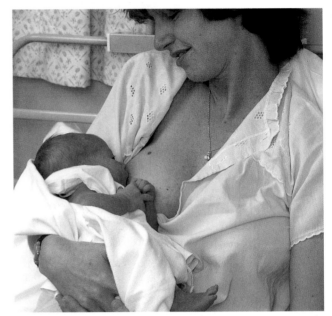

乳汁的分泌是由婴儿的吸吮作用刺激的。这一下奶反射受激素催产素控制。

也可能会遇到一些问题。

母亲对于母乳喂养感到焦虑是很常见的，尤其当她是初为人母时。这种焦虑可能导致泌乳触发机制的抑制，使乳房不能产生或者释放乳汁。母亲应该得到医疗人员的鼓励，这样在正常的反射发生之前她能自信而放松。多数母乳喂养的问题是由于技术不当所导致的，有些母亲需要得到合理的指导以更有效地哺育她们的孩子。

母乳喂养技术

不正确的乳头位置

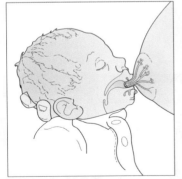

正确地将乳头塞入婴儿的嘴巴里是非常重要的。如果含接得不够深入，孩子的嘴唇会放在乳头周围，结果就使吸吮变得无力和会引起乳头疼痛。

理想的乳头位置

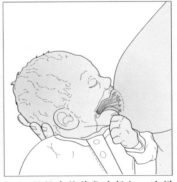

妈妈应该将乳头提起，这样在放入婴儿嘴巴之前乳头就会是突起的。要让婴儿吸吮乳头周围地区（乳晕），而不是乳头本身。

妈妈应该向后靠着坐，这样就能将婴儿舒适地抱在怀里。在喂奶前，母亲要用她自己的乳头轻敲婴儿的嘴巴以诱发觅食反射，这可以使婴儿张开嘴巴寻找乳头。

帮助婴儿吸奶

母亲要托起乳房并用食指和中指拿起乳头，这样就可以使乳头变得更加突出，以帮助孩子将牙龈放在乳头周围的乳晕上，而不是乳头上，否则会引起乳头疼痛。

母亲也要知道如何将孩子的嘴巴和乳头分离而不会弄疼自己，在停止喂哺婴儿之前，将小指插入婴儿的嘴角，这就可以释放吸力了。

身体问题

有些母亲可能出现哺乳疼痛，乳房会发生炎症或感染，需要得以治疗。

分娩后2～3天，乳房内的腺体组织会肿胀以增加乳汁的分泌，这时乳房会变得敏感。

乳房充盈

泌乳反射完全起作用需要几天的时间，有些妇女的乳房可能在这段时间胀奶疼痛。

在某些情况下用冷热毛巾交替外敷，可以刺激乳房的血液循环，这对乳房是有帮助的。另一种方法是使用电动吸奶器刺激泌乳反射。严重的胀奶疼痛可以服用小剂量的溴隐亭治疗24～48小时。

应该鼓励母亲坚持母乳喂养，如果能够可以减轻胀奶症状。

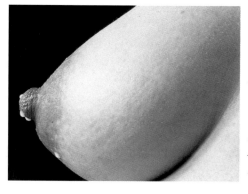

乳房胀奶经常发生在分娩后3～4天，这时的乳房会变得非常敏感，哺乳时会觉得疼痛。

炎症性疾病

乳房发炎是由于乳汁淤积或细菌感染所致，这会影响哺乳的能力。

◆ 乳汁淤积

充盈的腺泡内的压力使乳汁渗入周围的乳腺组织，就会发生乳汁淤积，导致乳腺炎症。应当鼓励母亲增加哺乳孩子的次数，而且在每次哺乳之后用吸奶器清空乳房。

◆ 乳腺炎

当细菌从孩子的鼻咽部或者脐部移感染到母亲乳房就会发生这种情况。急性乳腺炎可在母乳喂养后的1周发生，症状包括体温升高和乳房的红肿变硬。

治疗方法是用抗生素抗感染以及止痛药减轻疼痛。如果不是特别疼痛，应当鼓励母亲继续母乳喂养。

当脓液积聚形成乳房脓肿时，需要外科手术切开引流，同时使用抗生素治疗。

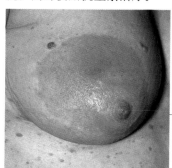

当细菌感染造成乳房炎症时就会发生乳腺炎，如果发展成乳房脓肿就需要外科引流。

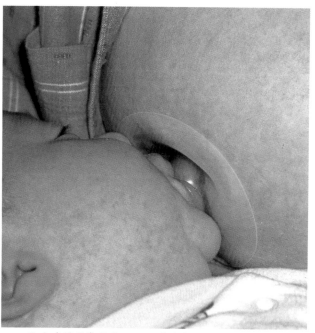

乳头破裂通常是由于不正确的哺乳方式所造成的，润滑剂和乳头套会对哺乳有帮助。

乳头破裂

在某些情况下，婴儿吸吮可能导致乳头破裂并发炎，这经常是由于乳头在婴儿的嘴里含得不够深所致。

出现这种状况时，应该用氯己啶杀菌药膏涂沫乳头，而且在哺乳时用乳头套保护乳头。在严重的情况下，不要用患侧的乳房哺乳，可以用手动吸奶器排空乳房避免乳房胀奶。

回奶

不采取母乳喂养的母亲，或者孩子到了断奶期要停止母乳喂养的母亲，可以通过治疗使乳房不再泌乳。

◆ 停止吸吮

在大多数情况下，如果不再吸吮，泌乳很快就会停止，但乳房在此期间会发生胀奶。

◆ 减轻压力

有些妇女可能需要服用催乳素抑制剂（一种用来停止乳房分泌乳汁的药物），一个支持型的胸罩也能缓解乳房的压力。

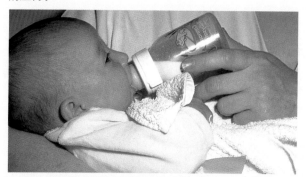

选择奶瓶喂养的的母亲需要抑制泌乳，抑制催乳素产生的药物是需要医师处方的。

感情的建立

父母与子女之间的亲情对于孩子童年的发展是至关重要的，父母无条件的爱让孩子们得以安全度过人生的各个转变期。

亲生父母与子女之间的特殊情感具有强大的功能，如果没有这种联系，很少有父母能够为了满足孩子的需求而做出个人的牺牲。

早期情感

有些母亲说她们初次体会对孩子的喜爱是胎儿在子宫里活动的时候，另外一些人说爱是在孩子出生那刻突然来临的，还有一些人则说那种感情来得很慢。

与这些普遍的看法不同，一个母亲对她的孩子变得很有感情是需要时间的，人与人之间的关系不是那么机械的，有时存在，有时消失，不是单一的事件如分娩就会产生影响。

只要能对儿童后期的发育成长进行关注，那么即使在生命的头几天不能与母亲亲密相处也不会造成明显的长期不良后果。

情感的建立

大部分父母看到他们的新生婴儿时都会有一种本能的表现，去触碰婴儿的脸、按摩婴儿的身体以及凝视他们的眼睛。新生儿在刚一出生就可能非常警觉，尽管出生让他们精疲力竭，他们的眼睛却是睁开的，环顾着他们周围的世界。当孩子望着母亲的眼睛时，母亲与孩子之间的关系立刻拉近了。

父母与婴儿之间的交流早期就能开始。有些研究表明，在出生后2~3天的婴儿就会模仿面部表情。

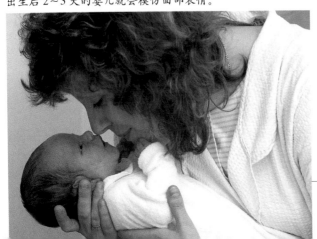

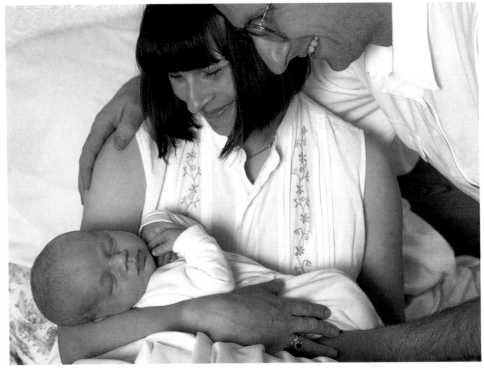

父母和新生婴儿亲密关系是一种本能的过程，父母往往会按摩婴儿的身体并凝视他们的眼睛。

交换面部表情

很小的婴儿就能模仿他人的表情，如吐舌头、咧嘴、噘嘴。有些研究表明，仅2~3天的时候，婴儿就有表示高兴、难过和惊讶表情能力。人们相信早期的模仿是母婴交流的最初努力之一。

母亲与父亲的对婴儿的感觉

妇女无论是否是母亲，对于婴儿的凝视经常会产生相似的情感应答，她们的瞳孔会明显地增大。在男士当中对婴儿的反应是不一致的：男人通常只有对自己的孩子才显示出这种强烈的积极反应。

这样的研究结果可以被推测为，母亲的表现是女性的天性使然，而男性则有防卫的意识，他们的父爱情感需要他们自己的孩子激发出来。这一发现积极的一面是那些对其他宝宝没什么兴趣的男性常常会成为全心全意的父亲。

语言发展

母亲和孩子之间的交谈不仅是爱的表现，对于孩子的语言发展也是非常重要的。在和宝宝直接的沟通时母亲会用高音调的"哦、啊"声及夸大元音部分的重音，此时婴儿适于听高频率的声音。

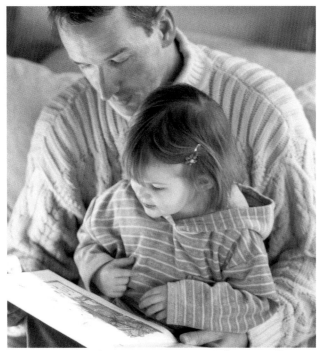

舒适和安全对于幼儿的健康发展是非常重要的。然而，父母必须注意不能过度保护孩子而抑制孩子的发展。

同胞竞争

孩子们也需要和他们的兄弟姐妹培养情谊。当两个人同时要引起父母的注意时，争吵是一种自然的反应。通常的结果是大的退让并且不满。为了帮助他们融洽相处在一起，父母应该让他们参与到对婴儿的护理活动中，比如拥抱父母和婴儿，给婴儿阅读，陪婴儿一起玩。

照顾者的重要性

对于最初的3个月，婴儿并不介意谁来照顾他们。4～6个月大时他们开始认识主要的照顾者，并且在他们照顾时会更快地安静下来。

7个月的婴儿已经相当依赖他们的照顾者了，被其他人拥抱会大声哭吵拒绝。这种关系是在几个月的时间里建立起来的亲密的情谊，对于孩子的情感发展有极大影响。

照顾幼儿

在向幼儿的转换阶段，父母在保障安全方面的顾及要掌握好尺度。过度保护会抑制孩子的发展，要给予孩子成长所需的支持，要注意两者之间的平衡。

鼓励自尊

对于5～6岁的幼儿，父母给予他们强烈的自尊意识是非常重要的。自尊的一个关键因素是亲子关系的质量。通过父母的言行，一个孩子必然知道自己是被亲人无条件爱着的。当一个孩子确实顽皮时，应该批评所犯的错误，而不是孩子本身。那些被无条件爱着的孩子们能学着接受批评和失败，而不是被这些挫折摧毁。

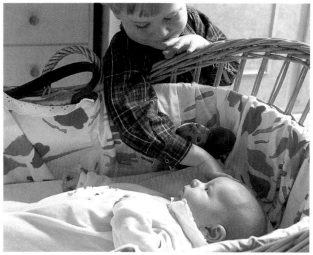

年龄较大的儿童会对新宝宝的到来感到反感。让他们参与对婴儿的照顾会帮助他们克服这个问题。

父母的价值观

父母要把他们的价值观传递给孩子，不是通过说教告诉他们，而更多的是在每天家庭生活中展示出自己的价值观，让孩子们理解。孩子们很快就知道哪些行为是父母所赞许的，哪些是不赞许的。比如说，父母对孩子卧室的凌乱可以不在意，但对要求他按时完成回家作业态度很坚决，这就表现了他们对教育方面的高度重视。

祖父母

另一种相当有意义的关系在于祖父母与孩子们之间。祖父母提供给他们另一种世界观和历史连续感，这在后代传承传统、文化、宗教方面是很重要的。这对移民家庭在其他文化下成长特别有价值。

对待青少年

对于青少年的父母来说建立双向沟通是一个重要的目标。父母需要记住沟通是交换意见而不是下达指令。父母们应该用他们的爱和情感的温暖以及一贯的道德准则来帮助他们的孩子度过这个有时会很艰难的过渡时期。

父母照顾的重要性

父母双方的照顾在孩子的成长过程中是重要的。孩子对没有母亲或者父亲帮助下是很难适应生活的，也会在以后的岁月中积累一些问题。他们在成年后会感到维持长久的关系十分困难，而且对他人会缺乏信任感。

父母的照顾对孩子的生长发育是极其重要的。一个被剥夺这种感情的婴儿可能在以后的生活中产生情感问题。

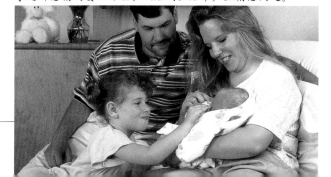

产后抑郁症

妊娠和分娩是一个身体和情感都会发生显著变化的时期。因此，每10个妇女里面就有1个会在分娩后出现某些形式的抑郁症状。

产后的一个短时期（分娩后的几天）是以一系列的身体和情感变化为特点的，对于母亲来说这是一段极具挑战的时期。

产后变化

由于激素水平变化，许多产妇在产后几天内表现出极端情绪，并且可呈现出轻度抑郁状态。

大约10%的产妇表现有更长时间的抑郁症状，通常来说，这种情况大部分发生在产后4~6周。

严重的抑郁症会有自杀念头和精神病症状（产褥期精神病），这在分娩后是极少见的。

危险因素

产生产后抑郁症的主要危险因素包括：

◆ 精神病家族史，尤其是抑郁症

◆ 妊娠期情感障碍

◆ 夫妻关系紧张

◆ 缺乏关心支持

◆ 最近发生的有负面影响的事件，如失去了一位至爱的人。

次要危险因素包括：

◆ 收入低下

◆ 难产

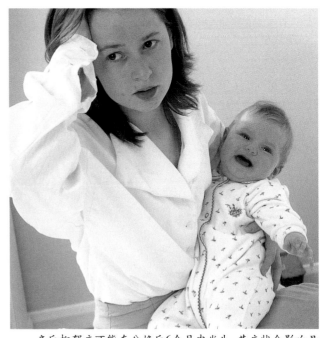

产后抑郁症可能在分娩后6个月内发生，其症状会影响母亲照顾孩子的能力。

◆ 严重的产后焦虑

◆ 婴儿有疾病。

症状

抑郁症的症状包括淡漠、焦虑、情绪低落以及注意力缺乏。

严重的抑郁症的特点往往是对婴儿有敌意，必须积极地转诊给专业心理健康小组处理。母婴可能需要日间护理照顾或入院治疗。

产后抑郁症的诊断

6周时的产后检查包括一份调查表和一次医学检查，这使医生能够识别出患有严重抑郁症的妇女。

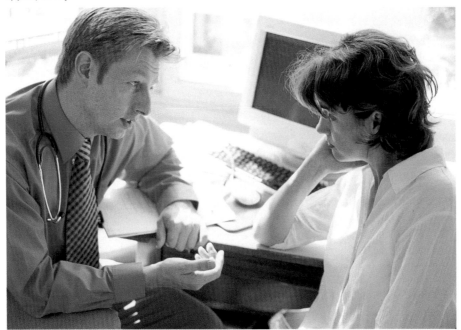

没有确诊试验可以确定诊断产后抑郁症，它是由临床评估诊断的。

激素水平

分娩后的激素水平发生变化，但是没有证据表明患有产后抑郁的妇女与那些没有患病的妇女之间存在激素水平的差别。研究表明，自身免疫性甲状腺疾病试验阳性的妇女患抑郁症风险相对较高。

产后检查

产后6周时的检查及产褥期的常规监测可以给医生或者健康随访者一个理想的机会，来评估母亲的精神状态。

治疗抑郁症

在大多数情况下，产后抑郁症状只持续数月。心理支持可以治疗症状，可以用或不用药物治疗。

就像社区关怀支持一样，各种各样的心理干预证明有利于妇女产后抑郁症状的治疗。这些措施包括：

◆ 以社区为基础的非正式性辅导
◆ 认知行为治疗
◆ 心理治疗。

药物治疗

虽然心理干预对于轻度至中度产后抑郁症是有效的，但如果同时使用药物治疗效果会更好。

对于那些对心理干预无效的患者和中度至重度抑郁症，可以考虑采用抗抑郁药。少数产生精神病症状的妇女需要进一步治疗，如使用镇静剂。

让人觉得进退两难的是，许多正在接受治疗的女性希望母乳哺育婴儿。药物对母亲有益，但对婴儿也会有副作用，两者需要平衡，特别是用药剂量比较大的妇女。

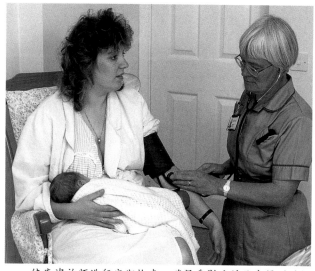

健康咨询师进行定期检查，确保受影响的母亲得到的额外支持。母亲的心理健康可以被监测。

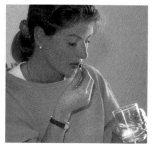

抗抑郁药可以减轻严重产后抑郁症的症状。这些药物在几周内起效，完全恢复可能需要1年。

激素疗法

根据分娩后6周的激素变化，建议使用孕激素和雌激素治疗产后抑郁症。

迄今为止，没有任何证据表明孕激素是有效的。雌激素使用是未经许可的，只是作为临床试验的一部分。但是它可能最终对某些妇女有益。

医疗支持

虽然大部分妇女受益于来自社区服务团队所提供的支持，但对于有些妇女，如果有专门对母亲和婴儿进行照顾的日间机构将较为可取。不幸的是在英国这样的服务很少，对大多数人来说，唯一可行的是门诊心理治疗，甚至住院。

在早期阶段社区精神科护士能参与，能给患者和其家人提供额外的支持，并能对病情进展情况进行专业监测。

恢复

大多数女性，即使不治疗，将在产后3~6个月恢复正常。10%的女性将变成产后抑郁症，甚至症状持续到1年之后。小部分可能继续发展成一种慢性复发性情绪障碍。抑郁症可在再次怀孕时复发。

预防策略

提高风险意识，做好预防计划，可以减少抑郁症的发病率。

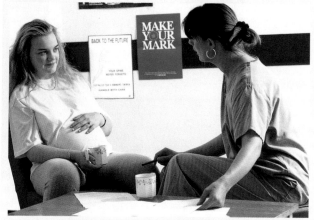

有产后抑郁风险的孕妇在妊娠期间可以接受额外的帮助，产前教育课程有助于母亲准备好婴儿的到来。

产前的认识

产前教育内容，涉及父母的感情压力、产后抑郁表现的短暂性和产生产后抑郁症的风险因素，这样会帮助产妇及其丈夫认识到早期症状，并减少与之相关的负罪感和焦虑。

产前的咨询就应该用来促进产妇与社会服务团队互相支持的关系，所以知道哪些产妇缺乏自己的家庭支持，哪些产妇没有什么朋友。

在妊娠期间的抑郁症

如果在怀孕期间产生抑郁症，它可以通过全面支持、心理治疗、如果有指征给与抗抑郁药来达到很好治疗效果。

尽管许多产妇要避免怀孕期间服用任何药物，但是尚未发现，使用抗抑郁药和一些较新的选择性血清素再摄取抑制剂会导致婴儿的先天性畸形。有症状的孕妇使用药物治疗是必要的，因为复发的危险很高。

在分娩时以及在分娩后数星期，确定为高风险的母亲将受益于额外的支持和安慰。

产后返回工作岗位

大多数在职母亲必须决定有了孩子后是否返回工作。对于返回工作的母亲，既要顾及事业，又要承担母亲的责任，生活的确很辛苦。

生完孩子后是否恢复工作，如果恢复的话，何时恢复工作，是大多数在职母亲所要思考的。

如今，大约半数的母亲在她们的孩子上学前就重返工作。许多人认为，保有工作和养育子女是一个不断平衡的事情，需要对自己严格要求。

新妈妈

对于第一次当母亲，困难之一是，她们几乎不可能提前知道，直到孩子出生后，她们才会去想是否要重新回去工作。

有些女性发现照顾孩子是那么充实和令人兴奋，觉得她们不可能离开她们的孩子。

然而，有人怀念工作上的挑战，怀念与其他人接触。对她们来说能在外面待一点时间，而不仅是一位妻子，伴侣或母亲，这很重要。

许多女性感到不应远离工作，做兼职对于她们长期的事业前途是必需的。在孩子年幼的时候休息一段时间，可能意味着，当她们准备重返工作岗位，已经失去了工作优势而她们的技能也可能需要更新。

保持生活方式

经济原因是重返工作的另一个重要因素。今天，许多家庭需要两份收入，不希望他们的生活方式在有了他们的孩子后而受影响。

育儿是昂贵的（在英国，不能减免税），这意味着一些低工资的妇女实际上不可能从事工作了。如果工作，需要找其他方式照顾婴儿，要支付费用，结果发现工作的收入根本抵不上育儿的费用，工作也没有优势了。

负罪感

大多数工作的夫妇，在平衡是花时间与孩子在一起还是花时间去挣钱养他们这一问题时，常有焦虑和负疚感。

在职母亲担忧当她们不在时，孩子们会怎样。然而，大多数孩子很快适应和保姆在一起。

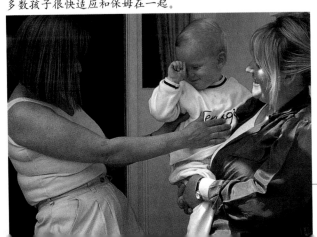

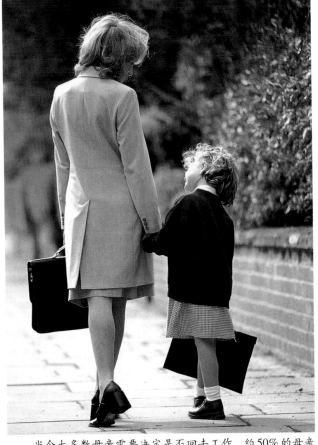

当今大多数母亲需要决定是否回去工作，约50%的母亲在小孩上学前回去工作。

然而，研究表明，其他情况却相等，上班妈妈的孩子情绪问题或协调能力和全职妈妈的孩子一样，无论在社会交往上还是在学业上表现都一样。

重返工作岗位的女性可能会发现她们比预期的还要想她们的孩子。她们有时感到痛苦的是，她们可能会错过看到孩子的重要变化，诸如跨出第一步，说第一句话。

保姆照顾

母亲也可能会嫉妒孩子对保姆的喜爱，不希望自己孩子把爱转移到别人身上。

应该承认，尽管他们的孩子可能和别人在工作日相处的时间多，但这不会影响孩子对母亲的爱。

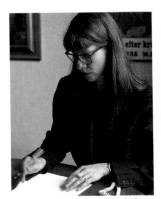

母亲产后回去工作有很多理由，其中一条是一些母亲向往工作环境带来的刺激感。

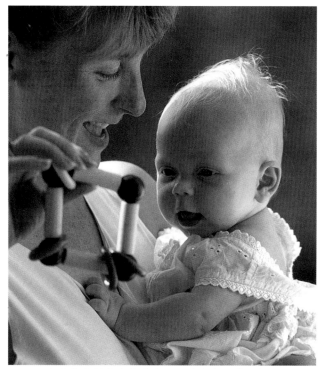

一些母亲选择在家带孩子而不是出去工作。对于她们，带孩子已经使她们的生活充满了满足感。

时机

重要的是，妇女不要产后过早重返工作岗位。新妈妈需要时间去了解她们的婴儿来适应做父母的角色。此外，在孩子出生后的最初几个月，母亲时常会感到疲倦，需要适应新的要求，然后返回工作。

看护婴儿的可选方式

同时满足儿童和家长的需要做出一个最好的选择，有时是一项挑战。在职母亲有很多选择，可以请祖父母/保姆或互惠生（以做家务换取住宿的姑娘）照看婴儿，或请人代为照看，或送孩子到托儿所。

一个合格的保姆是只照看婴儿，因此父母仍然要抽出时间做家务。

雇用从国外来的互惠生可能是一个便宜的选择，但是她们待不过一年。而且有其他人在家里生活也很困难，特别是住宿条件有限的话。

家长们发现，当孩子长大，开始上幼儿园或上学，当兄弟姐妹到来，当工作变化，或当保姆工作完成时，他们的育儿需求也在不断地变化。

对于幼儿来说，保姆的离开是影响最显著的，幼儿最适应熟悉的生活规律，已经逐渐适应了和他的保姆建立了感情。改变托儿安排，对幼儿来说是他们生活中一次剧烈的动荡。

俱乐部和活动

一旦孩子开始上学，儿童保育状况有时变得更加复

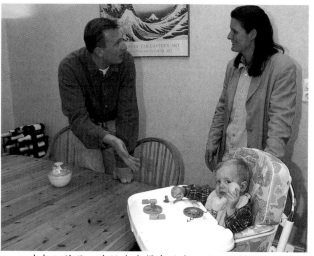

对在职父母，生活会变得有压力，两人之间也会产生紧张情况。双方应该努力为各自找到自己的时间，这样双方的关系才不会受损害。

杂。随着他们年龄的增长而变得更加独立，孩子开始参与各种各样的活动，如芭蕾，运动和游泳，开始远离房子，需要接送到俱乐部，活动中心或朋友家。

在这个时候，孩子可能还需要在功课上的帮助，需要更多的关注。一些在职母亲会发现平衡工作和孩子之间的关系变得太辛苦，就决定留在家中。

职责

研究表明，通常在职母亲的休闲时间比在职父亲要少。这是因为女性往往还想花时间在育儿、家务和工作上以尽责任。母亲有时会觉得，虽然生活在不同的层次可以有成就感，但是她们一下子被多个不同的方向所吸引，身陷其中，这有点危险。

家庭时间

在职家长可能发现生活非常繁忙，他们完全沉浸在日常事务中，保持一切慢慢正常运转。

但是，一旦每周工作压力结束了，周末就是和家庭在一起的，尽可能利用一起的时间。家长应该记住，在一起的时间多少不重要，重要的是共同度过的质量。

夫妻之间也需要找出一些时间独处。家庭事务很容易就占据了所有的时间，但伴侣必须找到自己的时间用在彼此的关系上。

在工作日，每天上班都很紧张，周末是一家人在一起放松和享受的时间。

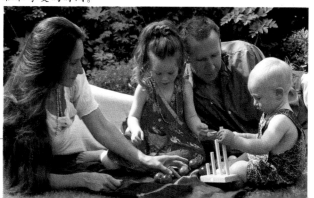

婴儿猝死综合征

婴儿猝死综合征（SIDS）每周在英国造成7个婴儿死亡。虽然某些风险因素已经确定，但实际原因仍然不明。

婴儿猝死综合征（SIDS）是用来描述在没有明显原因下的婴儿突然和意外死亡的术语。验尸检查以后可能会对某些病例找到原因，但那些无法解释的病例就会记为婴儿猝死综合征或婴儿床上猝死。

术语"婴儿床上猝死"可以误导，因为死亡可以发生在任何地方。婴儿猝死综合征的婴儿可以死在他们父母的怀抱，或在婴儿车，但通常是在婴儿床上发现他们死亡。

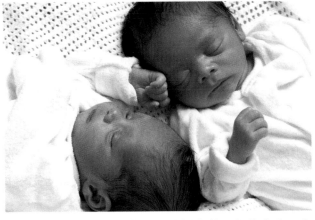

发生率及危险因素

婴儿猝死综合征的原因不明，但研究人员相信，涉及多个不同的因素，而不是一个单一的因素。在婴儿发展脆弱的阶段，在某些情况下，几个因素一起作用，超越了婴儿的应对能力，从而导致婴儿猝死。

研究表明，某些婴儿如男孩、双胞胎、早产儿、低体重婴儿的风险更大。

虽然婴儿猝死可能发生在任何家庭，它更可能发生在生活条件不好的家庭。在英国每一天有一个婴儿死于婴儿猝死综合征，该发病率为0.57‰。

超过1个月龄的婴儿死亡的首要原因是婴儿猝死综合征，比脑膜炎、道路交通意外和白血病死亡率更高。婴儿猝死综合征的婴儿，超过80%是发生在6个月龄以下的婴儿，而在2～3个月的月龄是高峰期。随着婴儿长大，风险则明显降低。

尽管进行了广泛的研究，婴儿猝死综合征的原因仍然不明。某些婴儿如双胞胎，被认为具有较大的风险。

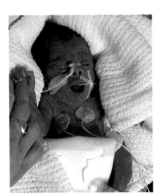

早产儿婴儿猝死的风险增加。这可能是与他不成熟的呼吸系统密切相关。

睡姿

在大多数国家里，传统的婴儿睡姿是仰卧，就像英国，直到20世纪70年代还是维持这样的姿势。

然而，据报道在那时的英国，特殊照顾婴儿机构的婴儿的睡姿是面朝下的（俯卧），因为这已被证明，可以改善呼吸窘迫早产儿呼吸，减少婴儿胃食道逆流引起的呕吐。

改变习惯

因此，在以后的几年这一做法被推广到健康的足月婴儿。然而，从那时起有一些研究却表明，婴儿们仰卧睡觉大大降低了发生婴儿猝死综合征的风险。自1991年以来，仰卧睡觉被推荐为普通的习惯，自此婴儿死亡率已大大下降了。也有人提出，把健康的婴儿背面朝下睡觉会因为窒息导致死亡；风险更大。但是，尚没有证据支持这一观点。侧面睡觉是不推荐的，因为婴儿也会很容易翻身成俯卧位。婴儿应睡在稳固，合尺寸的防水床垫上，并且不能让婴儿在装豆子的玩具布袋或枕头、软垫上睡觉。

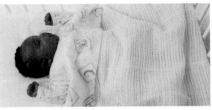

自1991年以来，英国政府卫生署表示，婴儿应该仰卧睡觉。婴儿的脚也应该触摸得到婴儿床床边。

降低风险

家长可以采取措施，以减少婴儿猝死综合征的风险

◆ 让自己的宝宝仰卧睡觉
◆ 在妊娠期间不吸烟
◆ 不允许任何人与婴儿同处一室抽烟
◆ 确保婴儿不会太热
◆ 保持婴儿的头部不要被覆盖，婴儿的脚也应该触摸得到婴儿床床边，防止扭动到盖被下面去
◆ 宝宝有不适要及时就医
◆ 不要和宝宝一起在沙发上睡着
◆ 在最初6个月里，婴儿的婴儿床应该放在父母的卧室
◆ 如果父母一方已经吸烟、饮酒、服用药物，或药物引起嗜睡，或者是极度疲惫，不要和婴儿同床睡觉。

婴儿猝死综合征和吸烟

自 1991 年以来，婴儿仰卧的睡姿明显减少了婴儿猝死综合征的发生率，而吸烟已经成为婴儿猝死的主要因素之一。无论是在怀孕和分娩后期，吸烟大大增加风险。

在怀孕期间吸烟是婴儿猝死综合征的风险因素之一，而随着每天的吸烟数的上升，风险度也不断增加。据认

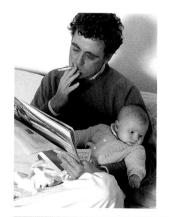

为，这可能是吸烟在婴儿发育的关键阶段，对呼吸的控制或者肺生长有影响。

被动吸烟

出生后被动吸烟也与婴儿猝死综合征相关。如果父

周围吸烟的人增加婴儿的风险。被动吸烟被认为是婴儿猝死综合征主要原因。

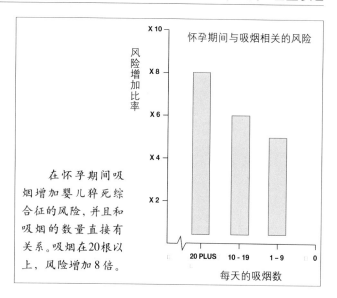

在怀孕期间吸烟增加婴儿猝死综合征的风险，并且和吸烟的数量直接有关系。吸烟在 20 根以上，风险增加 8 倍。

母一方在家里吸烟或者把婴儿带到一个烟雾缭绕的环境，婴儿猝死综合征发生风险会显著增加。

婴儿和有吸烟习惯的父母一起睡，也会增加婴儿猝死综合征发生的风险，哪怕父母并不在床上抽烟，但是其中原因并不明了。

温度

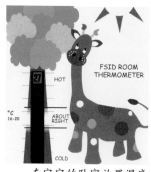

在宝宝的卧室放置温度计，将有助于确保正确的温度。这既准确又容易操作。

过热被认为会增加婴儿猝死的危险。婴儿会过热的原因，可能是因为室内温度过高，或者因为他们已经过度被被褥或衣物包裹着。

婴儿房间的理想温度约为 18℃（65℉）。最简单的方法来检查是否有宝宝太热就是感觉他或她的腹部，因为即使体温很高，手和脚可能是凉的。

1 岁以下婴儿的注意事项：

◆ 睡觉绝不用热水袋或电热毯，不要靠近散热器，加热器或火堆，不要在直射阳光下

◆ 有不适或发热时，即使在冬季，也不能过度包裹

◆ 婴儿在床上，不能让床上的棉被或羽绒被可以意外地盖住头。婴儿睡时脚能接触到婴儿床的边上，防止婴儿扭动身体到毛毯下方

◆ 婴儿在婴儿床或婴儿车里，防止盖被滑落到婴儿头部

◆ 在室内睡觉时不戴帽子，当从屋外到屋内时，应该脱去多余的衣服。

呼吸暂停和呼吸监视器

呼吸暂停是指呼吸暂时的停止。不规则呼吸和短暂的呼吸暂停对于正常幼婴无不良影响。关于婴儿猝死综合征，不能确定是因为呼吸暂停而引起婴儿死亡，还是因为婴儿已经死亡而停止呼吸。

家庭呼吸暂停监测仪可以用来检测超过规定时间的呼吸暂停（通常是 20秒），而发出报警信号。没有任何证据表明监测仪可以降低婴儿猝死综合征，但可使那些曾遭受婴儿猝死的父母感到安心。

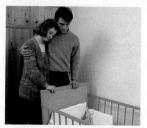

呼吸监测仪可以使已经失去了一个孩子的父母感到心安。如果它检测到一个较长时间的呼吸暂停，会报警。

医疗提示

大多数婴儿猝死综合征的婴儿在死亡前显然是健康的。虽然大多数家长和医生知道婴儿身体不适，但大多数婴儿的病情严重程度可能无法完全认识。

出现异常的嗜睡、精神欠佳或者出现异常的哭泣和呼吸，或者有过量出汗可能提示有严重的疾病。

同样的，当孩子进食少于正常量的 1/3，尿液比平常少得多，呕吐绿色液体或便血，应接受医学检查。

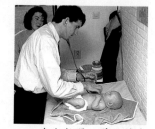

在少数婴儿猝死综合征的死亡病例中，有先兆而没有被诊断出，所以婴儿无论出现什么样的病情，都应该进行医学检查。

WOMEN'S HEALTH
女性健康
·英国医学教授为您解说健康知识·

[英]彼得·亚伯拉罕斯 著
狄文 译

知识决定健康，超过300张图片，为您解读
* 预防手段 * 病因分析 * 临床症状 * 治疗方法

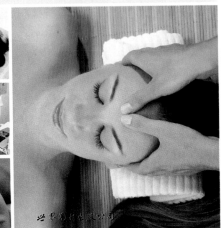

世界图书出版公司

HEALTH FOR SENIORS
老年健康
·英国医学教授为您解说健康知识·

[英]彼得·亚伯拉罕斯 著
方宁远 汪海娅 译

知识决定健康，超过300张图片，为您解读
* 预防手段 * 病因分析 * 临床症状 * 治疗方法

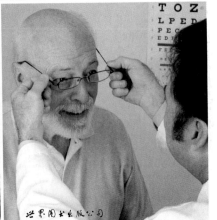

世界图书出版公司